中医文化纵观

吴中云 著

知识产权出版社

全国百佳图书出版单位

—北 京—

图书在版编目（CIP）数据

中医文化纵观/吴中云著. —北京：知识产权出版社，2021.10
ISBN 978-7-5130-7719-4

Ⅰ．①中…　Ⅱ．①吴…　Ⅲ．①中国医药学—文化　Ⅳ．①R2-05

中国版本图书馆CIP数据核字(2021)第187957号

责任编辑：赵　军　　　　　　　　责任校对：潘凤越
封面设计：纵横华文·邓媛媛　　　责任印制：刘译文

中医文化纵观

吴中云　著

出版发行：知识产权出版社有限责任公司	网　　址：http://www.ipph.cn
社　　址：北京市海淀区气象路50号院	邮　　编：100081
责编电话：010-82000860转8127	责编邮箱：zhaojun99668@126.com
发行电话：010-82000860转8101/8102	发行传真：010-82000893/82005070/82000270
印　　刷：天津嘉恒印务有限公司	经　　销：网上书店、新华书店及相关专业书店
开　　本：700mm×1000mm　1/16	印　　张：20.5
版　　次：2021年10月第1版	印　　次：2021年10月第1次印刷
字　　数：313千字	定　　价：88.00元
ISBN 978-7-5130-7719-4	

代　序

　　中医药学是生长在中国这块文化沃土上的一枝奇葩，备受世人瞩目，与书画、京剧被国人称为三大国粹。后二者均属文化范畴，唯有中医药学是医学的一部分，属于自然科学范畴。时至今日，中医药学是目前少有的以人文科学理念构架自然科学理论体系的学科之一，这表明中医药学中蕴藏着中国文化的深厚基础，也可以说，中医药学是在中国文化的深厚底蕴中形成和发展的。

　　医学的研究对象是人，人既有其自然科学的属性，人体科学属于自然科学的一部分，同时，人又有着社会科学的属性。因此，医学的模式由过去的生物医学模式，转向社会—心理—环境—生物医学模式。医学社会学、医学心理学等新兴学科方兴未艾，正在飞速发展。研究中医学的文化特征，弘扬中医学的传统文化内涵，无疑有着现实和深远的意义。

　　吴中云女士出身于中医世家，受家庭之影响，对中医学之热爱情有独钟，利用工作之余，深入探讨中医之文化内涵，为弘扬中医文化，不仅收集古今中医之文献，还尽力寻求名医之风范趣闻，就中医文化之方方面面，用深入浅出之语言文字，考据发微，积多年之心得，著成《中医文化谈》一书，从中国文化的视角出发，运用史实论证，从不同侧面展示中医文化的深

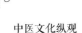

厚与博大，做了一件十分有意义的工作。

　　书稿完成后，约我写序，本不当承诺，因吴中云女士之父吴兆祥前辈与家父鲁春溥，出于同一师门，均曾拜北京名医施今墨先生门下，以此论之，有愧不敢当之感。然而我一口气读完此书稿后，深感其用心良苦，有"宣明往范，昭示来学，既不诡于圣经，复易通乎时俗"之意，为表示自己之感受，以此短文，代以为序。

鲁兆麟

2002 年 6 月于北京中医药大学

目　录

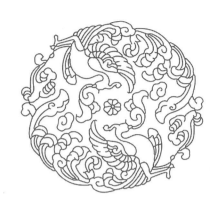

下篇　医海听涛

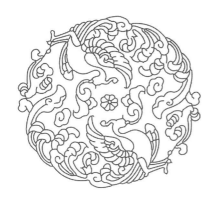

上篇　千载传承

上篇，概略浏览中医传承的千载历史。

以作者千里寻访叶天士故居作为开篇，读者在一睹名医故居的同时，可感知一代名医的心路历程、医学成就和品格风貌。叶天士是清代著名医家，对后世影响甚大，本书中介绍的丁甘仁、秦伯未等医家，都曾深受叶天士的影响。

傅青主的一生颇具传奇色彩。他是明末清初著名医家，兼为文学家、书画家。本书意在介绍中医文化，傅青主的传奇人生恰可体现中医学与中国传统文化的关联。

医德问题、中医人才培养、中医的继承与创新，都是备受关注的问题，上篇有三篇文章介绍前辈医家的业绩和风范。

"医林撷英"一文，介绍了从汉代到清代的十多位著名医家，亦是中医千载传承的历史缩影。

千里寻访叶天士故居

当 2000 年的春光洒落在柳枝的新绿间和盛开的桃花上之时，笔者正坐在疾驶南下的列车上。此行的目的地之一，是美丽的历史文化名城苏州。怀着崇敬的心情，千里迢迢去苏州寻找一条名叫"渡僧桥下塘"的街道。据考证，清代著名医家、中医温病学的奠基人叶天士的故居，就坐落在这条街道上。看着手上的一份 1980 年出版的苏州地图，上面标有渡僧桥下塘的位置。然而，20 年光阴荏苒，想必苏州城已发生了巨大的变化，叶天士的故居是否依然存在？这答案，只有等到了苏州才能揭晓。

到达苏州车站，买了一份最新出版的苏州旅游图，看到上面有一条街道恰在渡僧桥下塘的位置，而且附近还有一条"西叶家弄"，心里真是很高兴，此行的计划看来能够实现了！

幽深小巷的碎石路上，曾留下叶天士拜师求学的足迹

叶天士故居所在地，是在苏州阊门外。笔者对苏州并不很熟悉，为了便于寻访叶天士故居，特意在阊门外找了一家旅馆。稍事休息后，走出旅馆大门，按照地图标示的方向信步前行。只走了 100 多米，抬头一看，居然看到了渡僧桥下塘的蓝色路牌。俗话说，"心诚则灵"。诚心诚意来寻访叶天士大

师的遗迹，就这么容易、这么便捷地找到了！

渡僧桥下塘不仅是叶天士故居所在地，而且也是他开始拜师学医的地方。在医林享有美誉的"叶天士学经十七师"的故事，就是从这里开始演绎的。在渡僧桥下塘附近，笔者看到了数条保持着古朴风韵的小巷。幽深的小巷中，碎石铺成的路面上，或许都曾留下过叶天士当年拜师求学的足迹……

叶天士（1667—1746），名桂，号香岩。他的祖籍是安徽歙县，先世自歙县迁居江苏吴县（今吴中区）。叶天士的祖父和父亲都是医家，祖父叶时擅长儿科，父亲叶朝采也精于医。叶天士之兄叶又凡也是医家。

幼年的叶天士，曾随父亲学习医学。在他 14 岁那一年，父亲去世了。叶天士拜父亲的门人朱某为师，在渡僧桥附近学医。由于叶天士勤奋好学又聪明颖悟，常常"闻言即解，见出师上"，不仅老师一讲就懂，而且有许多见解还超出老师之上。此后，叶天士广泛地求学于诸多医家，只要听说某位医家有专长，就叩门求教。到他 24 岁时，已先后求学于 17 位老师，其中包括王子接、徐时进、马元仪、周扬俊、祁正明、张路玉、柯韵伯、魏荔彤等医家。叶天士虔诚求学的态度，使他的老师们深受感动，都对他推心置腹，倾囊相授。

叶天士能博采众家之长，这就为他后来在医学上的高深造诣打下了坚实的基础。他虚心好学的精神，亦在医林传为佳话，并被奉为典范。

阊门外渡僧桥下塘是叶天士故居和悬壶之地

叶天士故居临近苏州阊门。在明清时期，阊门是极为繁华热闹的地方。唐寅曾写过一首《阊门即事》："世间乐土是吴中，中有阊门更擅雄；翠袖三千楼上下，黄金百万水西东；五更市卖何曾绝，四远方言总不同；若使画师描作画，画师应道画难工。"由此诗可以想见当年阊门的盛景。据考证，叶天士故居就坐落在阊门外渡僧桥下塘 48-54 号，他的悬壶之地亦在叶宅之中。叶天士是闻名遐迩的医家，叶宅又临近繁华闹市，前来求医者当是络绎不绝，其盛况就可想而知了。

笔者一边沿着渡僧桥下塘的街道向前走，一边留意着路边的门牌，很快找到了48-54号，这里应该就是叶天士故居的所在了。据文献记载，叶天士故居坐北朝南，为东中西三个院落，深达七进，建筑构造精细，气势不凡。其中，中间院落的主厅宽三间，前后翻轩，梁、枋、填空板均作灵芝图案，别具风格。

然而，在渡僧桥下塘的街面上，已难以寻觅到叶氏故居的风貌。莫非叶氏故居已不存在了吗？幸而，遇到了一位热心的当地人，听说是要观瞻叶天士故居，就很热情地带领笔者走进了位于48-54号之中的一个院落。在这个院落里，终于看到了现存的叶氏故居建筑。这是一座门楼，建筑结构精致，而且颇有气势。在另外一座建筑上，看到了填空木板上精雕细刻的灵芝

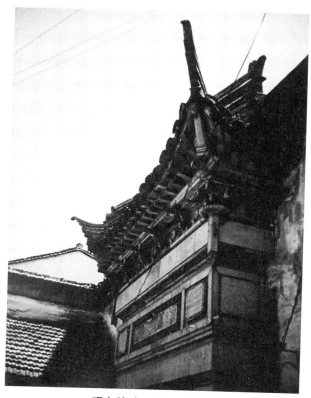

现存的叶天士故居建筑

图案。历经数百年的岁月沧桑而风韵犹存的这些灵芝图案，依然可使人感受到一代中医大师的生活氛围。置身于叶天士当年的生息和悬壶之地，感叹之余，不禁浮想联翩。在大师的故居缅怀大师的卓著业绩，当是别有一番感悟的。

作为一代名医，叶天士精通内、妇、儿及五官各科。在临诊时，他精于切脉望色、查看舌苔及验齿等，分析病情丝丝入扣，了如指掌，患者无不点头称是。在处方上，叶天士师古而不泥古，他最善于化裁古方，创制新方，往往将古方加减一二味药，就能获得神奇的疗效。

在当时，一些市井庸医常给患者开出大杂烩式的处方，以此来掩盖自己医术的拙劣；见到施治无效，他们就今天改一个方，明天换一服药，如此瞎碰乱试。对于这样的做法，叶天士是深恶痛绝、坚决反对的。他认为，医生诊病，不仅要辨明患者当前的症状，而且要洞察疾病发展变化的趋势，然后进行全面综合的分析，做到成竹在胸。对于每一位病人的病情，他总是反复琢磨，经过深思熟虑，才处方用药。到叶天士处就诊的病人患有不少是别的医生没有治好的沉疴痼疾，属慢性病，往往需要几十服甚至上百服药才能治愈。对这样的病人，他在认准病症，拟定方剂后，不会轻易更改。

有一位被疾病折磨多年的患者前来求诊，叶天士给他开了处方，嘱咐说："服此百剂，终身不复发矣。"病人回家后，服药至80剂，感觉已痊愈，便停止了服药。一年后，该病人旧病复发，再次求诊于叶天士。叶天士感到很意外，经过询问，才知道是患者未遵医嘱，擅自停了药。于是，让病人再服原方40剂。患者照数服完后，顽疾果然不再复发了。像这样的事例还有很多，在民间广为传颂。

叶天士行医50年，直至80岁高龄时辞世。在临终前，他留下了警醒后人的遗言："医可为而不可为。必天资敏悟，读万卷书，而后可以济世。不然，鲜有不杀人者，是以药饵为刀刃也。吾死，子孙慎勿轻言医。"这一遗言，体现了一代名医的崇高医德，并应该让世世代代的行医者们引以为警示。

水叶家弄尽头的小码头相传是叶天士出诊乘船和病人泊舟之处

　　笔者离开叶氏故居的院落之后，又向前行，看到了一条宽约两米的狭长小巷，这就是西叶家弄。在西叶家弄的左侧，可以看到叶氏故居建筑的外墙。而西叶家弄的对面，又有一条更窄的小巷，叫水叶家弄。水叶家弄的尽头有一个小小的码头，前面是一条小河，直通大运河。这个小码头，相传是叶天士出诊乘船和病人泊舟之处。

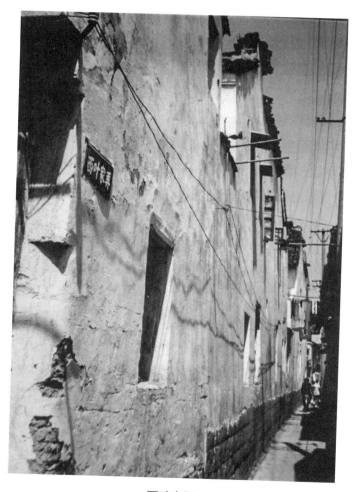

西叶家弄

肃然伫立在小码头前，看河水静谧无声地从码头的石阶前流过，遥想着叶天士大师在此登舟出诊的情景。当年叶天士该是在这里乘船出发，去游历了洞庭山。叶天士一生忙于诊务，平时无遐著述，就在这难得的一段休闲时光中，由他口授，顾景文记录，写下了不朽的温病学著作——《温热论》。

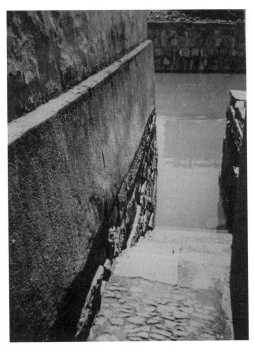

水叶家弄尽头的小码头

叶天士以擅长治疗时疫称著，他是明清温病学派的巨擘，也是中医温病学说的奠基人之一。《温热论》是叶天士的代表性著作。在明清时期，国内曾发生数十次大规模的瘟疫流行。由于疫病猖獗，造成大批人口死亡，有的"阖门而殪"，甚至"覆族而丧"。当时的一般医生墨守成规，大多采用前人治疗伤寒病的方法来治疗瘟疫，结果非但无效，反而加速了病人的死亡。叶天士在继承明末医家吴又可温病学理论的基础上，阐明了温病发生、发展的规律，并创立了温病卫、气、营、血的辨证论治纲领。在治疗上，叶天士反对使用治疗伤寒的辛温药来治温病，而主张采用"透法"和"泄法"，使病邪有外出之路。根据"温病伤阴"的病机特点，叶天士在治疗温病时注重滋养阴液。叶天士提出的治则和治法，使许多生命垂危的瘟疫患者获得了救治。他在温病学方面的卓越建树，为中医学发展作出了不朽的贡献。

叶天士出诊行船的小河依然波光潋滟

回旅馆的路上，笔者走过一座石桥。站在桥头凭栏望去，桥下恰是叶天士出诊行船的小河。令人不禁感叹，经过几百年风风雨雨，这条小河依然波光潋滟。而河边的一缕新柳，又平添出盎然的生机。叶天士在中医领域创立的卓著业绩，经历了几百年的风云变幻，也依然熠熠生辉，恰如这波光潋滟的河水。

1746 年叶天士去世后，他的著作和医案由门人和后人整理刊行。其中，主要著作有 1764 年刊行的《温热论》《幼科要略》《临证指南医案》，1832 年刊行的《叶氏医案存真》，等等。

自叶天士医著传世以来，全国各地医家宗叶氏为法，在临床上运用叶法治病者，200 余年间不计其数，遂被称为"叶派"。其中的知名医家有：章虚谷、吴鞠通、吴坤安、王孟英、王旭高、何玉田、何廉臣、张伯龙、丁甘仁、夏应堂、金子久、周兰若、邵兰荪、张菊人、秦伯未、程门雪、章次公、严苍山、蒲辅周等。叶天士的医术能得到这么多名医的推崇，且 200 余年绵延不断，可见其造诣之精湛，影响之深远。

新中国成立后，对叶氏医学成就的研究和应用在继续深入。1958 年，由黄文东选辑的《叶氏医案选》在上海中医学院刊印；1963 年，程门雪校《未刻本叶氏医案》出版；1984 年，彭宪彰注疏的《叶氏医案存真注疏》出版。中国中医研究院陈克正先生多年来对叶天士的诊治方法进行了深入研究，对其全面系统地整理，编著了《叶天士诊治大全》一书，于 1995 年出版。

站在叶天士当年出诊行船的河边，不由得又想起叶氏的遗言："医可为而不可为。必天资敏悟，读万卷书，而后可以济世。不然，鲜有不杀人者，是以药饵为刀刃也……"立志以医生为职业的人们，请记住先哲的遗训吧。

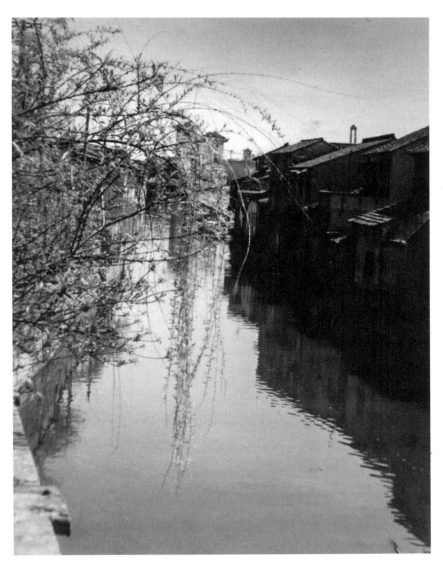

叶天士出诊行船的小河

作者附记：

　　笔者曾就叶天士故居保护问题致信苏州市政府。苏州市人民建议征集办公室在2001年3月的复信中说，已将该建议转苏州市文化局及其文管会，请他们牵头协调处理。

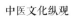

笔者获悉，叶天士故居于 2003 年列为苏州市控制保护建筑，2009 年列为苏州市文物保护单位。这是非常令人欣慰的。

《千里寻访叶天士故居》一文在网上被转载，引起反响。一位网友在博客中写道："听说过吴中名医叶天士，不知道他的医学成就如此之高，他是我国温病学说的奠基人之一。看了《千里寻访叶天士故居》一文，让我很感动，去探访了故居两次……"

2020 年初，经历了新冠肺炎疫情阻击战，再回顾温病学大师叶天士的不朽业绩，会别有一番感受吧。

傅青主：医学家·文学家·书画家

学过中医妇科学的人，都知道著名医学家傅青主和《傅青主女科》这部卓越的著作。傅青主生活在明末清初的动荡年代，他不仅是一位医学家，而且是文学家、书画家。傅青主的英名能够流芳于后世，不仅以其非凡的学术成就，更因为他忠贞仁义的品格风范。

宁死不屈的高风亮节

傅青主（1607—1684），名傅山，字青竹，后改字青主，山西阳曲人。他自幼天资聪颖，14 岁时就考中了秀才，20 岁时补廪生。明朝末年，官场腐败丛生。傅青主为人正直，不愿阿谀权贵。他愤而放弃了科举，专心研究学问，博览群书，终日手不离卷。他的才华和人品，深得山西督学袁继咸的器重。

1636 年（明崇祯九年），督学袁继咸遭到巡按史张振孙的诬陷，被捕入狱。傅青主步行千里，到京城为袁继咸申诉。后来，袁继咸的冤案得到昭雪，傅青主也因仗义勇为、不畏权势而闻名四方。

1644 年（崇祯十年），明朝灭亡。傅青主信守忠贞气节，换上道士服，隐居在深山土穴之中，和母亲、儿子一起过着砍樵采药的生活。外出时，他总是身穿朱红色的外衣，以示不忘"朱"明之意。

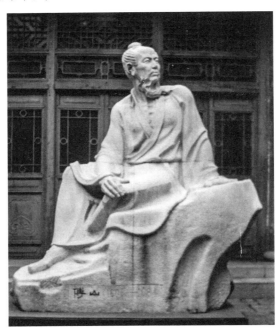

傅青主雕像

1654 年（清顺治十一年），南明总兵宋谦在晋豫边界组织了反清复明的起义。事败后，傅青主受到株连，于这一年秋天被捕，关押在太原府。在狱中，傅青主遭到多次严刑拷打，但他坚贞不屈，曾绝食九天，以至濒于死亡。后来，经友人多方营救，才于第二年获释。傅青主入狱一案在当年曾轰动一时，被称为"朱衣道人案"。

傅青主出狱后，因身体受到很大摧残，曾有一段时间居家调养。到了 1659 年（清顺治十六年），他听到郑成功在南方组织抗清斗争，已攻克了镇江，打到了南京城下的消息，便不顾一切地急行南下。但到了南京后，才知道郑成功的军队已经败走。他带着悲愤心情回到太原。此后数年，傅青主在太原过着隐居生活。他有时住在城东双塔寺下的东山松庄，有时则住在晋祠的云陶洞内。

云陶洞是晋祠内的一个石洞。傅青主隐居云陶洞期间，并非真的在过隐居生活。他时常以观景赏月为名，接待文人好友，共商反清之事。同时，他也在晋祠幽雅怡静的环境之中，研究学问，著书立说。在此期间，顾炎武、阎若璩、阎尔梅、朱彝尊等人，都先后来晋祠拜会过傅青主。傅青主时常在云陶洞内煮茶款待友人，所以云陶洞又被称为"茶烟洞"。

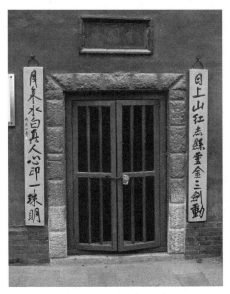

傅青主隐居的晋祠云陶洞

1678 年（康熙十七年），清廷为网罗明末遗贤，开设了"博学鸿词"科。李宗孔向朝廷推荐了傅青主。但傅青主以自己年老多病为由，坚辞不受。官员们只好让役夫抬着傅青主的床，将他强制送往京城。在离京城还有30 里的地方，傅青主以死相抗，不进京城。皇帝念傅青主年迈多病，准许其回归故里，还特意加封为"中书舍人"以示恩宠。众官员力劝傅青主入朝谢恩，他仍旧拒绝前往。官员们无奈，不得不让人抬着他入朝。傅青主远远地看见了午门，感慨于山河易主，不禁涔涔泪下。相国冯溥等官员强按住傅青主，想让他叩谢皇恩，傅青主则执意不拜，横扑于地。冯溥只好说："止，止，是即谢矣！"

傅青主曾写过一副对联："日上山红，赤县灵金三剑动；月来水白，真人心印一珠明。"此联首字为"日""月"，合为"明"字，表达了傅青主反清

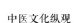

复明的思想。这副对联至今仍挂在晋祠云陶洞的洞门上。

研修医学　救治百姓

傅青主出生于一个知医的世家，他的历代先人都通晓医学。

明末清初，连年战乱，致使疫病流行，民间缺医少药，死人难以数计。傅青主目睹了这样的悲惨景象，决心做一个治病救人的良医。

傅青主的爱妻和多位家人死于疾病，这也是他立志研修医学的重要原因。

由于傅青主有良好的文化基础，又自幼受到家庭的熏陶，经过几年的潜心研修，就精通了医理。在外出游历期间，他还向许多医家和懂医的道士学习，并广泛搜集药方。明朝灭亡后，傅青主一面从事反清活动，一面以医济世。他曾在太原三桥街设立"卫生馆"，医名远扬四方。在他隐居期间，亦时常为求诊者医治疾患。

傅青主不仅医术高超，而且医德高尚。贫苦病人请他看病，哪怕是山高路远，他也立即出诊，而且不要酬金，还免费送药。

1649年，傅青主来到山西平定，居住在药岭之麓的马军村，经常有村民找他看病。他不收诊费，给村民们看过病之后，东家送他一升白米，西家送他几只黄梨，他都很高兴。

笔者在长篇历史小说《传奇傅青主》中，曾记述了傅青主的行医故事，譬如下面这一段：

有一天，傅青主遇到一位老翁。老翁说："你前几天给我开的治风寒的药，我吃了，感觉好多了。谢谢你啊。"傅青主笑着说："那就好啊。闲暇的时候，来我这边喝茶、吃果子吧。"老翁说："我一定去。我家的胡桃很好吃，我给你带一些去啊。"正说着，一位乡亲赶着一头黑驴急匆匆走过来，远远地就冲傅青主喊："傅先生啊，我正要去请您呢，没想到在路上就遇到您了。我母亲得了急病，请您去给看看吧。我赶着这头黑驴来接您了！"傅青主与老翁道别，骑上黑驴，由那位乡亲牵着，匆匆而去。

上述傅青主的行医故事，见诸于他写的诗中："村翁问寒药，茶果致胡桃"，"西邻分米白，东舍馈梨黄"，"云林白马贵，花史黑驴闲"。他在诗后自注："花史母君得危疾，余设医愈之，每往来皆以其所爱黑驴驮之。"花史是请傅青主为母亲看病的村民的名字。

有一次，傅青主在平定的大山里行医途中，竟失足坠下了山崖。可见他行医是多么不畏艰辛！从他的诗句"石径时遭坠，青鞋暂得完"中，就能知晓。

民间也流传着不少傅青主治病救人的故事。有一位妇女，因劝丈夫戒赌，被丈夫打了一顿，愤懑之下，患了气鼓。其丈夫求傅青主诊治。傅青主从地里拔了一把野草，要这男人回去每天在妻子面前文火煎好，和颜悦色地侍奉妻子服用。不到三天，这位妇女就痊愈了。有人奇怪，随意拔的一把野草如何能治病呢？傅青主说："本来不是大病，只因妇人与丈夫怄气而致，让她丈夫低声下气服侍，妇人心平气和，病自然就好了。"

卓尔不群的医学建树

傅青主所著的医书遗稿，经后人整理，编为《傅青主女科》《傅青主男科》等书，刊行于世。其中，尤以《傅青主女科》最为知名。

《傅青主女科》是一部颇有建树的妇科专著。其内容体例及所用方药，与其他妇科书都大不相同。祁尔诚在为该书写的序言中这样评价傅青主："其居心与仲景同，而立方与仲景异，……谈证不落古人窠臼，制方不失古人准绳，用药纯和，无一峻品，辨证详明，一目了然。"

《傅青主女科》全书分为：带下、血崩、鬼胎（伪胎）、调经、种子、妊娠、小产、难产、正产、产后等。每一病分为几个类型，每一类型先有理论，后列方药。在论述中，先叙述一般人对这个病证的理解，然后提出自己的意见，加以辨析。例如，对血崩后昏晕的病例，作出如下辨析："妇人有一时血崩，两目昏暗，昏晕在地，不省人事者，人莫不为火盛动血也。然此火非实火，乃虚火耳。"

《傅青主女科》中的方剂，大多为自行创制。譬如，将带下病分为 5 种类型，脾虚湿重的用完带汤，肝经湿热的用加减逍遥散，肾火盛而脾虚形成下焦湿热的用易黄汤，肝热脾湿而下溢的用清肝止淋汤。

综观《傅青主女科》，书中主要抓住了肝、肾、脾的相互关系，对妇科疾病进行调治，处方较为切合临床实用，因而颇受后世医家推崇。

傅青主以《傅青主女科》一书闻名于世，但实际上，他的医学造诣是很全面的，在当时有"医圣"之名，并非只精于妇科。

集医学家、文学家、书画家于一身

傅青主的故里在阳曲西村（今太原北郊）。西村附近有一座环境幽静的窦大夫祠，里面一间进深"不盈丈"的窑洞，是他少年时代读书的地方。

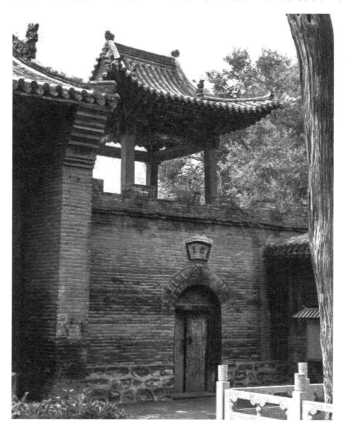

虹巢：傅青主少年时代读书的地方

　　傅青主把这间窑洞命名为"虹巢"，还写诗赞美虹巢：

　　　　虹巢不盈丈，卧看西山村。

　　　　云起雨随响，松停涛细闻。

　　在虹巢，傅青主潜心读书吟诗，奠定了文学功底。此后，又经过多年研修和生活的磨砺，终于成为卓越的文学家、诗人。

　　西村的西南边（太原西北约 50 里处），有一座雄伟壮丽的崛围山，崛围山之巅的多福寺，亦曾为傅青主隐居之地。位于多福寺后面的霜红龛，是傅青主读书赋诗的处所。"崛围红叶"乃太原著名的风景名胜，每到秋天，红叶满山。傅青主携其子傅眉，就在这红叶环抱的霜红龛中，写下了诸多雄奇瑰丽的诗文。后人将傅青主的诗文作品刊行，书名就命名为《霜红龛集》。《霜红龛集》中汇总的傅青主诗文作品，不仅文才飞扬、感人至深，而且蕴含着他生平事迹和情感历程最直接的信息。

　　傅青主集文学家、书画家、医学家于一身，但他自己对医学方面的造诣更为看重。他曾对友人说："吾书不如吾画，吾画不如吾医。"其实，傅青主的书法造诣极高，尤以草书闻名于世。他为晋祠"齐年古柏"所作的"晋源之柏第一章"的书题，风格遒劲，气势磅礴，被誉为晋祠三绝之一。

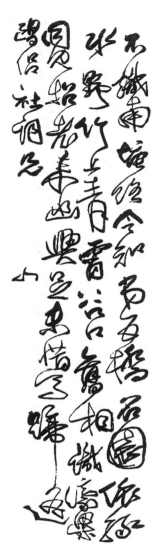

傅青主草书作品

傅青主也很擅长绘画。他画的山水画"丘壑磊落，以骨胜"，画的墨竹也气势不凡。傅青主之所以称"吾书不如吾画，吾画不如吾医"，一方面当是对自己书法与绘画水平的自谦，一方面也表达了他对医学的偏重。

相依为命　父子情深

傅青主与儿子相依为命的人生历程，也是颇令人感动的。

在傅青主27岁那一年，妻子不幸去世。当时，他的儿子傅眉年仅5岁。傅青主发誓不再娶妻，与儿子相依为命，艰苦度日。

傅青主行医后，时常与儿子傅眉同乘一车，外出采药卖药。晚上，父子二人住在旅店中，围坐在灯下，父亲就为儿子讲授文学、医理。后来，傅眉也精通了文学和医学。

在傅青主流离在外和隐居的生涯中，傅眉一直相伴在他的身边。在隐居晋祠期间，傅青主与傅眉都喜欢在晋祠的"齐年古柏"之下散步。"齐年古柏"是两株高大挺拔的连理古柏。因为它们是同时栽植，所以称为"齐年古柏"，又称双柏。傅青主为"齐年古柏"书写了"晋源之柏第一章"的题字，表达了他对双柏的喜爱。傅眉则写了一首《古柏歌》："左柏右柏幽影寒，客子徘徊于其间；右柏左柏幽影淡，客子歌罢高云散。"傅青主对爱子的《古柏歌》也颇为欣赏。

傅青主在年近80岁时，相依为命的爱子傅眉竟先于他而逝。不幸失去了爱子，经受到晚年丧子的巨大悲痛和打击，傅青主在数月后也溘然辞世。

傅青主下葬时，仍然身穿着朱衣。有数千人参加了他的葬礼。

流芳后世　英名永存

傅青主辞世已经300多年了，人们并没有忘记这位杰出的医学家、文学家和书画家。

在《中国医学简史》《中国传统医学史》《中国历代名医集录》等书籍中，都记载着傅青主的生平和成就。近年来出版的高等医学院校《中医妇科学》教科书，将《傅青主女科》列为历代妇科学主要著作之一，作了详细介绍。

在傅青主曾隐居过的山西晋祠，修建了傅山（青主）纪念馆，馆内有傅青主的雕像。傅青主为"齐年古柏"题书的石刻，至今仍然镶嵌在晋祠朝阳洞石阶的一侧。傅青主隐居的云陶洞（又称茶烟洞），至今供游人观瞻，并被命名为"石洞茶烟"而成为晋祠的八景之一。

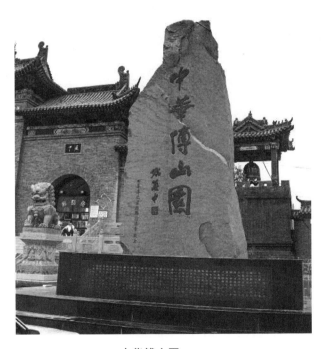

中华傅山园

　　在西村旁边，新建了中华傅山园。这是为纪念傅青主诞辰400周年，于2007年建成的。置身于宏伟的中华傅山园，可以真切地感受到家乡人民对他的爱戴和崇敬。

医乃仁术

——历代医家的医德风范

我国的传统中医学，深深植根于中华民族传统文化的沃土之中，受到传统道德的深刻影响。因而，历代医家都非常重视医德修养。这些医家有关医德的论述和事迹，为中医史写下了浓墨重彩的篇章。

董奉的杏林故事

董奉是三国时期一位医术高超的医生，家住庐山。他给人看病不要钱，病人痊愈后，只要种下杏树即可，"重病愈者，使栽杏五株，轻者一株"。被董奉救治的病人越来越多，种下的杏树也就越来越多，"如此数年，计得十万余株，郁然成林"。

到了杏子成熟的时候，董奉在林中建了一座草仓，告诉人们："欲买杏者，不须报奉，但将谷一器置仓中，即自往取一器杏去。"董奉让想吃杏的人们用谷物来换杏。得到谷物后，他又用来赈济贫民和有困难的人："奉每年货杏得谷，旋以赈救贫乏，供给行旅不逮者，岁二万余人。"这就是有名的"杏林佳话"。董奉的杏林故事堪称是医家美德的极至境界，至今读来仍令人感动不已。

与董奉一样，历代医家都把医学作为仁术，把救死扶伤作为医生的崇高职责。明代医家龚廷贤在《万病回春》中写道："凡病家延医，乃寄之以生死，理当敬重，慎勿轻藐。"陈存仁原作、秦伯未手书的《医家座右铭》的起始就是："医乃仁术，良相同功。立志当坚，宅心宜厚。"

葛洪所著的《神仙传》记载了董奉与杏林的故事。在民间，还流传着橘井的故事。故事出自《列仙传》，讲的是西汉时，苏耽用"庭中井水，橘树之叶"为人治病的传说。杏林和橘井的故事流传了千百年，"杏林""橘井"也因此而被当作了中医界的美称。

大医精诚：孙思邈的医德思想

唐代著名医家孙思邈在《备急千金要方》一书中，有关于医德的著名论述，题为"大医精诚"，是我国古代医家医德思想的集中体现。在《大医精诚》一文中，孙思邈提出了医生的行为准则："凡大医治病，必当安神定志，无欲无求，先发大慈恻隐之心……"对于前来求治的病人要一视同仁，"不得问其贵贱贫富，长幼妍蚩（美丑），怨亲善友，华夷愚智，普同一等，皆如至亲之想……"医生要把病人当作亲人一般，把病人的痛苦当作自己的痛苦，出诊时要不避路途的艰难险阻，不顾自身的饥渴劳累，"见彼苦恼，若己有之，深心凄怆，勿避险巇、昼夜、寒暑、饥渴、疲劳，一心赴救，无作功夫行迹之心（不能延误时间，也不能借故推脱）"。做到了这些的医生，孙思邈认为"可为苍生大医"，若反其道而行之，则被孙思邈痛斥为"含灵巨贼"。

除孙思邈的"大医精诚"外，其他许多知名医家也对医生的道德修养和行为准则提出了类似的规范。明代医家李中梓在《医宗必读》提出，医生必须"宅心醇谨，举动安和，言无轻吐，目无乱视，忌心勿起，贪念罔生，毋忽贫贱，毋惮疲劳，检医典而精求，对疾苦而悲悯"。叶天士的临终遗言，亦是关于医德的郑重宣言（参见本书《千里寻访叶天士故居》一文）。

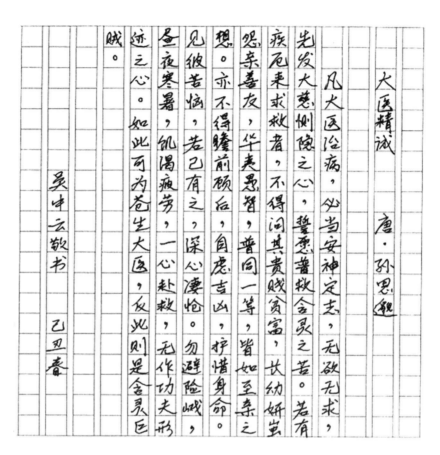

孙思邈《大医精诚》（吴中云 书）

儿科医生万全："误了此儿，非吾杀之，亦吾过也。"

"大医精诚"所倡导的医德修养，在诸多医家的事迹中得到了具体的表现。明代医家万全（字密斋）是著名的儿科医生，他不记前仇，忍辱负重，拯救了一个小孩生命的事迹，在医界传为美谈。

胡某与万全宿有旧怨。胡某的儿子患咳嗽吐血，经其他医生久治不愈，只好来请万全。万全"以活人为心，不记宿怨"，立即前去诊治。患儿服药五剂后，病情有了明显好转。

然而，胡某却对万全心存疑虑，又请来了一位名叫万绍的大夫。这时，有人劝万全不如一走了之。万全说："彼只一子，非吾不能治也。吾去彼再不复请也，误了此儿，非吾杀之，亦吾过也。"就留下来看万绍如何诊治。看了万绍开的处方，万全认为药不对症，患儿服了有危险，诚恳地劝其更改。万绍却拒不采纳，胡某也在一旁随声附和。

万全无奈，只好离去。临行前，他去看望患儿，抚着孩子的头，嘱咐患儿"且少吃些"（少服万绍开的药）。结果，患儿只喝了一小杯药，病情就急转直下，生命濒危。胡某不得不再次来请万全。万全不记前嫌，悉心诊治，终于治好了患儿的病。万全高尚的情操，实在令人敬仰。

清代医家王世美：一日诊十病，心常悬十处

对病人极端地负责，把病人的痛苦当作自己的痛苦，是历代医家信守的准则。陈存仁原作、秦伯未手书的《医家座右铭》要求医生："聆病者之呻吟，常如己饥己溺；操大权于掌握，时凛我杀我生。"医家的道德良心，尽在这寥寥数语之中。

清代医家王世美，昆山人，是当地知名的内科大夫。王世美曾对儿子说："吾一日诊十病，则心常摇摇悬十处。视时医日处数十方，事过辄忘者，异矣。"

北京四大名医之一的施今墨先生，每天晚上躺在床上，都要把当天应诊的情况回忆一遍，如发现处方有不妥之处，必马上派人找到病家纠正。经常是不到凌晨一二点不能入睡。

明代医家赵贞观，是名医赵献可（《医贯》的作者）之子。赵贞观医术高超，为人敦厚。他在为病人精心诊断处方后，还常常在半夜里，不顾月黑风高，道路坎坷，亲自前往病人家，敲开病人家门，询问病人服药后的效果。

清代医家许溶，有一次出诊为病人诊治，回到家里已经很晚了。许溶就寝后，忽然想到应该给病人的处方中增加一味药。他马上披衣起身，赶到药铺。药铺已经关了门，许溶敲开药铺的门，买了药，又急急忙忙给病人送去。病人服药后，很快就痊愈了。

王世美"一日诊十病，心常悬十处"，施今墨每晚回忆应诊的情况，赵贞观半夜亲往病家叩门问病情，许溶半夜敲开药铺门为病人买药，这是对病人何等负责的态度啊。

"药量轻灵"：叶派医家的处方特点

在古代，许多医家都寻求用尽可能精简的药物治好患者的疾病。自清代叶天士以来，"药量轻灵"更成了诸多医家的用药特色。

"药量轻灵"是叶天士学派医家的处方特点之一。叶天士的医案中，处方药量较轻，以轻灵见长，一般汤剂每味药在 3 ~ 10 克。而药味则非常精简，每个处方大多仅有 6 ~ 8 味药。

药味又少，药量又轻，又要达到理想的治疗效果，这就需要医生有精深的学识、高超的医术，以及极端认真仔细的诊治态度。医生既要正确诊断患者的病症，又要在处方用药上有炉火纯青的技巧。

从另一方面讲，"药量轻灵"的处方既可以减轻患者的经济负担，又可以最大限度地避免药物的毒副作用（当然，"药量轻灵"的处方也要对症采用，不能一味追求"轻灵"）。

历代医家对于庸医们盲目采用"大处方"的做法都是深恶痛绝的。在叶天士行医的年代，一些市井庸医时常给患者开出大杂烩式的处方，以此来掩盖自己医术的拙劣。对于这样医德沦丧的做法，叶天士是坚决反对的。

诊病的审慎，也是医家医德的体现。叶天士认为，医生诊病，不仅要辨明患者当前的症状，而且要洞察疾病发展变化的趋势，然后进行全面综合的分析，做到成竹在胸。对于每一位病人的病情，他总是反复琢磨，经过深思熟虑，才处方用药。

叶天士"药量轻灵"的处方特色，为后世诸多医家所采纳。当代医家赵绍琴先生，是著名的温病学家，著有《温病纵横》等著作。赵绍琴先生从医60 多年，临床注重辨证准确，明辨病机，以建立正确的治疗方法。在《赵绍琴临证 400 法》一书中，汇集了临床常见病的治法，并以法统方，处方用药少而精。其遣药组方，不过七八味药，看似平淡，却能治愈疑难病症，有"四两拨千斤"之效。秦伯未曾称赞赵绍琴先生为"平正轻灵一名医"。

医家：在金钱与权势面前的选择

在医家们生活的年代，社会贫富的差距是很悬殊的。达官贵人可以一掷千金，医生给富人诊治疾病能够获得丰厚的报酬。而穷人则往往是饥寒交迫，不要说诊费，连药费也付不起。于是，如何对待贫苦的病人与富有的病人，以及如何对待金钱，就成了历代医家都要面对的一个与医德息息相关的问题。事实上，历史上相当一部分医家都表现出对于贫苦病人的深切关爱，他们为穷人看病，不仅不收诊费，时常还要酌情予以接济。

清代医家于省三，医术精深，秉性高洁。咸丰年间瘟疫流行，于省三不顾自身的安危，出入于城镇和村寨，诊病售药，救治了众多的患者。遇到贫苦的病人，于省三就不收他们的药费，只是写一张借据，前后累积借据达数千金之多。后来，于省三把数千金的借据都付之一炬，表现了对穷苦人群的深切体恤和关爱。

清代医家沈又彭，浙江嘉善人，医德高尚，免费收留穷苦病人在自己家中治疗，"病愈始令归"。邻居家的儿子患了重病，生命濒危，而家中又仅有老母亲，一贫如洗。沈又彭竭尽全力为他治疗。恰在这时，一位杭州盐商以重金来聘请沈又彭。沈又彭坦然答道："富者不得我，转聘他医，可活也。此子非我不活，忍以区区长物而令人死且绝乎？"遂谢绝了盐商的聘请，而为邻人的儿子治好了病。

明代医家范彬，精通内、外科，做过陈英王的属下，官至太医令。范彬非常关心贫苦百姓，他竭尽自己的积蓄，在自家贮备良药和食品，遇有贫苦的患者就接到家中，免费治疗还提供饮食。有时，患者身上脓血淋漓，范彬也毫不嫌弃避讳，接到家中诊治，"如此，来者待健而去，床不绝人"。时逢连年饥馑，瘟疫大作，范彬就地建起新屋，收留饥民和患者，拯救了数千人的性命，因而名重当世。

一天，有人焦急地叩门，说家里有妇人"血崩如注"。范彬急忙动身前往诊治，没想到刚出家门，就遇见王公派人来，说宫中贵人"发寒热"，急召范彬进宫诊治。范彬想到"血崩如注"的妇人性命危在旦夕，而贵人"发寒热"并不是急症，就对王公的使者说："此病不急，今人家命在顷刻，我且救彼，不久便来。"王公的使者勃然大怒："人臣之礼，安得如此！欲救他命，不救尔命耶。"范彬答道："我固有罪，亦无奈何，人若不救，死在顷刻，无所望也。小臣之命，望在主上，幸得免死，余罪甘当。"还是先去救治患血崩的妇人，果然救活了。之后，范彬又赶到宫中。王公被他的医德感动了，就免了他的"罪"。

孙思邈在《大医精诚》中说医生救治病人时"不得瞻前顾后，自虑吉凶，护惜身命"。范彬堪称是舍身救人的典范了。

古人对于什么样的人能当医生，标准是很高的

由于医生手中操掌着病人的生死，责任重大，所以古人对于什么样的人能当医生，标准是很高的。晋代杨泉曾写道："夫医者，非仁爱之士，不可托也；非聪明理达，不可任也；非廉洁淳良，不可信也。"

元代著名医家、金元四大家之一的李杲，想把自己的医术传给后世，却苦于找不到合适的学生。有一位友人向李杲推荐了罗天益。罗天益出生于书香门第，自幼秉承父训攻读诗书，后来因时逢乱世而弃儒学医。李杲见到罗天益后，直言不讳地问道："汝来学觅钱行医乎？学传道医人乎？"罗天益毫不犹豫地回答："亦传道耳。"李杲遂欣然收留罗天益作了弟子。此后十多年，罗天益得到了李杲医术的真传。

古代医家对门生的选择非常严格，必须品德高尚、热爱医学、聪明勤奋。长桑君收扁鹊为徒，经历了"出入十余年"的观察了解。元代朱丹溪听说武林（杭州）罗知悌是刘完素的再传弟子，就慕名前往拜师，但往返十多次都没有见到罗知悌。后来，罗知悌在知道朱丹溪确有诚心之后，才收朱丹溪为学生。

明代医家罗炼，曾经想把医术传授给自己的儿子。然而，有一天，他看到儿子竟然在喝醉了酒之后为病人开药方，不禁勃然大怒道："奈何以性命为戏！"（你怎么能拿病人的生命当儿戏！）盛怒之下，一把火烧毁了自己的医书，没有将医术传给儿子。

广博的知识，是历代医家高尚医德的文化渊源

历代的著名医家，都热爱医学，勤奋钻研医学，同时还具有广博的知识，才取得了辉煌的成就。

唐代孙思邈因幼年患病，为求医用药几乎罄尽了家产，深感医学的重要。所以他博览医籍，精研医术，成为杰出的医家。他毕生研读医学，直到"白首之年，未尝释卷"。孙思邈所著的《千金要方》三十卷、《千金翼方》三十卷，对后世医家产生了极大的影响。孙思邈在《大医精诚》中提出："学者必须博及医源，精勤不倦……"孙思邈还主张，医生要博览群书，除医学外，史学、哲学、天文、地理等书籍，都要阅读。

清代医家顾宏礼，在当地颇有医名，而且医德高尚。到了晚年，顾宏礼仍然孜孜不倦地阅读医书。有人劝顾宏礼何不稍稍休息一下，顾宏礼答道："医者废学则误人（贻误病人），吾其惧也。"

明代伟大的医药学家李时珍，出身于世医之家，父亲李言闻是当地名医。李时珍幼年体弱多病，从小就喜读医书，还爱好草、木、虫、鱼等学问。后来，李时珍成为知名医家，到太医院担任了院判。在行医和研究古医典籍的过程中，李时珍发现古代本草书中错误很多，舛谬差讹不可胜数，认为事关人命，不可等闲视之，于是下决心重修本草。他不避艰险，亲自进入深山峡谷，走遍大江南北，收集各种药物标本，经过 30 年的努力，参考了800 多种文献书籍，终于完成了《本草纲目》这一辉煌巨著。

李时珍以学习作为生活的最大乐趣，"长耽典籍，若啖蔗饴"，说自己读书就像吃饴糖一样。历史上相当多的医家，都兼通文史。有许多医家同时还是文学家、诗人、书画家。

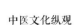

深厚广博的知识，是历代医家精湛医术的文化根基，亦是他们高尚医德的文化渊源。

作者附记：

"大医精诚"所展示的医德风范，是渊源久远、世代传承的。在当代医疗领域，众多医务工作者秉承救死扶伤的精神，不辞劳苦，甚至不顾个人安危，尽心竭力为患者服务。特别是在 2020 年迎战新冠肺炎疫情中，医务工作者不避艰险、舍生忘死地救治患者，他们的高尚品德，是"医者仁心""大医精诚"医德风范的完美体现。

历代医家的学医之路

千百年来，传统中医药学的伟大殿堂薪传不断。一代又一代有志青年，怀着对中医药学的仰慕和济世救人的理想，循着不同的途径，借助于不同的机缘，迈进中医之林。古老的中医药学被不断注入新的活力，也产生诸多流芳千古的医学大家。

历代中医大家是怎样成材的？医家们学医之初的经历，对于今天正在攻读中医药学的莘莘学子，以及正准备选择学医之路的青年们，都有一定的借鉴意义。

朱丹溪"逐日拱立门下"，终于感动了老师

元代朱丹溪，为学医曾云游四方，却没有拜访到名师。后来，他听说武林（杭州）罗知悌是金代名医刘完素的再传弟子，又旁通张从正、李杲的学说，就慕名前往拜师。但罗知悌性格倨傲，以至朱丹溪往返十多次都没有见到罗知悌。朱丹溪求师心切，"乃逐日拱立门下，大风雨不少易"，使罗知悌深受感动，终于接见了朱丹溪。二人一见如故交，罗知悌当即收朱丹溪为门生，"尽授以刘、李、张诸书"。

与朱丹溪有类似经历者，在医史上还有许多。

　　清代医家金兰升，常熟人，青年时代喜读诗文，颇有才气。23岁那一年，他想投到江阴名医柳宝诒门下学医，但被柳先生以年老体衰为由婉拒了。求学心切的金兰升仍然不死心，想方设法寻找机会，向老师表白心迹。有一天，柳先生在江阴城外的茶肆中喝茶，金兰升在旁边服侍，悄悄将一首自己写的诗放到了柳先生的案头。诗中写道："郭外闲游眺，春风乐送迎。得时花作态，在野草无名。旧事空惆怅，新诗写性情。欲消尘俗虑，柳下独听莺。"这首诗把金兰升学医的渴望、求学无门的苦恼和对老师的景仰，都含蓄而巧妙地表达了出来。柳先生阅后拍案道："奇才也！"遂将金兰升收为门生。后来，金兰升卓然成为名家。他行医数十年，创制了"金氏铁霜丸"等丸药，对治疗黄疸病有显效，遗著有《补缺山房医案》数十卷。

　　清代医家李柔克，字从仲，章丘人。李柔克与名医王生周是邻居，而且是好朋友。李柔克羡慕王生周的医术，也想学医，就买来医书发奋苦读。王生周听说李柔克学医后，大笑不止，可能认为李柔克只是一时的心血来潮而已。但李柔克却是认真要学医的。他知道王生周有洁癖，就常常趁王不在的时候悄悄替他打扫屋子。王生周发现自己的房间常常不知不觉就变干净了，心中很诧异。有一天，王佯装外出，又暗中返回，才发现是李在打扫。王生周这才明白，李柔克是真心要拜师的，于是，便倾心向李传授了医术。只一年多的时间，李柔克就医术大进，乃至王生周有言："夺我席者必从仲也，然我死乃现。"王生周去世后，李柔克果然在当地医名大噪。

　　朱丹溪、金兰升、李柔克的拜师故事，都表现了学生对老师的敬重，最终赢得了老师的信任，得到了名师的真传。"师传徒"是历史上中医教育的主要途径，因而，尊重老师是中医界金科玉律般的传统美德。

　　著名医家程门雪是上海中医专门学校的首届毕业生，丁甘仁的得意门生。程门雪的名字，源于"程门立雪"的典故。据《宋史·杨时传》记载：杨时和他的同学去见他们的老师程颐，到老师家的时候，正值老师在打瞌睡，他们两人就站在门外等候。那天正下着大雪，一直等到程颐醒来，发觉他们两人站在门外雪中，地上已积雪盈尺。后人把"程门立雪"的典故，传为尊师重教的佳话。

程门雪本人也是非常地尊敬自己的老师，刻苦学习，学有所成，成为一代名医。程门雪自上海中医专门学校毕业后，因学习成绩优异，深得丁甘仁先生器重，曾留校任教，并担任教务长。后来，他悬壶于沪上，以其辨证准确、疗效显著而闻名遐迩。1949 年后，程门雪曾担任上海中医学院院长。

王登和被困客店，却成了老医生的传人

也有一些医家，是由于偶然的机缘而走上学医之路的。

清代医家王登和，大足县人，在家中排行老四。他自幼习儒，但对功名利禄毫无兴趣。在他成年后，有一年除夕，父亲对他说："你的哥哥们都取得了功名，而你却不思进取。从明年起，你替我主持家事吧。"王登和厌倦仕途，也不愿操持家事，就离家出走了。途中，他用尽了随身带的钱，被困于一家客店。店主了解到他的困境，又知道他读过书，就保荐他到附近的药铺当了店员。药铺中有一位姓杨的坐堂医，医术超群，在当地颇有声誉。有一天，杨大夫刚刚出诊，就有一位病人前来求治。王登和请病人稍等，可病人却急迫难耐，焦躁不安。王登和看病人如此着急，就仔细询问了病情，经悉心考虑，写了一个处方。病人取了药，匆匆离去了。第二天早晨，病人拿着处方前来登门叩谢，说病情已经明显好转。杨大夫很是惊诧，问此处方是何人所写，病人笑指王登和。当天晚上，杨大夫让王登和到寝室中，细问他从何而来。王登和毫不隐讳，告知了身世，并且说家里祖辈都业儒知医，自己也读过《景岳全书》等医书。杨大夫博古通今，临证经验丰富，而又年事已高，早就想将医术择人而传。得遇王登和，杨大夫夙愿可偿，遂将平生学识经验全部传授给了王登和。后来，王登和成为当地名医，擅长治疗疑难病症，在百姓中有口皆碑。中年后，王登和也开始收徒，他收的门人也都是读书有根柢而秉性聪明颖悟的青年。

宋代医家王觌，是南京名医宋毅叔的女婿。早年，王觌从宋毅叔学医，医术还很浅薄，就来到了京师。因为经济拮据，日子过得很艰难。当时，正

值朝廷变革盐法，有一位大盐商看了变革盐法的告示后，大惊失色，舌头吐出口外，再也无法收回。盐商就这样终日吐着舌头，连饭都没法吃。请了许多著名的大夫，也没有治好。盐商的家人张榜于市，谁能治好，酬以千万为谢。王贶正苦于生活困窘，就前去诊治。到了盐商家，王看到盐商吐着舌头的样子很滑稽，禁不住哈哈大笑起来。盐商的家人诘问他为什么要笑，王贶只好掩饰说："所笑者，辇毂之大如此，乃无人治此小疾耳。"又对盐商的家人说："试取《针经》来！"王贶拿过《针经》，不慌不忙地翻看，留心哪一些穴位可以治疗与盐商相似的病。找准穴位后，王贶用针急刺盐商的舌底，针刚刚抽出，盐商的舌头就能够伸缩自如，像正常人一样了。盐商如约酬谢了王贶。此事使王贶在京师有了名气。此时，王贶才认识到学习医学的重要性，开始潜心研修医术。后来，王贶成了真正的名医，还著有《全生指迷方》一书。

偶然的机遇对人生命运是有一定作用的。但是，更为重要的，则是自己的发奋学习和终生不渝的努力。

因父母患病而学医，学成后造福一方百姓

孙思邈在《备急千金要方·序》中提出："君亲有疾而不能疗之者，非忠孝也。"在中医历史上，有许多医家是由于父母患病，为父母尽孝心而选择了学医的道路。那时候，医疗体系远不像当今这样健全，因而，为父母治病而学医就成了许多恪守孝道的青年人的选择。

金元四大家之一的李杲，出生于富庶人家，从小就爱好医学。他的母亲患病，被庸医误治而死，到最后竟连患的是什么病都没弄清楚。李杲愤慨万分，立志要做一名好医生。他不惜千金，拜名医张元素为师，尽得其法。通过长期的医疗实践，李杲创立了"脾胃学说"，认为"内伤脾胃，百病由生"，对后世影响很大。

宋代医家许叔微，幼年时家境贫寒。在他 11 岁时，父母先后患病。由于庸医误治，他的双亲在百日之内竟相继去世。"幼失怙恃"的不幸使许叔微悲

愤交集："痛念里无良医，束手待尽。"他立志要学习医学，拯救一方百姓。此后，许叔微精研《伤寒论》等医书，终于成为名医。1127 年，许叔微的家乡真州发生大疫，他逐门逐户地为人看病，免费给穷人提供药剂。对于无家可归的病人，许叔微还把他们接到自己家中治疗。许叔微著有《伤寒发微论》等著作。

《外台秘要》的作者王焘，本是一位官吏，历任徐州司马、邺郡太守等职。在王焘任徐州司马期间，他的母亲患病。王焘为照料母亲，经年不解带，亲侍汤药。他还认真学习医学知识，以便为母亲调养治疗。后来，王焘担任了弘文馆（相当于国家图书馆）的负责人，有机会广泛研究历代医学著作，收集了大量资料。他历尽艰辛，终于在 752 年（唐天宝十一年）编成了规模宏大的综合性医著《外台秘要》。

朱丹溪开始学医，也是因为母亲患病。他 30 岁那一年，母亲患了脾痛，群医竟然束手无策。朱丹溪从此有志于学医，便找来《素问》研读。看了三年之后，似有所悟。又过了两年，他用药调养好了母亲的疾患。这时，朱丹溪回想起自己的妻子、儿子、伯父、叔父、幼弟，都是因为患病后医生用药不当而致死的，真是心胆摧裂，痛不可追。从此，朱丹溪踏上了拜师学医之路。

此外，明代医家王肯堂、李中梓、汪机，清代医家吴鞠通、唐宗海，也都是因为母亲或父亲患病，而选择了学医的道路的。

这些医家因父母、家人患病而选择了学医之路，在成为医家之后都能造福一方百姓。他们不仅热爱自己的家人，而且兼爱天下的大众。对他们来说，孝顺父母与普济天下是统一的。今天的学子们，已经不必为孝顺父母而学习医学，但历代医家们的道德情操，以及普济天下的精神境界，依然可以激励有志于医学的学子们。

有名师指导，也要刻苦自学

在我国古代，也有少数医家是自学成才的。比起拜师学医来，自学成才者经历的是更为艰辛的学医之路。

明代医家江瓘，年轻时命运多舛，14岁时母亲就去世了。他刻苦习儒，却在科场屡屡失利。后来，他发奋自学医术，终于成为名医。江瓘从"博涉知病"之说中得到启示，用了20年的时间，广泛收集历代名医治法验案，按门类划分，并加上评议，撰著了《名医类案》一书。

清代医家徐灵胎（原名徐大椿）也是自学成才的。徐灵胎早年曾习儒，又练过武功。后来，由于家人多病，他便将先世传下来的医书拿出来阅读。开始，他只是熟识一些方药，研习日久，才"上追灵素根源，下沿汉唐支派"。此后，徐灵胎逐渐精通医理，成为一代名医。徐灵胎在《慎疾刍言》自序中写道："五十年中，批阅之书约千余卷，泛阅之书约万余卷。"他在50年的时间里，研读了如此之多的医书，真正成为自学成才的典范了。

北京四大名医之一的萧龙友先生，既无家传，又无师承，完全靠自学成才。幼年时的萧龙友就对医药很感兴趣，族中有人开了一家中药铺，他有空时常去识药，对每味药的性味、功能等，都一一向店员请教。他还很喜欢阅读家中所藏的中医著作。萧龙友的母亲体弱多病，屡治不愈，这也促使萧龙友自幼就留心于医药。后来，萧龙友到成都尊经书院学习诗文。其间，他抽空阅读中医书籍，每有心得即作笔记，日久后竟"积稿盈尺"。

这些医家能够自学成才，除了自己的刻苦努力之外，和他们深厚的文史知识功底也密切相关。萧龙友有深厚的文学和史学修养，这为他自学中医创造了有利的条件。一位著名学者曾说过："中医是载道之文，只有学好文学，才能学好医学。"这一论点在萧龙友等医家自学中医的成功上得到了极好的印证。

完全自学成才的医家并不多见。拜高明的医家为老师，无疑是许多有志学医的学子的选择。但即使是在有名师指导的情况下，靠自己自觉主动地去攻读中医经典和掌握文史基础知识（也可以说是自学），仍然是跻身医林的必由之路。

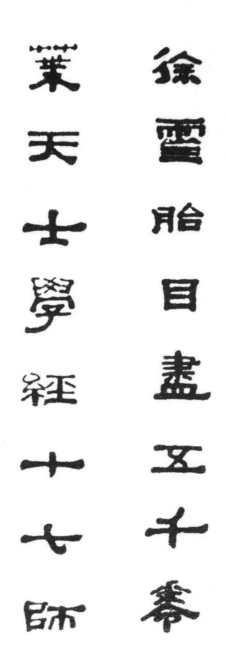

徐灵胎目尽五千卷　叶天士学经十七师　（程门雪 书）

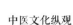

程门雪曾手书过一副对联:"徐灵胎目尽五千卷,叶天士学经十七师。"将徐灵胎博览众家之书与叶天士博采众家之长相提并论。刻苦自学与名师指导,都是很重要的。没有刻苦自学,有名师指导也无济于事。

叶天士曾留下警醒后人的遗言:"医可为而不可为。必天资敏悟,读万卷书,而后可以济世……"其中的"读万卷书",主要应当是要靠自学吧。

作者附记:

医家拜师学医的故事是很感人的。但是,毋庸讳言,传统中医代代传承的师承关系,也有其封闭保守的一面。事实上,只有那些既善于继承传统,又勇于发展创新的医家,才能在中医学术上创造新的辉煌。关于这个问题,将在本书"中医发展史上的三次飞跃"一文中探讨。

中医发展史上的三次飞跃

传统的中医药学，在数千年漫长的历史进程中，创造了辉煌灿烂的成就。但是毋庸讳言，长期以来，中医也一直笼罩在一种较为保守封闭的氛围之中。中医师承家传的传承方式，保障了中医的薪传不断，但同时也在一定程度上制约了创新和发展。对于中医经典，进行校订疏注者众多，敢于提出理论创新者却为数寥寥。因循守旧、墨守成规，是制约中医学发展的痼疾。

应该指出，历史上中医的保守封闭，在很大程度上是保守封闭的社会氛围造成的。在皇权时代，社会的民主与自由尚且没有，又怎么可能有宽松的学术民主和学术自由的空间呢。但是，就是在那样的封闭年代，仍然有一些既善于继承中医传统，又勇于发展创新的医家，在中医学术上创造了新的辉煌。

中医发展史上，在秦汉、金元、明末清初时期，曾出现了三次大的飞跃。这三次飞跃的代表人物，都是敢于创新的杰出医家。

张仲景：对因循守旧者提出激烈的批评

张仲景生活于东汉末年。当时政治黑暗，宦官专权，战乱频仍，乃至疫病流行。面对疫病的流行，当时的庸医们不仅在医术上因循守旧，不思进取，而且还缺少医德，对病人敷衍了事，甚至草菅人命。张仲景的家族原

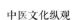

有 200 多人，不到 10 年时间，竟有 2/3 的人染病而亡。严酷的现实促使张仲景发奋攻读医书，研修医术，终于成为一代名医。他根据自己多年积累的经验，结合其他医家的医疗经验，在《内经》理论指导下，写出了《伤寒杂病论》这部临证医学名著（今传本为《伤寒论》和《金匮要略》两部书）。

在古代，伤寒病（指外感发热的疾病）曾大规模流行，危害甚大。张仲景的家族 200 多人有 2/3 染病而亡，其中死于伤寒病的"十居其七"，大部分人都是被伤寒病夺去了生命。《内经》中将外感发热疾病归因于伤寒，叙述了外感疾病的传变形式。张仲景在此基础上，考察了外感疾病的整个发展变化的具体过程，认真寻找发病的规律。随后，他以杰出医家的远见卓识和勇气魄力，创造性地提出了许多新的见解。概括起来，就是将外感发热病在发展过程中各个阶段所呈现的各种综合症状，作为辨证论治的纲领。张仲景将他创立的辨证论治纲领（即六经辨证）写入了《伤寒杂病论》一书中。《伤寒杂病论》以六经论伤寒，以脏腑论杂病，提出了包括理、法、方、药在内的辨证论治原则，是我国临证医学迅速发展的重要标志。

作为勇于创新的医家，张仲景对因循守旧的行为颇为愤慨。在《伤寒论》自序中，张仲景对墨守成规的医生们提出了激烈的批评，指责他们"各承家技，终使顺旧"，认为他们的医术只是以管窥天而已。张仲景还痛斥了庸医们不讲医德的行为。

后世将张仲景尊为医圣，这正是对他发展中医临证医学的褒奖。

金元四大家：敢于学术创新的医家

在金元时期，中医学的发展再次出现大的飞跃。金元四大家的学术创新，是这次飞跃的主要动力。

金元时期，因长期战乱，民众流离失所，饥饿劳碌，以致疾病流行。现实对医家提出了发展创新的要求。金元四大家（刘完素、张从正、李杲、朱丹溪）在认真学习总结前人经验的基础上，结合自己的临证经验，提出了各具特色的学术主张，使医学界出现了学术创新的局面。

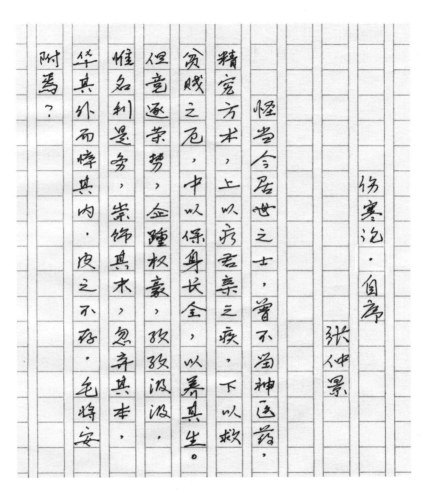

张仲景《伤寒论·自序》（节选）(吴中云 书)

　　刘完素的主要学术思想是"火热论"，他强调火热在致病中的重要性。刘完素对火热病的治疗以清热通利为主，善用寒凉药物，后世称之为"寒凉派"。张从正的学术主张是"攻邪论"，他认为疾病是邪气侵犯人体的结果，因而力倡攻邪。他临证善于攻下，后世称之为"攻下派"。李杲提出了"脾胃论"的学术观点，认为"内伤脾胃，百病由生"，治疗上善用温补脾胃之法，后世称之为"补土派"。朱丹溪的学术观点是建立在"相火论"基础上的，他提出相火为人身动气，认为人体的生命现象以"动"为主，而"动"

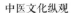
的产生是相火作用的结果。如果相火失去节制而发生妄动（引起相火妄动的原因有情志过极、嗜食厚味、色欲无度等），人就会生病。朱丹溪还提出"阳常有余，阴常不足"的学术思想，在临证上提倡滋阴降火之法，故后世称之为"滋阴派"。

金元四大家的学术创新都是建立在临证的实际经验的基础上的。李杲亲身经历了战乱动荡的岁月，目睹了"野蔓有情萦战骨，残阳何意照空城"（元好问诗）的惨烈景况。在战乱之中，人们的生活动荡不安，经常要遭受饥饿、疲劳和精神刺激，损伤人的脾胃，进而引起疾病。当时，因循守旧的医生采用治伤寒的方法来治疗这些因脾胃受损而引起的疾病，当然是不能奏效的。李杲从自己长期的临证经验中认识到，脾胃受损最容易耗伤人体元气，就提出了"内伤脾胃，百病由生"的论点，建立了脾胃论的学说。

金元四大家以其敢于开拓创新的精神，摒弃因循守旧、盲目尊经崇古的陋习，提出了各具特色的学术主张，推动了中医学理论的发展，在一定程度上改变了泥古不化的状况，为后世医家作出了榜样。

然而，一些思想保守的医生们仍然不肯抛弃墨守成规的陋习。到了明末清初，叶天士等杰出医家再次举起学术创新的旗帜，促成了中医学第三次大的飞跃。

叶天士：中医温病学说的奠基人

在明清时期，国内经常发生大规模的瘟疫。由于瘟疫猖獗，造成大批人口死亡，有的"阖门而殪"，甚至"覆族而丧"。当时的一般医生墨守成规，大多采用前人治疗伤寒病的方法来治疗瘟疫，结果非但无效，反而加速了病人的死亡。

东汉时，张仲景提出伤寒病的辨证论治纲领，是对中医临证医学的创造性贡献。而后人用治伤寒的方法来治瘟疫，就成了迂腐的守旧行为。瘟疫流行，百姓蒙难，需要卓尔不群的医家来救苍生于水火。叶天士就是这样一位杰出的医家。

清代医家叶天士以擅长治疗时疫称著，是明清温病学派的巨擘，也是中医温病学说的奠基人之一。《温热论》是叶天士的代表性著作。叶天士在继承明末医家吴又可温病学理论的基础上，阐明了温病发生、发展的规律，并创立了温病卫、气、营、血的辨证论治纲领。在治疗上，叶天士反对使用治疗伤寒的辛温药来治温病，而主张采用"透法"和"泄法"，使病邪有外出之路。温病学说的创立及临证应用，使许多生命垂危的瘟疫患者获得了救治。叶天士在温病学方面的卓越建树，为中医学发展作出了不朽的贡献。

叶天士能够为温病学说的建立作出卓越贡献，是与他本人的学识、才干有密切关系的。少年叶天士就有"颖绝之才"。当然，仅有颖绝之才还是不够的。恰如华岫云为叶天士《临证指南》一书作的序中所言："然徒恃敏资，若不具沉潜力学，恐亦未易臻此神化也。"从12岁到18岁，叶天士曾经求学于17位医家，留下了"叶天士学经十七师"的佳话。他博览群书，"于书无所不读"，而且还"终身不能忘"。此外，叶天士从20多岁开始行医，到80岁去世，积累了近60年的丰富临证经验。他从30岁左右成为名医，曾享誉医林近半个世纪。正是这样一系列特殊的条件，使叶天士成为中医温病学说的奠基人之一。

学术创新要以学术继承为基础

中医史上，杰出医家的学术创新都是以学术继承为基础的。

张仲景是在《内经》关于"六经传变"的理论基础上，创立了伤寒病的辨证论治纲领——六经辨证。李杲发挥了《内经》"有胃气则生，无胃气则死"的观点，建立了脾胃论。朱丹溪根据《素问·太阴阳明论》"阳道实，阴道虚"等理论，发展成为"阳常有余，阴常不足"的学术思想。

关于历代医家学术继承与创新的关系，当代医家任应秋先生有精辟的论述。在《我的治学门径和方法》一文中，任先生强调了学习《内经》等经典著作的重要性，然后说："对《内经》学习有根底，读仲景的《伤寒论》，便知道他用三阳三阴辨证，是源于《素问·热论》的，但仲景所究心的却是伤寒，并非热病。'热论'的三阳三阴，仅有表里之分，并无寒热虚实之分；而仲景的三阳三阴，则表里寒热虚实无所不包。刘河间（刘完素）的学术思想也来源于《素问·热论》，但河间所研究的仅是热病，而非伤寒。河间所用的三阳三阴辨证，正是'热论'的旨意，仅用以分辨表里而已……"

纵观中医学的数千年历史，力主发展创新的医家们一直在与因循守旧的陋习进行抗争，并在发展创新中不断丰富中医学的伟大学术宝库。能够载于中医史册而流芳于世的医家，也都是为中医发展作出了杰出贡献的医家。

中医的发展，要走在继承传统的基础上开拓创新的道路，应该是毫无疑问的，是历史发展的必然。

医林撷英

本文介绍了从汉代到清代的十多位著名医家，包括淳于意、王叔和、孟诜、宋慈、金元四大家等，可看作中医千载传承的历史缩影。

仓公淳于意与《诊籍》

淳于意是西汉时临淄（今山东淄博）人，生活的年代约在公元前205年至公元前150年。他曾在齐国担任过管理粮仓的"太仓长"，所以人们就按照他的官职叫他"太仓公"，也叫"仓公"。淳于意是西汉初著名医学家，他的《诊籍》是我国历史上有文献记载的最早医案。

淳于意自青年时就爱好医学，拜医家公孙光为师学医。到西汉高后八年（公元前180年），又师从公乘阳庆。当时已是古稀之年的公乘阳庆在收下淳于意为徒后，把自己珍藏多年的医书全部传给了他，还向他传授了黄帝、扁鹊的脉书，以及治疑难病症、决断死生的医术。三年后，淳于意的医术大有提高，他行医四方，为宫廷君臣和百姓治病，多有疗效，成为齐鲁一带的名医。他为人耿直，不愿为当时某些以势欺人的达官贵人治病，故招致一些人的怨恨。

西汉文帝四年（公元前176年），淳于意遭到恶人的诬陷。官府听信了诬告之词，将淳于意定罪，把他用驿站专用的车从临淄押解到都城长安，将被处以断肢的肉刑。

临行之时，他的五个女儿痛哭流涕。淳于意痛心地说："我只有女儿，没有儿子，有急事连个帮手都没有！"小女儿缇萦听到父亲悲伤的话，毅然随父亲去了长安。

到了长安，缇萦上书汉文帝，为父亲申诉："我的父亲为官，齐地的人都称赞他廉洁公正"，还表示甘愿把自己抵作宫婢，替父赎罪。汉文帝刘恒看到了缇萦的书信，感其孝诚，为淳于意的冤案平反，淳于意得以免刑，获释返回故里。汉文帝还在当年废除了三种肉刑。

赦免之后，汉文帝特意召见了淳于意，详细询问他行医的情况。淳于意应诏将自己拜师学习、行医经过、治疗疾病的经验记录，一一奏报给汉文帝。

淳于意记录的医案，包括治愈的 15 例和不能治而死亡的 10 例，内容有患者的姓名、年龄、性别、职业、籍贯、病状、病名、诊断、病因、治疗、疗效、预后等，这就是被称为《诊籍》的 25 例医案。它反映了淳于意的医术水平和实事求是的精神，更是开了中国医学临床病案记录之先河，成为中国历史上最早的医案记载。

后人从这部《诊籍》中知晓了淳于意这位著名的医家、他高明的医术及西汉初年我国医学发展的一些情况。《诊籍》记载的 25 个医案，体现出淳于意诊断疾病的丰富经验，他善于望诊，尤其精于切脉，在治疗中运用丰富多样的方法，有汤剂、丸剂、散剂、酒剂等，还辅助以针灸、冷敷等。其中一个医案：齐国的中大夫患龋齿，淳于意灸治他的左手阳明脉，并让他每天用三升苦参汤漱口，治疗了五六天，就病愈了。淳于意分析病因，是受风，以及睡眠时张口和餐后不漱口。

著名史学家司马迁依据实录将淳于意的《诊籍》写进了《史记·扁鹊仓公列传》，这部中医历史上最早的医案才流传到了今天。

《扁鹊仓公列传》中还记载了汉文帝与淳于意关于医学问题的讨论。汉文帝问淳于意：你所诊治的病案，有的病名相同而诊治却不同，这是为什么呢？淳于意回答：有许多病名彼此类似，无法辨别。所以，古代圣人制定了诊病的脉法，作为诊断准则，区别病人的不同脉象，才能辨别百病而使它们有所区分。淳于意的这段论述强调了脉法的重要性，很有启迪意义。

淳于意广收弟子，因材施教培养徒弟，让徒弟们将其医术传承发扬，为医学的广泛传播与发展作出了贡献。

仓公淳于意，是中医史上与扁鹊齐名的杰出医家，他的《诊籍》对后世医学有着重要的影响。

王叔和与《脉经》

三国两晋南北朝时期是中国历史上最纷乱动荡的时期之一，但在医学领域仍然取得了重要的成就，以王叔和为代表的医家在诊断学的基础理论和实践应用方面取得了重大发展。王叔和可谓是这个时代一位承前启后、继往开来的杰出医学家。

王叔和，名熙，高平人，是魏晋时期著名医学家。他生于汉末，曾为魏国的太医令。王叔和性情沉静、学识渊博，他熟读医学经典，博通经方，对疾病的诊断治疗有精辟造诣，对于脉诊更有深入的研究。

王叔和为祖国医学的发展作出了两大卓越贡献。首先，是王叔和整理了张仲景的《伤寒杂病论》。张仲景撰著的《伤寒杂病论》成书不久，即遭战乱而散佚，或因传抄讹误而残缺不全。王叔和与张仲景生活的年代相距不远。在《伤寒论》面临存亡危急之际，王叔和将其汇集、整理、补充、编次，使这部不朽的医学经典得以保存流传下来，功不可没。

撰著《脉经》，是王叔和为祖国医学作出的又一重要贡献。脉学在我国有悠久的历史，早在《周礼·天官冢宰》中就指出诊病时要"参之以九藏之动"，意思是要结合能触摸感知的"九藏"之脉动，来对疾病进行诊断。扁鹊就常用切脉方法诊断疾病了。切脉是祖国医学诊断学之"望、闻、问、切"四诊中重要的组成部分，但是当时仍不为一般医家所重视，如张仲景《伤寒论》自序中指出，有一些医生缺乏脉学知识，或者对于脉学不大讲求，这样临床诊断不明，对于病患者来说是很危险的。因此，为了解决医生在治疗过程中如何正确应用脉诊诊断的问题，迫切需要一部脉学专著。王叔和搜集了扁鹊、仓公、张仲景、华佗等古代医家有关脉学的论述，并加上自己的临床体会和见解，终于写出了这部著名的脉学专书。《脉经》是我国现存最早的脉学专著。

王叔和对脉学的重要贡献之一，是发展和完善了"独取寸口"的诊断法。古时诊脉是诊三部九候的，就是人迎（气管双侧的颈动脉）、寸口（手臂外挠侧动脉）、跌阳（足背动脉）三部，每部再各分天、地、人三候共九候。诊疗时过程繁琐，患者还要解衣脱裤，很不方便。《难经》中虽提出了"独取寸口"的诊断法，但是与临证诊断相关的一些关键问题并未得到解决。

王叔和确立了寸、关、尺三部脉位对应脏腑的分配原则，解决了寸口诊脉的关键问题。对于王叔和在《脉经》中确立的脏腑定位，历代除大小肠、三焦的脉位略有歧义外，一直沿用至今。由于王叔和的贡献，使寸口诊脉的理论与方法得以应用于临床，促成了脉法的重大改革。

王叔和在《脉经》中还确立了脉象的指下标准。他将脉象分为 24 种，其中对于每种脉在医生指下的特点、代表病证等，都描述得十分贴切，语言生动准确，非常实用，并与"平脉"（正常人的脉象）做了比较和区别。王叔和首开脉象鉴别之先河，提出对浮与沉、迟与数等八组脉象的区别对待。

王叔和在《脉经·序》中指出，诊脉是很难掌握的，"在心易了，指下难明"。不能仅仅会背诵脉学的条文，还要将脉学知识灵活准确地应用到临证实践中，这需要一个艰难的过程。这句话也成了业医者学习脉学时的警世之言。王叔和谆谆告诫业医者："谓沉为伏，则方治永乖；以缓为迟，则危殆立至。"如果不能准确辨别不同的脉象，发生了误诊，后果会是很严重的。

王叔和《脉经》将脉象辨证联系起来，推进了"独取寸口"脉诊法在临床的应用，对中医诊断学的发展贡献很大，在中医学发展史上有着非常重要的地位。我国脉学经由阿拉伯传到欧洲，对欧洲医学乃至现代医学的发展产生了重要影响，其中，王叔和的《脉经》有着很大的贡献。

孟诜与《食疗本草》

提到食疗，就会想到孟诜与《食疗本草》。

食疗在我国渊源久远，最早的中药专著《神农本草经》中，食物类药物占很大部分，因而有"药食同源"的说法。

隋唐时期，受当时社会发展的影响，中医学在理论、药物方剂及临床各科得到了全面发展。饮食疗法与临床医学紧密相关，因而食疗学在这个时期也有了长足的进步。孙思邈非常重视饮食疗法在健康长寿和疾病防治方面的重要作用，指出："食能排邪而安脏腑，悦神爽志，以资血气。""安身之本，必资于食；不知食宜者，不足以存生。"在《千金要方》中有"食治"一卷，对食疗进行了系统的论述。

孟诜（621—713）是与孙思邈同时期的医家，唐代汝州（今河南临汝）人，《食疗本草》一书的作者。孟诜自幼喜好读书，尤其精通医药和养生之术，曾师从孙思邈。唐睿宗李旦为太子时，仰慕孟诜的才学，召他作侍读。后来，孟诜当过同州刺史。80多岁时，他告老还乡，在耄耋之年仍致力于医药和食疗的研究。孟诜享年93岁，其长寿与精通食疗等养生方法很有关系。

孟诜撰著《食疗本草》3卷，约成书于唐代长安年间，后又经其学生张鼎补充而成。《食疗本草》是我国第一部食疗专著，也是世界上现存最早的饮食疗法专著，书中记载了许多唐代初期本草书籍中没有记载的可用于食疗的食物，总计达两百余种。该书内容丰富，不仅总结了唐代以前食疗所用的食物和方法，而且记载了作者自己的许多食疗经验和见解，是较为系统全面的营养学和食疗专著，反映了古代医家在临证治疗中积累的食物疗法经验。该书所用食疗之品，大多都是人们常用的食物，包括蔬菜、水果、干果、水产、肉蛋奶类、五谷杂粮等，也包括一些药食同源的药物。书中以一种食物作为一个单元加以论述，分析食物的属性、所具有的药性，论述其功能、主治，记载了一些食物本身的禁忌，指出与其他食物相配合方面的禁忌，还记载了以食物为主的治疗方剂。对于一部分食材还记录了收获、加工的方法，对易于混淆的食物提供了鉴别异同的方法。

例如，《食疗本草》中关于"梨"的内容，首先介绍了梨的性味、功能主治和注意事项："寒。除客热，止心烦。不可多食。"意思是说：梨性寒，能清除外感邪热，解除心烦，但不能吃得太多。然后介绍了梨的五个简便易行的食疗方。

《食疗本草》原书早已失传。但在宋代该书尚存，宋代的《嘉祐本草》《证类本草》和《医心方》等医书中大量引录了《食疗本草》的原文。1907年，英国人斯坦因在敦煌莫高窟发现了《食疗本草》的残卷。20世纪80年代，由著名中医谢海洲先生领衔组织多位中医药学家，将前辈医家的研究著作为底本，再次考证了流传的佚文，重新编辑复原了《食疗本草》。

孟诜在饮食疗法方面的贡献，为后世医家所称赞。时至今日，这部书仍有较高的研究价值。对于当今人们普及饮食健康知识，也有一定的参考意义。

宋慈：法医学的先驱者

1186年（南宋淳熙十三年），在福建建阳，风光秀丽的武夷山之麓，诞生了我国古代伟大的法医学家——宋慈。宋慈所著的《洗冤集录》一书，是一部具有重大价值、对国内外法医学的发展产生深远而持久影响的伟大著作。1957年，福建省在武夷山麓重修了宋慈墓。2001年，香港拍摄的电视剧《洗冤录》在各地播出，片中的主角正是宋慈。另一部电视剧《大宋提刑官》，也是宋慈的故事。

宋慈，字惠父，出生于官宦之家，父亲宋巩曾做过广州节度使。童年的宋慈聪明好学，拜朱熹的弟子吴雉为师，并与多位儒士名流交往，使其学识大为增长。后来，宋慈入太学，又做了理学家真德秀的学生。

1217年（南宋嘉定十年），宋慈考中了进士，从此进入仕途。他先在江西信丰任文籍管理之官，后因得到军帅郑性之的青睐，曾介入军事，屡屡建立军功。此时的宋慈，已展示出卓越的吏治才干。

宋慈一生中调任多次，晚年以司法刑狱之职为主，曾任广东、江西、湖南等地的"提点刑狱"（即省级司法长官），先后四次担任司法长官之职。他

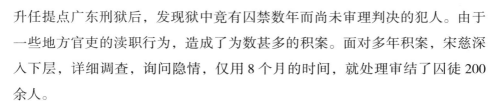

升任提点广东刑狱后，发现狱中竟有囚禁数年而尚未审理判决的犯人。由于一些地方官吏的渎职行为，造成了为数甚多的积案。面对多年积案，宋慈深入下层，详细调查，询问隐情，仅用 8 个月的时间，就处理审结了囚徒 200 余人。

在多年的司法工作中，宋慈恪守着"事莫重于人命"这一信念，以"雪冤禁暴"为己任，不畏权势，秉公办案，为民众做了许多好事。后人追忆宋慈时，赞誉他"听讼清明，决事刚果，抚善良甚恩，临豪滑甚威"。还说他在处理案件时"审之又审，不敢萌一毫慢易心"。

通过长期的办案实践，宋慈深刻地认识到尸体检验、物证搜集、现场勘察等在治狱断案中的重要意义，积累了丰富的现场检验经验。在任湖南提刑期间，宋慈根据自己多年积累的法医学经验，认真吸收总结了民间的有关方法，并广泛搜集参考了历代关于司法检验的著作，于 1247 年完成了《洗冤集录》这部影响深远的法医学著作。

1249 年，《洗冤集录》成书两年后，宋慈因积劳成疾，不幸与世长辞。他被安葬在他的故乡，葱茏的武夷山之麓，涓涓的崇阳溪之畔。1957 年，福建省重修了宋慈墓。应福建省文物管理委员会委托，著名医学家、医史学家宋大仁为宋慈墓撰写了碑文。今天，游览武夷山名胜的人们，可以去拜谒这位伟大的法医学先驱者。

《洗冤集录》虽然成书于 700 多年以前，但已经具备现代法医学的轮廓和基本内容，从它论述的范围和内容来看，也具备了现代法医学的初步知识，达到了一定的科学水平。

西方国家的法医学体系，是直到 16 世纪才开始形成的。而产生于 13 世纪的《洗冤集录》一书，作为一部较为系统、包含有丰富的法医学检验知识的著作，比西方国家的法医学著作早了 300 多年。

《洗冤集录》一书中有关各种尸伤的检验、鉴别部分，不仅总结了丰富的实践经验，有的还描述得惟妙惟肖，并提出了许多卓尔不凡的见解。譬如，书中提出了四种机械性窒息死亡的方式——自缢、勒死、溺死和外物压塞口鼻致死，并分别对自杀与他杀进行了区分。书中把自缢致死的绳套分为活套头、死套头、单系十字、缠绕系4种，认为"八字不交"是自缢索沟最重要的特征。在机械性损伤的检验方面，《洗冤集录》颇为注重"生前伤"与"死后伤"的鉴别，这是该书在法医检验领域的重要成就之一。

《洗冤集录》还要求法医必须严肃认真、高度负责，对于死伤者必须亲自检验查看，绝不能怕脏怕臭。"倘检验不真，死者之冤未雪，生者之冤又成。"为防止出现冤错，宋慈特别强调法医要"即时亲检"，不得"假手吏胥"。

《洗冤集录》一书能够诞生于13世纪，除了宋慈本人的卓越贡献之外，亦得益于中国古代的检验制度和司法实践。我国历史上的司法检验制度渊源久远，可以追溯到先秦时代。如此悠长的历史渊源，为宋慈提供了丰厚的参考与借鉴。但在宋慈《洗冤集录》之前出现的有关司法检验的书籍，仅局限于个别的检验项目，还远未具备法医学的规模。

《洗冤集录》于1247年著成后，刊行于宋慈所在的湖南任所。此书一出，即被奉为刑狱官吏的案头必备之书、司法检验的金科玉律，历经元、明、清三代，持续流传近700年。司法官员检验尸伤、认定案情、论罪科刑均以《洗冤集录》为指南。明、清的法医学著作亦大多以该书为蓝本有所增删而成。

《洗冤集录》成书后，不仅在国内产生广泛的影响，而且传播到国外，先后被辗转翻译成朝、日、法、英、荷、德等数种文版，流传到世界各地。

在明代，以宋慈《洗冤集录》为蓝本的《无冤录》一书首先传入朝鲜，由崔致云等加以音注，于1438年完成，这就是朝鲜版的《新注无冤录》。该书在朝鲜沿用了400余年，不仅作为法医检验的专用书，而且还是任用司法官吏的考试科目。

经由朝鲜，日本也受到宋慈著作的影响。大约在德川时代，朝鲜版《新注无冤录》传入日本。日本最早的法医学书籍于明和五年（1768年）出版，即为《无冤录述》。日本法医史家山崎佐在1941年指出，《无冤录述》是"日本法医学史上重要的书籍，在审判史上起了重要的作用"。

《洗冤集录》传入欧洲主要是在鸦片战争之后，是由来华的欧洲人翻译或介绍的。传入欧洲的版本大多是译自《洗冤集录证》（该书系清代王又槐依据《洗冤集录》的校正本增辑而成），其中有法国 1779 年节译本、荷兰 1862 年译本、英国 1873 年译本、德国 1908 年译本等。

中华人民共和国成立后，宋慈的《洗冤集录》被多次出版。其中有法律出版社 1958 年出版的《洗冤集录》、群众出版社 1980 年出版杨奉琨校译的《洗冤集录校译》、上海科学技术出版社 1981 年出版贾静涛点校的《洗冤集录》、辽宁教育出版社 1996 年出版姜丽蓉译注的《洗冤集录》等。在宋慈的故乡，福建科学技术出版社也于 1980 年和 1992 年两次出版了田一民、罗时润等译释的《洗冤集录译释》。

诚然，《洗冤集录》中所论述的各种尸伤检验方法，在当今多已被现代的法医检验方法所替代。这部 700 多年前写成的书，在今天看来也难免存在不足之处，但宋慈为法医学的发展所作出的贡献和功绩是永远不可磨灭的。而且，即使在当今高科技的时代，《洗冤集录》这部誉满中外的古典法医专著中，也仍然有许多极富价值的东西，有待人们去进一步研究和发掘。这正是《洗冤集录》一书在近年来仍然被多次译释、再版的原因。

刘完素：勇于创新的医家

金元四大医学家之首的刘完素，早年因母亲患病不治而死，便立志学医。他从 25 岁开始学习研究《内经》，日夜不辍，近乎废寝忘食，同时开始在民间行医。经过数十年研修《内经》和行医实践，到花甲之年，他终于"目至心灵，大有开悟"，撰著了《素问玄机原病式》《黄帝素问宣明论方》《素问病机气宜保命集》等卓越的医学著作。

刘完素生活的年代，战乱不断，天灾横行，致使疫病蔓延。而当时的医生们却照搬《太平惠民和剂局方》（以下简称《局方》）的成方，很少辨证施治。看到这些医生因循守旧，不认真学习医理也不肯向懂医术的人请教，刘完素极为愤慨地写道："患者遇此之徒，十误八九，岂念人命死而不复生者哉！"他对此痛心疾首，决心革除时弊，普济苍生。

基于对《内经·素问》的深刻领悟和长期的行医经验，刘完素从理论和实践两个方面认识到《局方》用药燥热之偏，进而提出了自己的学术主张。他的主要学术思想是"火热论"，以《素问》病机十九条为理论依据，强调火热在致病中的重要性。他对火热病的治疗以清热通利为主，善用寒凉药物，被称为"寒凉派"，对后世温热病的治疗有很大影响。刘完素提出新的学术主张，是顶着巨大压力的。当时的一些医生，自己行医治病不求创新进取，反而对新的学说横加指责，甚至怒目相向。可想而知，刘完素提出"火热论"是需要勇气和魄力的。

刘完素以善用寒凉药著称，但在临证治疗时并非一味采用寒凉药，而是辨证论治，灵活用药。他所著的《宣明论方》一书载方348首，属于寒凉之剂的有39方，温热之剂44方，其余都是寒热并用或药性平和之剂。他虽力辟《局方》燥热之偏，但对《局方》并非一概排斥，其中切实有用的方剂，依然中肯地予以对证推荐。这正是刘完素作为一代宗师的大家风范。

对于运气学说的创新与发展，也是刘完素的重要贡献，同时展现出他的睿智和胆识。运气学说又称"五运六气"，是古代研究气候规律与发病关系的学说。五运指木、火、土、金、水五行的运行，六气指风、热、湿、火、燥、寒六种气象的流转。刘完素根据临证应用的需要，对运气学说作出了创造性的阐释与发展。他以"五运主病"来概括人体脏腑病变的特征，用"六气为病"概括人体在外界致病因素影响下的发病特征，使运气学说真正在病机归类和临床应用中得到充分的贯彻体现。刘完素认为不知"运气"而求医无失者很少。通过对运气学说的创新性阐释和长期临证经验，结合北方环境气候特点，刘完素提出了"六气皆从火化"的学术主张，发展了《素问》病机十九条的病机学说，强调火热致病的广泛性，他的"火热论"也由此而产生了。

刘完素将运气学说应用在临证施治上，特别注重时令季节等因素对处方用药的影响。譬如《素问病机气宜保命集》一书中，用柴胡散治疗伤寒时，他指出："论曰：有汗不得服麻黄，无汗不得服桂枝。然春夏汗孔疏，虽有汗，不当用桂枝，宜用黄芪汤和解；秋冬汗孔闭，虽无汗，不当用麻黄，宜用川芎汤和解。"这样的论述在刘完素的著作中不胜枚举。刘完素还提出："欲为医者，上知天文，下知地理，中知人事。三者俱明，然后可以愈人疾病。"

刘完素 70 岁以后，医学成就已经遐迩闻名。金章宗闻知他的医名，曾三次请他入朝做官。但是，刘完素坚决予以推辞。金章宗无奈，只好赐予他"高尚先生"的名号。

刘完素率先开创了金元时期医学界的学术创新，成为金元四大家之首。他是河间人，被后世尊称为刘河间。他出生于乡里，终其一生在民间行医，堪称是乡村医生的卓越先驱者了。

张从正："攻下派"一代宗师

张从正（1156—1228），字子和，自号戴人，睢州考城（今河南兰考县）人。张从正是中国医学史上一位独具风格的杰出人物，他致力于"攻邪存正"的医学研究，认为治病应着重祛邪，祛邪则元气自复，善用汗、吐、下三法，为金元医学的发展作出了贡献，被后世誉为金元四大医家之一。

张从正出身于医学世家，少年习医，由父亲传授医学。他精心研读医学典籍，又深得当时盛行的刘完素学术影响，结合自己行医的实际经验，逐渐形成了独特的医学理论。后张从正被征召进入太医院任职。他性格豪放，不肯卑躬屈膝，与当时流行的医风不和，不久即辞去官职，回到家乡行医。

张从正行医 50 多年，在实践中积累了丰富的经验，代表著作是《儒门事亲》。张从正对儒学非常重视，书名的含义是"唯儒者能明其理，而事亲者当知医"。这是一部全面反映张从正学术思想与临证经验的著作，书中有对疾病发病原因的系统论述，还有积累的临证治疗经验、方药及治法方面的创新。

张从正认为，人体发病皆由邪气所致，无论何种病邪，都不是人体所固

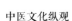

有，或由外部侵入人体（即外邪），或因体内的变化而产生。因此在治疗疾病时就必先攻其邪气，"邪去而元气自复"。在治疗疾病时，他主张辨证运用汗、吐、下三法。张从正对疾病发病原因中"邪正关系"的论述，是他运用汗、吐、下三法的理论基础。

《儒门事亲》对汗、吐、下三法的具体应用，从治疗范围、适应证、禁忌证等方面都做了系统阐述。譬如，用攻下法治病，并不局限于脾胃的积滞。在伤寒杂病、内、外科疾病中有邪实存在的，辨明症状分别施用下法，以达到减少体内的壅塞积滞，使气血流通的目的。张从正的汗、吐、下三法，包含的内容是很广泛的，并非简单局限于发汗、涌吐、泻下。在具体应用时，还应根据病证兼用其他的治疗方法，如引涎、灸法、针刺等。在用药方面，也要根据患者年龄、病情轻重，有"增、减、续、止"之不同，即按证施用。《儒门事亲》中有涉及内、外、妇、儿、五官等各科医案，还有急救、咽中取物等。

有一位陈书生，就在将要参加秋试之时，一侧头颈连同眼睛都肿起来，像半个茶壶般大。张从正为其诊视，见脉象洪大，依据《内经》"面肿者风"，诊断患者的病为"风邪乘袭阳明经"。阳明经为多气多血之经，患者的病由风热壅滞气血而致。根据"风肿宜汗"的治则，张从正使用"通圣散"加入生姜、葱根、豆豉，同煎一大碗，陈书生服药后出了微汗，第二天又用刺鼻出血的外治法，很快就痊愈了。

一位妇女患了闭经，还有寒热往来（时而发冷，时而发热）、口干喜饮水、面红、早晚咳嗽等症状。给她诊病的大夫们都说医治"经血不行"宜用虻虫、水蛭、没药等，惟有张从正不这样认为。他说，古方中虽有这样的方法，但是这位病人服了这类药必会出现脐部疼痛，不欲饮食，于是嘱患者停服这类破血药。之后，这位妇女就能稍进些饮食了。张从正用涌吐法祛其痰，兼泻下其水湿，月经便依期而至了。张从正在此案例中指出："凡精血不足，当补之以食，大忌有毒之药。"

张从正对《内经》等经典医学理论有深入研究，注重医学临床实践，医学成就是多方面的。他十分重视辨证论治，并非见病即攻，在治疗过程中视病人的具体情况，选择适当的治疗方法，很有原则性和灵活性。尤其是年岁较高的老人，身体羸弱的儿童，都是他强调不可乱攻的对象。张从正对应用补法有独到的见解，认为应"先攻后补"，邪去方可言补。《儒门事亲》中的一句话"养生当论食补，治病当论药攻"是他学术思想的突出体现。张从正的"祛邪"主张丰富发展了内科杂病的治则，为金元时期医学发展作出了创新贡献，被后世称为"攻下派"一代宗师。

李杲：内伤脾胃学说的创立者

李杲（1180—1251），字明之，晚号东垣老人，金朝真定（今河北正定县）人，是中国医学史上最杰出的医家之一，与刘完素、张从正、朱丹溪齐名，被后世誉为金元四大医家。

李杲出身于书香门第。青年李杲不仅聪颖好学、博览群书，而且为人敦厚、乐善好施。家境富庶时，他在自家土地上建起一座书院，把家藏的书籍放进去，供贫寒的书生们阅读。金泰和年间，河北闹饥荒，他全力赈灾，救活了许多穷人。

李杲20多岁时，母亲患病，被庸医误治，竟连死于何病都不知道。李杲因自己不懂医理而倍感伤痛，从此立志学医。他听说易州张元素是享誉燕赵的名医，随即捐千金拜张元素为师，历经数年尽得其传。

张元素是易水学派的开山者，其学说从脏腑的寒热虚实来论述病机，在遣药制方上有独到的创见。李杲在张元素脏腑辨证的启示下，潜心研究《内经》《伤寒杂病论》等经典，结合自己多年临床实践，创立了"内伤脾胃学说"，对内伤诸病的辨证论治作出了重大贡献。

李杲的"内伤脾胃学说"是在残酷的战乱中创立的。金元时期，中原大地战争不断，人民生活在水深火热之中。1232年，金朝都城汴梁被南下的元兵围困近半月，城内百姓在饥饿、劳倦、惊恐中苦苦挣扎。解围后，饥肠辘辘的人们终于获得了食物，但因胃气亏乏太久，一旦过于饱食，营卫失调，反而不能承受，再加上精神曾受到惊吓，以致患病者众多。接诊的医生们没有辨明这类疾病的原因，执古不化，大都按外感风寒来治疗，结果病没治愈，反而"使死者日以万记"。

筋骨柔和，无窍通利，外邪不能侮也。

四脏皆旺，十二神守职，皮毛固密，

籍胃土平和，则有所受而生荣，以滋脾全

无所禀受，则四脏经络皆病。

筋骨及诸空窍皆是也；若胃气一虚，脾

所受盛，而外主皮毛、血脉、肌肉、

之脘外有所主，内无所受，谓元

脾胃论

李杲

李杲《脾胃论》（节选）（吴中云 书）

李杲当时居于汴梁，目睹了这幕惨剧。他依据切身体验，审慎分析了这场大规模爆发的疾病，认为其发病原因多由于胃气亏乏，抗病能力减弱所致，不能照搬前人的古方。李杲师承张元素重视"扶养胃气"的思想，用药继承老师学说，并加以发扬，如讲究君臣佐使等。历经战乱之后，他对因饮食失常、形体劳倦、精神刺激等所伤而致的内伤疾患方面颇有体会，又痛感当时医界的诊治有误。他认为外感病与内伤病必须详加分辨，遂提出了内伤脾胃学说。内伤脾胃学说是前人医籍中没有的，是李杲亲历战争的惨状，感触极深，进而在临床中独创的心得。

李杲认为，内伤病的形成是身体正气不足的结果，而正气之所以不足，是由脾胃伤损所致。他指出："内伤脾胃，百病由生"，"百病皆由脾胃衰而生也"。脾胃是元气之本，是人体精气升降运动的枢纽；元气是健康之本，脾胃内伤则使元气虚衰，导致疾病发生。内伤病的致病原因包括：饮食不节伤胃，形体过劳伤脾，精神情志的过度刺激助长心火，等等。他拟制了补中益气汤及升阳益胃汤等一系列治疗脾胃病的有效方剂，均取甘温除热、温养脾胃、扶养元气为主，为治内伤病的主方，深得后世医家赞誉，对金元以后医学的发展产生了极其深远的影响。

李杲临证用药不拘于古方。有一位 62 岁的白姓患者，素有脾胃虚损病，还时常发作眼疾，皮肤颜面眼睛都显黄色，小便颜色或黄或白，大便不调，饮食减少，气短，呼吸急促，乏困嗜卧，四肢无力。到六月中旬暑热时节，病人的眼疾又复发。有医生给用泻肝散治疗，病人服用以后腹泻多次，眼病没有治好，反而使素有的脾胃虚损的病更严重了。该病人请李杲诊治。李杲认为：泻肝散中的大黄、牵牛虽能除湿热，但不能外行于经络，服下后不入肝经治眼病，大黄的苦寒药性会更伤胃气，牵牛味苦辛则泻肺气，因而病人咳嗽。这样一来使得邪气实的标症没有祛除，正气虚的本病更严重了，加之正处于暑天多雨之际，素有黄胆病的人，病势就更加重了。在这种情况下，治疗应首当注意脾、胃、肺各脏器的虚损，同时配合泻经络中的湿热，自拟制了清神益气汤，白姓患者的病很快就治愈了。

李杲将自己多年的临证经验详细整理阐释，撰著了《内外伤辨惑论》一书。书中围绕饮食劳倦所伤而致脾胃病的诊察辨证及治疗用药等作了全面而系统的阐述。书稿写成之后，并没有急于付梓，竟束之高阁 16 年之久。经多年临床验证检验，确信他的学说可以成立，对济世活人确有好处，才刊行于世。《内外伤辨惑论》所创立的理论思想受到历代医家的高度重视。书中一系列关于内伤证的论述及临证处方，成为李杲创立的内伤脾胃学说的基础，在其后一部著作《脾胃论》中又得到进一步阐发，发展为更为系统的理论体系。

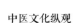

朱丹溪学医与行医的故事

朱丹溪（1281—1358），名震亨，字彦修，元代婺州路义乌（今浙江义乌）人，为"金元四大家"之一。因为他的家乡有条美丽的小溪叫丹溪，所以后人尊称他为丹溪翁。

朱丹溪出生在一个世代为儒的书香门第。在他30岁那一年，母亲患了脾病，请来医生诊治，众位医生竟然束手无策。朱丹溪的焦急心情可想而知，他从此有志于学医，便找来《素问》等医书研读。经过数年自学，他用药调养好了母亲的疾患。这时，朱丹溪回想起自己的妻子、儿子、伯父、叔父、幼弟，都是因为患病后医生用药不当而致死的，真是心胆摧裂，痛不可追。此后，他执着地踏上了拜师学医之路。

为了学医，年已40多岁的朱丹溪云游四方，到了浙江、江苏、湖北的许多地方，却没有拜访到名师。后来，他听说武林（杭州）罗知悌是金代名医刘完素的再传弟子，又通晓张从正、李杲的学说，就慕名前往拜师。罗知悌当时已经80多岁高龄，而且性格倨傲。朱丹溪多次前往拜访，都没有见到罗知悌。虽遭闭门拒客，朱丹溪拜师的意愿依然坚定而执着。他在杭州住下，每天清早起来就恭敬地站在罗知悌的家门前，一直站到晚上，第二天还会再来，就这样站了几十天。遇到大风大雨的天气，他也毫不退避，任凭风吹雨打。

朱丹溪的虔诚使罗知悌深受感动，终于敞开自家大门，接见了朱丹溪。二人一见如故交。罗知悌虽已年迈，但他见朱丹溪学识过人，学医之心真诚，当即收朱丹溪为门生。罗知悌向朱丹溪传授了刘完素、张从正、李杲三家的医术，还在临证诊治中对朱丹溪进行指导。

有一天，师生二人探讨医理。朱丹溪问："我家乡的医生用前人的药方治今人的疾病，往往难以奏效，是什么原因呢？"罗知悌说："你见过拆旧屋盖新房吧，要用旧房的材料盖起新的房子，需要独具匠心啊。"老师的话如同金针点拨，令朱丹溪顿然大悟："照搬古人的成方来医治今人的新病，无异于刻舟求剑、按图索骥。我们要讲求变通，对吗？"罗知悌颔首微笑。

不久之后，罗知悌去世。朱丹溪安葬了老师，回到义乌。他得到罗知悌的真传，开始了自己的行医生涯。

有一位姓周的进士患了恶寒之症，暑热天也要棉絮蒙住头。别的医生按寒症诊治，让他大量服用了辛温的附子，病情却加剧了。朱丹溪为他诊治，发现他的脉象"滑而数"，这是因过度内热而表现出的恶寒，而并非真正的寒症。朱丹溪用辛凉之剂治疗，治好了周进士的病。

一位男子小便不通，服用了利尿药，反而更加不通畅了。朱丹溪诊视，病人右手的寸脉颇为弦滑，就说："这是肺中有积痰所致。肺为'上焦'，而膀胱为'下焦'。上焦闭塞，则下焦无法畅通。好像一只盛水的壶，把壶盖堵死了，壶嘴怎么流得出水来呢？"他给病人施以大吐之法，吐过之后，病就痊愈了。

朱丹溪诊治过一位洪氏妇女，女病人患了疟疾，进食很少，并且已经3个月没有来月经了。朱丹溪为她诊脉，发现她的脉象极度微细，几乎感触不到。当时正是冬天，朱丹溪就以虚寒论治了。诊治之后，朱丹溪却对自己的辨证论治心生疑窦。第二天早晨再诊时，朱丹溪见女病人言行举止没有倦怠之态，就明白：果然是自己错了。朱丹溪省悟道：女病人不来月经，并不是没有经血，而是受到痰的阻碍，不能行经；病人的脉象触摸不到，也不是因为气血衰竭，而是"积痰生热"，使她的脉象隐伏着，不易被察觉。于是，朱丹溪将处方改为攻痰逐水的方剂，治好了洪氏的病。

朱丹溪行医之初，当地的医生们对他的治法和医理不理解也不信服，甚至还嘲笑、排挤他。对此，朱丹溪并不争辩。事实胜于雄辩，朱丹溪以精湛的医术治愈了许多病人，医名不胫而走，享誉四方。曾经嘲笑、排挤过他的医生们，也终于心服口服。

后来，朱丹溪融汇刘、李、张三家之学说，去其短而用其长，倡导滋阴学说，创立了丹溪学派。后人将他和刘完素、张从正、李杲一起，誉为"金元四大家"。

戴思恭：朱丹溪的学术继承者

明代著名医学家戴思恭（1324—1405），浙江浦江人，是朱丹溪的优秀弟子。明代医药学在继承前代成就的基础上有许多新进展，学术流派与学术争鸣促进了内科杂病学术水平的全面发展，名医辈出，戴思恭是其中卓有成就的一位。

戴思恭的祖上曾有好几代人做过医生，他从小就深受家庭的熏陶，勤奋好学。元至正三年（1343），戴思恭和弟弟跟随父亲，徒步走到义乌，父子三人一同拜著名医家朱丹溪为师。当时，朱丹溪门下有众多的弟子，而戴思恭颖悟绝伦，刻苦好学，最受朱丹溪的赏识，所以得到的医学传授也最为精深。

戴思恭得到了朱丹溪医术的真传，他在继承中对丹溪未竟之论予以补充和发挥。他在学术上继承了丹溪学派"阳常有余，阴常不足"的观点，并有所发挥，提出"阳易亢，血易亏"的气血盛衰理论，强调顾护胃气。他发展和完善了朱丹溪的滋阴学说，对于朱丹溪关于郁证的辨证论治也有发挥。朱丹溪说："人身诸病，多生于郁。"戴思恭进一步阐发"六郁之病"的证治，结合临证经验，作了补充和发挥，对后世有一定影响。戴思恭写的《推求师意》一书，便是本着其师朱丹溪之道，予以研究阐发，发挥了老师的未竟之意。难能可贵的是，戴思恭身为朱丹溪弟子，对丹溪的心法领悟最深，但也善于灵活运用刘河间、张子和、李东垣之长，而不拘泥于一家之言。

戴思恭的著作有《证治要诀》十二卷、《证治要诀类方》四卷、《推求师意》二卷，以及协助其师整理《金匮钩玄》三卷。

戴思恭学成之后回归乡里，为百姓治病，以高明的医术闻名于江浙一带。

松江褚仲文患了一种"怪病"，在盛夏季节要穿着厚厚的丝棉衣服，饮食的温度要很热才可以下咽。有的医生让他吃胡椒炖母鸡，他吃了以后病情越发厉害。戴思恭诊视后，注意到该病人脉象数而大，且不弱。他指出：刘完素说的"火极似水"，就是这种病症。胡椒、鸡肉能助长身体的痰火，只能让病情更加严重。戴思恭采用大承气汤攻下，病人昼夜泻下二十多次，顿时减去身上一半的丝绵衣服。之后，又用黄连导痰汤加竹沥服用，遂使病愈。

苏州朱子明的媳妇患病，发病时"长声嚎叫"，接连数十声才能暂时止住，一会儿又发作如前。有的人以为这是恶鬼作祟，没办法治疗。戴思恭诊过病人后说，这是郁病啊，由于痰闭郁于上，火郁于下，病人长声呼号时就使气稍舒展。《内经》说，"火郁发之"，于是使用大剂量的涌吐之药，病人服后吐出很多黏痰，身体就恢复如常了。

明洪武年间，戴思恭被朝廷征为正八品御医，授予迪功郎的官职。由于他治病疗效特别好，明太祖朱元璋非常看重他。

当时尚为燕王的朱棣患了"瘕症"（腹中结块的病），经其他御医久治不愈，朱元璋派戴思恭前往诊治。戴思恭询问了先前的御医所用的药方，又问燕王有什么饮食嗜好。朱棣答："喜欢吃生芹。"戴思恭说："明白了。"他一剂药下，燕王即排出诸多寄生虫，病就好了。由此，朱棣对戴思恭十分敬重。后来，朱棣做了皇帝，再次征召戴思恭入宫。

垂暮之年的戴思恭，对恩师朱丹溪仍然怀着深深的敬重。1405 年，82 岁的戴思恭离开朝廷返回故乡，十天后病逝。而就在这十天里，他还抱病祭奠了先师朱丹溪的陵墓。明史中评价戴思恭"人谓无愧其师云"，该是对朱丹溪的优秀弟子戴思恭的最高嘉许。

陈实功与《外科正宗》

陈实功（1555—1636），字毓仁，号若虚，江苏崇川人，明代著名的外科医家。他幼年多病，少年时就开始学习医学，着重学习外科。他广泛阅读先贤医籍及古代文化、哲学著作，把自己在行医实践中取得的经验与古人的治病方法相结合，总结出切实可行的外科理论和方法。

陈实功行医 40 余年，以精湛的医术治愈了无数病人。有一位七旬老妇人，背上长了一个大疮，病情危重。家人都以为不可治了，抱着一线希望请陈实功为老人诊视。陈实功仔细看了，认为病人的脏腑尚未衰竭，还是可治的。他先用葱艾汤为病人淋洗疮口，再以利剪去除"不腐顽肉"，放通脓管，用手"轻重之间捺净内蓄脓血"，出污血三碗。再次清洗后，敷以药膏，继而内服"回元大成汤"等，患者不出百日就痊愈了。

有一位年近四旬的妇人，腮上生了毒疗，且疗毒已经走散，"头、目、唇、项俱肿，形色紫赤"，请陈实功诊治。陈实功诊视之后说："肉肿疮不肿，乃'疗毒走黄'，是不治之症。"妇人听了泣下如雨，哭诉道："我一死，全家都没有活路了！"陈实功惊问："何以至如此呢？"妇人说："我的丈夫不务正业，儿女尚未成年，无以托付，只能流落街头了。"陈实功不忍弃之，"乃备火酒，刺脓三四碗，外敷膏，内服药，三月竟瘳"。

陈实功集40年外科临床理论研究和经验总结，搜集历代外科验方，撰著了《外科正宗》一书，于1617年付梓。《外科正宗》共4卷，所叙疾病百余种，每病列病理、症状、诊断、治法、病案，最后选列方剂。该书内容丰富，论证详明，选方精当，附图明了，歌诀易记，是中医外科学的杰出著作，以"论证最详，论治最精"著称。

《外科正宗》一书特别重视外治法，认为外敷药与刀针手术是治疗外科病不可缺少的措施。陈实功是一位敢于创造，不墨守成规的外科医学家。他改进了截趾（指）术、气管缝合术、死骨剔除术、咽部异物剔除术、下颌关节整复术，他设计出巧妙的鼻息肉摘除手术器械和手术方法，这些都是我国外科史上著名的手术方法。他发明了止血带以止血，用多头带以缚疮。《外科正宗》一书中还记载了大量的外用药剂型。

陈实功既重治外，也重治内，重视外科病的内治法，强调辨证论治在外科临床中的重要意义。他既力主宜手术者的早期手术，又反对给不适宜手术治疗的滥施针刀。对于疮疡病人，他在治疗中重视顾护脾胃，提出"治疮全赖脾土"。陈实功特别强调"外之症则必根于其内也"，提醒外科医生注重外科疾病的内在病因，加以辨证施治。如果不能对症处方，就会贻误病情，"肤俞之疾亦膏肓之莫救矣"。

陈实功是一位医德高尚的医生。对病人，无论穷富贵贱，他都一视同仁。他"慷慨重然诺，仁爱不矜，不张言灾祸以伤人之心，不虚高气岸以难人之请……"他在《外科正宗》一书中提出了"医家五戒""医家十要"，为医生制定了医德方面的行为准则，如"凡病家大小贫富人等，请观者便可往之，勿得迟延厌弃"等。陈实功的"医家五戒""医家十要"在医学史上颇有影响，被认为是世界上较早成文的医德法典。

万全：儿科大家

明代著名的儿科医生万全，号密斋，湖北罗田人，三世家传儿科。他的祖父以儿科闻名乡里，父亲也以儿科"远近闻而颂之"。万全在科举失意之后，下决心学医。他继承家学，并广泛吸纳前人经验，在长期临证中积累了丰富的经验，对于儿科、妇科和养生学都颇有造诣，而以儿科成就最为卓著。对于每一种小儿疾病，万全都有自己独到的见解。在小儿病治疗上，他特别注重保护小儿的脾胃，提出"五脏以胃气为本，赖其滋养。……如五脏有病，或补或泻，慎勿犯胃气"。并指出："脾胃壮实，四肢安宁。"

万全在治疗小儿疾病时还很关注心理因素的影响。有的医家认为小儿"精神未受七情六欲之攻"，在治疗中往往忽视精神心理因素。万全在临证中则非常重视小儿心理，经常采用心身兼治的方法。如万全撰著的《幼科发挥》惊风类证篇载有一个案例：有一个半岁婴儿，忽然"惨然不乐，昏睡不乳"（表情痛楚，昏睡不吃奶）。万全诊视后，认为"形色无病，此儿莫非有所思，思则伤脾，乃昏睡不乳"。经向婴儿的父母询问病史，才知道这婴儿原来有一个男孩相伴，后来男孩离去了，婴儿就不吃奶了。万全让婴儿父母把男孩召了回来，婴儿就恢复了正常。

万全不仅医术高超，而且医德高尚。他忍辱负重，拯救了一个小孩生命的事迹，在医界传为美谈（参见本书《医乃仁术——历代医家的医德风范》一文）。

万全著有《万密斋医书十种》《幼科发挥》《育婴秘诀》《痘疹心法》《伤寒摘锦》《养生四要》《内科要诀》《保命歌诀》等著作，共108卷，70余万字。其著述是祖传医术和个人经验的汇集。尤其在儿科方面，万全的临证经验颇为丰富，治疗方剂简便实用，除药物外还注意提倡和采用推拿疗法，对小儿卫生护理也很重视。万全的儿科理论与经验，对后世儿科医家有较大影响。

王清任与《医林改错》

王清任是清代一位颇具革新思想的著名医家。他不迷信古人，勇于冲破旧论，创立新说，历时 42 载写成了《医林改错》一书，纠正了以往中医学著作中的诸多错误，为中医学发展进步作出了贡献。

王清任（1768—1831），字勋臣，清代直隶玉田县（今河北省玉田县）鸦鸿桥人。他自幼喜好拳术，曾在当地任武庠生。后来王清任潜心学习医学，精研岐黄之术，于 20 岁左右开始了行医生涯。他先是在当地医名渐盛，以后在北京行医数十年。王清任与清室驸马那引成交谊深厚，经常住在那府。1831 年王清任病故于那府，享年 64 岁。

王清任在医疗实践中认识到，要诊断疾病，应该先了解人体脏腑。他曾说："业医诊病，当先明脏腑。"他阅读了历代医家有关脏腑的论述，发现前人对脏腑的描述和所绘制的图形颇多自相矛盾之处，而后世的医家又盲目地因袭古人的论述，以至古书中的错误得不到纠正。对于医界的这种状况，王清任感触颇深，他指出："著书不明脏腑，岂不是痴人说梦，治病不明脏腑，何异于盲子夜行。"王清任不愿做盲从者，他下决心要纠正古人的错误。

嘉庆二年（1797 年），王清任路经滦洲（今河北省唐山一带）的稻地镇，正遇当地流行瘟疫，染病小儿十死八九。穷家孩子多用席子裹埋，当地又有不深埋的风俗，坟地里被狗咬过的破腹露肠的童尸有百余具之多。王清任看到这些暴露的童尸，想到古人之所以错论脏腑，是由于没有亲眼看见脏腑所致，便产生了从童尸上辨认脏腑的想法。他每天清晨赶赴坟地，不避坟地里的污秽之气，连续十多天，细心观察了 100 多具被狗咬过的孩童尸体。狗食过的尸体内脏已经残缺，常常有肠胃而缺心、肝。于是他只好将不同的尸体相互参看，在 10 具尸体中，大约只能看全 3 人。连续看了十多天，终于看全了约 30 人。经过这一番亲眼观察，王清任发现"医书中所绘脏腑图形，与人之脏腑全不相合，即件数多寡亦不相符"，便将所见到的脏腑形状描绘了下来。

稻地镇之行，使王清任获得了亲眼观察脏腑的宝贵机遇，但也留下了遗憾，那就是他没有能够看到他认为至关重要的胸中膈膜。王清任说："惟胸中膈膜一片，其薄如纸，最关紧要，及余看到时，皆已破坏，未能验明在心下心上、是斜是正，最为遗憾。"为了获知膈膜的位置，王清任又多次亲临刑场，观察受剐刑的犯人的内脏形貌。在嘉庆四年的六月，王清任在奉天府（今沈阳），听说一妇女因打死其夫与公公，被押解奉天处以剐刑，便跟着走到刑场。到刑场后，王清任又忽然醒悟，此犯乃一女子，不便近前观看。过了一会儿，行刑者提着女犯人的心与肝、肺从王清任前面走过，他细细观看，认为与以前所看到的相同，但还是没有见到膈膜。后在北京，在崇文门外一刑场处一男子剐刑时，王清任得以走到近前查看，但发现膈膜已破，仍未能看清。王清任继续锲而不舍地寻找着了解膈膜的机会。终于在道光九年（1829 年）十二月的一天晚上，住在安定门大街的一恒姓病人请王清任看病，在恒家，王清任遇到了曾领兵打仗的江宁布政司恒敬公。这位恒敬公曾多次亲见被杀尸体的膈膜，对此知之甚详。王清任闻此喜出望外，即拜叩询问此事。恒敬公便为他仔细说明了膈膜的形貌。王清任多年的心愿终于得以实现了。

王清任勇敢地冲破了封建礼教的束缚，不畏谴责和攻击，前后共历时 42 年之久，终于完成了他观察脏腑的工作，并将这一成就写入了《医林改错》一书。

1830 年，《医林该错》在北京付梓刊行。全书分两卷，上卷是王清任关于脏腑的文字描述和改正的脏腑图，其中还包括对脑髓、气血的论述及临床上所创立的方剂与适应的病症等。下卷是对部分内、妇、儿科及传染性病症的理论认识和治疗方法等。

《医林改错》集王清任多年观察脏腑的成果之大成，论述了以往医书中从来没有提到过的一些人体组织，如腹主动脉（他称为卫总管）、上腔静脉

（他称为荣管）等，书中纠正了古代医书中关于脏腑的论述中的许多讹谬，如肺、肝的叶数，会厌形状等，并对这些脏腑作了详细的描绘和说明。王清任对脏腑的这些论述，基本上是符合现代医学解剖位置的。

在理论上，王清任勇于创立新说。"脑髓说"就是王清任创立的新说之一。他认为人的思维活动在脑而不在心，明确指出"灵机记性，不在心在脑"。他在《医林改错》中的"脑髓说"这篇著名论文中，列举了人体器官的形态，及目、耳、鼻、舌等的生理功能及病理变化与脑的密切关系，阐明了记性在脑的观点，并通过分析小儿、老年人脑功能的表现及一些疾病的病机、症状加以进一步说明。

王清任根据他多年的临床实践，对中医学气血理论做了新的发挥。在临床治疗中，王清任重视逐瘀和补气，强调补气活血与活血逐瘀两个治则，对活血化瘀法的应用颇有心得，并化裁出几十个活血化瘀的方剂，如通窍活血汤、血府逐瘀汤、膈下逐瘀汤、补阳还五汤等。王清任以独具特色的处方用药、配伍与剂量，在临床上对治疗各种瘀血证及半身不遂等疑难症取得了良好的疗效。

《医林改错》在儿科学上亦作出一定的贡献。它虽然不是儿科专著，但书中对小儿的生长发育和儿科的某些疾病有不少论述，且有自己的独到之处。王清任比较科学地论述了胎儿的发育过程，对某些儿科疾病的病因、病理、治法提出了新的见解。例如，他否定了古代的"天花源于胎毒说"，认为天花是一种流行性传染病，并提出了相应的治疗方法。对小儿疳证、抽风的治疗也总结出了一些有效的方药。

王清任是清代颇具革新思想的医家之一，他不迷信古人的说法，勇于冲破旧说而创立新说。王清任又是一位学风严谨的医家。他一贯反对主观臆测，注重实践。他强调，著书立说者必须亲治其症，反复检验治疗方法，做到万无一失，方可写入著作，传给后人。对那些不经实践，凭抄袭而著书的人进行了严厉的批评，并告诫后人断不可徒取虚名，恃才立论，做欺人损人之事。

阅读王清任的《医林改错》一书，深感作者是一位严谨而细心的人。他想到当时行医者的学问有深有浅，习性上有人谨慎有人粗心，因此他在书中所写的文字语义多明了易懂，且不惜让书中前后语句多有重复，就是唯恐那些初入医门而又粗心的人，不能前后参比对照，而在诊病治疗时贻害病人。作者还在《医林改错》自序中特意对此做了说明。在《医林改错》中，作者仅在半身不遂一证中总结的气虚症状就达 40 种之多，这是他严谨、细致学风的又一体现。

《医林改错》问世后，在民间广为流传，至中华人民共和国成立初期，版本已不下 30 余种。其中有清道光十年庚寅（1830 年）京都隆福寺三槐堂刻本，上海大东书局（1937 年）铅印本，等等。中华人民共和国成立后，有中国中医药出版社的版本。《医林改错》一书中的通窍活血汤、血府逐瘀汤、膈下逐瘀汤、补阳还五汤等方剂，被收入全国高等医药院校的《方剂学》教材中。《医林改错》还曾被译成英文，在英国出版发行。

另据报道，近年在河北滦县发现了"《医林改错》道光手抄本"。抄录者是当地一乡儒。该手抄本共 53 页，正文前为 25 幅脏腑图。抄录者特用红、黄、黑三色颜料加以濡染，画成心脏脾胃等脏腑图，至今依然清晰如故。这一手抄本的发现，反映了民间对王清任《医林改错》一书的重视和喜爱。

王清任所创立的方剂中有许多被后人所沿用。特别是王清任在气血学说方面的卓著成就，对后世医家产生了重要影响。他提出的治疗血瘀证及半身不遂等疑难病症的方剂，多为后世医家所采用，直至今天在临床上仍有现实意义，在活血化瘀临床研究中受到高度重视。

在 19 世纪初的中国，王清任实际观察和记录脏腑位置，提出"灵机记性，不在心在脑"，这在当时的历史条件下是很有进步意义的。他勇于创新的精神、锲而不舍的追求、严谨求实的学风，更是对后世医林学子颇有裨益。

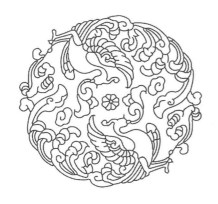

中篇 百年风云

　　20 世纪上半叶的中医界，曾经备受屈辱。中医界人士奋起抗争，谱写了悲壮的篇章。

　　作为国之瑰宝的中医，在保障民众健康上发挥着无可替代的作用，却何以在过去百年的历史旋涡中几经沉浮，饱受磨难？这是看了"世纪回眸：中医百年风云录"一文的读者必定要思考的问题。

　　张山雷、丁甘仁、恽铁樵等医家，对 20 世纪的中医发展史有着一定的影响。作为杰出的医家，他们不仅医术高超，而且医德高尚；作为中医教育家，他们不仅学识渊博，而且有着人格的魅力。他们的人生历程跌宕起伏，读来令人百感交集。

世纪回眸：中医百年风云录

回首 20 世纪，中医的发展经历了几多风风雨雨，几番起落浮沉。从近百年来中医界坎坷多舛的历史长卷中，撷取了若干具有重要意义的片段，期望能使读者从中感悟到中医百年风云变幻的曲折轨迹，以及中医界志士仁人为振兴祖国医学而奋力拼搏的高尚情操。

20 世纪初年，中医发展曾显露出希望之光

20 世纪初年的中国，正处于社会大动荡的前夜。在康有为等人的改良主义思想影响下，在大举传入的西方医学的挑战下，有着悠久历史的中医学也开始了吸收新思想，进行自我改进和提高的进程。这一进程的实施者，是出现于 19 世纪与 20 世纪之交的中西医汇通派。

汇通派医家认识到中西医学各有所长，深感中医在学术上应该吸收新的东西，于是便开始探索沟通中西医学的渠道。中西医汇通派的早期代表人物有唐宗海、朱沛文、张锡纯等，后期的代表者则为恽铁樵（参见本书"恽铁樵与中西医汇通派"一文）。早期汇通派医家的代表性著作有唐宗海著《中西医汇通医书五种》，以及张锡纯著 30 卷《医学衷中参西录》。中西医汇通派的出现，为中医的发展带来了一线希望之光。

20世纪初，中医界还出现了一些令人鼓舞的新生事物。1904年，知名中医周雪樵先生在上海创立"医学研究会"，是中国最早建立的中医学术团体。同年，周雪樵创办《医学报》，是近代最早的中医刊物之一。也是在1904年，杜炜孙创办绍兴医学讲习社，这是近代最早的中医学校之一。在此之后，又有若干中医团体、刊物、学校涌现出来。

在北京、上海等城市，还逐渐形成了名医荟萃的局面。1910年，26岁的孔伯华自山东来到北京，在当时唯一的官办中医机构——外城官医院（其旧址在现宣武中医医院）任医官，曾率领医疗队进行防疫工作，成效卓著。后辞去医官，开业应诊，因医术高超而誉满京城。与此同时，青年汪逢春也自江苏来京，先是担任法医，不久即悬壶于市。在上海，则汇聚了汪莲石、丁甘仁、包识生、夏应堂、金子久等著名医家。

北洋政府时期，中医事业陷入黑暗年代

1912年，袁世凯窃取辛亥革命成果，成立了北洋政府。北洋政府竭力摧残扼杀中医，近代中医发展史从此步入了一段极为黑暗的年代。

北洋政府对中医的扼杀，早在1912年就开始了。1912年7月北洋政府召开的第一次教育会议，制定了新学制，而未将中医列入其中。1913年，北洋政府教育总长汪大燮进一步提出了废弃中医中药的主张。北洋政府的倒行逆施激起了全国中医界的愤怒和反抗。1913年11月，全国19个省市的中医界推选叶晋叔等3人为代表，组成中医救亡请愿团，向北洋政府国务院和教育部请愿。中医界在请愿中提出的要求包括：中西医平等，政府提倡发扬中医，中医教育合法化，国家出资支持中医事业。

北洋政府却无视中医界的合理要求，顽固坚持其废弃中医的立场。汪大燮在接见请愿代表时，断然拒绝将中医课程列入医学教育规程。

在汪大燮提出废弃中医的同时，学术界也就中医的地位和前途展开了一场论战。论战的主角是恽铁樵和余云岫。1916年，余云岫所著的《灵素商兑》一书出版。这位余云岫先生早年曾供职于商务印书馆，是也曾在商务

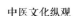

印书馆工作过的恽铁樵的同事，后来从事了西医，曾任上海医师公会会长。《灵素商兑》一书对中医持彻底否定的态度，书中称："中医无明确之实验，无巩固之证据。"

《灵素商兑》一书出版后，在中医界引起轩然大波。余云岫否定中医的主张，是得到北洋政府教育部的支持的。恽铁樵读了此书后非常气愤，撰写了《群经见智录》《伤寒论研究》等著作，对余云岫的论点一个个地予以驳斥。恽铁樵与余云岫之间的这场论战，揭开了中医界为求生存、求发展而进行的更为波澜壮阔的斗争序幕。

由于全国中医界进行的不屈不挠的斗争，也由于中医在亿万国民的医疗保健中发挥着无可替代的作用，在北洋政府后期，当局对待中医药只能采取比较现实的态度了。

国民党统治时期，震惊中外的"3·17事件"

在国民党统治时期，废弃中医的主张再度喧嚣一时。1929年2月，国民党中央卫生委员会提出了"废止中医药案"，内容包括停止中医登记、禁止中医开设学校、禁止中医宣传等。这一提案激起了全国中医界的公愤。

上海各中医学术团体率先揭竿而起，通电全国，表示反对。全国各地的知名中医和中医团体纷纷响应。在北京，施今墨、孔伯华等医家四处奔走，呼吁各界人士支持中医界的斗争，并组织了华北中医请愿团。不久，来自各地的中医界人士汇聚上海，其中有华北中医界代表孔伯华，浙江中医界代表裘庆元、曹炳章，云南中医界代表吴佩衡等。1929年3月17日，全国中医界代表在上海举行了声势浩大的抗议集会，到会者包括全国15个省、131个中医团体的262名代表。上海医药界休业半天，并提供全部交通工具支援大会。这就是震惊中外的"3·17事件"。会上推举了谢利恒、蒋文芳、陈存仁等6名代表组成联合请愿团，前往南京请愿。

由于全国中医界的奋力抗争，终于迫使当局收回成命，使中医免遭灭顶之灾。这次斗争的胜利在中医界人士心中留下了难以磨灭的印记，在此后相当长一段时间里，中医界都把 3 月 17 日当作一个盛大的节日来庆贺。

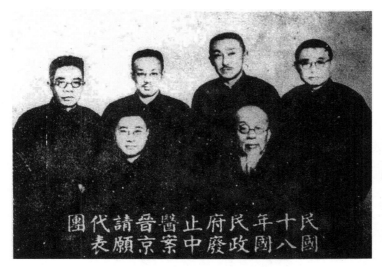

1929年中医界赴南京请愿团合影

中医界为生存而拼搏：兴教育、建学会、办刊物

自 20 世纪初到新中国成立前的那一段漫长岁月中，中医的发展一直是道路坎坷、步履维艰。"3·17 事件"之后，国民党政府迫于各界压力批准设立了中央国医馆。中央国医馆的馆长是焦易堂先生。焦先生是热心支持中医的。但国民党政府的当权者仍然顽固坚持反对中医的主张。中央国医馆只能在国民党党内争权夺利的斗争的夹缝之中，艰难地开展一些学术活动，其作用是很有限的，不可能从根本上改变中医的命运。

得不到政府的支持，中医界只能自强自立，自谋生路。当时，中医界的许多有识之士几乎不约而同地认识到发展教育是振兴中医的必由之路。于是，他们把自己辛苦劳顿得到的诊费积攒下来，义无返顾地用这些血汗钱开办了中医学校。他们在办学中历尽艰辛，耗尽心血，写下了近代中医史上悲壮的一页。

自 1904 年杜炜孙创办绍兴医学讲习社，到中华人民共和国成立前，全国各地曾出现过 90 多所中医学校。由于办学条件艰难，这些学校大都规模较小，有的开办不久就夭折了。但仍然有一部分中医学校顽强地坚持了较长时间，发展到了一定规模，培养了数以百计的毕业生，为中医的延续和发展造就了有生力量。其中，包括丁甘仁创办的上海中医专门学校，张山雷任教务长的浙江兰溪中医专门学校，施今墨创办的华北国医学院，萧龙友、孔伯华建立的北京国医学院，恽铁樵创建的中医函授学校，卢乃潼创办的广东中医专门学校，王慎轩所办的苏州国医学社，等等。

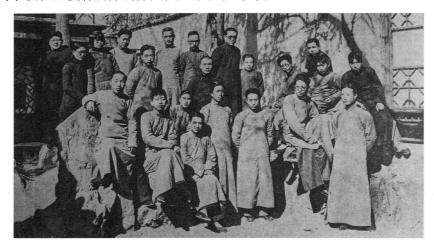

华北国医学院第三届学员合影

中医兴办教育，还表现出前赴后继的非凡勇气。1926年，丁甘仁溘然辞世，其子丁仲英继承父亲的遗志，担当起领导上海中医专门学校的重任。后来，丁甘仁之孙丁济万又接任了上海中医专门学校校长之职。1935年，恽铁樵病逝，他的弟子章巨膺接受遗命，主持恽铁樵中医函授学校的全面工作，继续老师未竟的事业。

为了促进学术交流，也为了团结起来同企图扼杀中医的势力斗争，各地中医界还组织起许多学术团体。1910年，由丁福保任会长，在上海成立了中西医学研究会。1912年，神州医药总会在上海成立，全国设有分会40多个，会员6000多人。影响较大的中医学术团体还有1919年成立的山西中医改进研究会，1921年由丁甘仁等创立的上海中医学会等。

出版中医刊物也是中医界谋求自身发展的一条途径。自20世纪初至1949

年之前，先后共有400余种中医刊物曾出版发行过，数量之多颇令后人惊叹。这些刊物大多是私人或学术团体主办的，由于缺乏经费，许多刊物"寿命"很短。尽管如此，这些刊物对促进学术交流和理论探讨仍然发挥了重要的作用。当时较为有名的中医刊物有上海中医学会主办的《中医杂志》（创刊于1921年），裘庆元等在杭州创办的《三三医报》（创刊于1923年），以及丁甘仁门生张赞臣主办的《医界春秋》、秦伯未主办的《中医世界》、山西中医改进研究会创办的《医学杂志》等。

不畏统治者摧残压迫，一批杰出医家盛名于华夏

尽管旧社会的统治当局竭力对中医进行扼杀和摧残，中医界靠着自强自立、艰苦奋斗的精神，依然尽可能地保存和延续了自己的力量。统治者的倒行逆施，不仅未能达到扼杀中医的目的，反而促使一些博学而有识的人士投身于中医事业。施今墨、恽铁樵、萧龙友等人，都是在统治者竭力扼杀中医的时代背景下跻身医林的。这些杰出人士加盟中医界后，不仅成为一代悬壶济世的名医，而且成了与扼杀中医的势力进行斗争的骁将，同时还担当起培养青年医家的重任。

受到老一辈宗师的谆谆教诲，一批杰出的青年医家也成长了起来，以他们丰厚的学识和精湛的医术，崛起于华夏大地。

程门雪、秦伯未、黄文东三人，都是丁甘仁创办的上海中医专门学校的早期毕业生。程门雪、黄文东是第一届毕业生中的佼佼者，秦伯未则以学习成绩第一名毕业于第三届。三人的年龄也相仿，秦伯未生于1901年，程门雪、黄文东生于1902年。三人同出于丁甘仁门下，有同窗之谊，后来都成了享誉杏林的名医，又皆有自己独具特色的学术思想。

程门雪自上海中医专门学校毕业后，因学习成绩优异，深得丁甘仁先生器重，曾留校任教，并担任教务长。后来，他悬壶于沪上，以其辨证准确、疗效显著而闻名遐迩。秦伯未集济世名医、中医著作家和教育家于一身，他撰著和整理的中医学术著作有五六十种之多。他还与医界同人一起创办了中

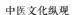

国医学院，培养毕业生 900 余人。黄文东亦是丁甘仁先生的得意门生，他于 1931 年应丁济万之邀重返母校担任教务长，历时 17 年之久。执教期间，同时开业行医，医名享誉沪上。

在 20 世纪二三十年代已是卓著的青年医家的，还有丁甘仁次子丁仲英、长孙丁济万，丁甘仁门生章次公、严苍山，施今墨门生哈荔田，恽铁樵门生章巨膺、陆渊雷，中医外科专家赵炳南，以及沪上名医朱鹤皋、严二陵、石筱山，四川名医李斯炽、陈达夫，广东名医刘赤选，等等。

中华人民共和国成立后，政府大力扶持和发展中医

中华人民共和国成立后，人民政府对中医采取了积极扶持的政策。毛主席指示："中国医药学是一个伟大的宝库，应当努力发掘，加以提高。"

老中医们受到党和政府的关心，政治上可以参政议政，工作上得到大力支持，生活上也得到周到的照顾。萧龙友当选为第一、二届全国人大代表，施今墨、孔伯华担任了全国政协委员。1955 年，孔伯华先生患病卧床，周总理极为关心，特地派人从东北送来野山人参。病危时，总理还派抢救小组到家抢救。1955 年 11 月 23 日，孔伯华先生逝世，党中央毛主席深切关怀，成立了治丧委员会，由彭真同志主祭。当日，周总理亲到孔先生寓所吊唁，对家属慰勉备至。

1956 年，首批 4 所中医学院建立。秦伯未、程门雪、黄文东、章巨膺等对中医教育有丰富经验，年富力强的医家们得到了施展才华的大好机遇。秦伯未奉调进京，兼任北京中医学院教授；程门雪、黄文东先后担任上海中医学院院长，章巨膺担任教务主任。这些知名医家为新中国的中医教育事业而孜孜不倦地工作，作出了卓越的贡献。

由于政府重视发展中医，当时举国上下都很关心支持中医事业，出版界亦是如此。20 世纪 60 年代初，国内面临严重的经济困难。在经费极为紧张的情况下，有关出版社还是克服困难，与中医界人士携手努力，出版了不少颇有学术价值的中医书籍。其中包括 1960 年人民卫生出版社出版的萧龙友等著

的《现代医案选》，选收了萧龙友、孔伯华、蒲辅周、冉雪峰、曹炳章、汪逢春等名医的医案；1962 年上海科学技术出版社出版的《近代中医流派经验选集》，集录了丁甘仁、恽铁樵、王仲奇、朱南山等 10 多位名医的学术理论和医疗经验；1963 年上海科学技术出版社出版的叶天士著、程门雪校的《未刻本叶氏医案》，以及再版的秦伯未编纂的《清代名医医案精华》等。这些书籍的出版，对于及时收集和保存知名医家的宝贵经验，无疑具有重要的意义。我们今天能够从这些知名医家的医籍中汲取丰厚的教益，很大程度上应当归功于在那一段艰难竭蹶的岁月中，为挽救中医遗产而奋力工作的人们。

"文革"期间，多位中医名家遭受迫害，含冤辞世

正当作为国之瑰宝的中医在医界人士呕心沥血的努力之下逐渐复兴，并呈现出欣欣向荣的发展态势的时候，"文化大革命"开始了。全中国沦入内乱之中，中医界也遭到了重创，多位中医名家受到批斗和迫害，乃至含冤而死。

秦伯未先生被诬为"反动学术权威"，经常挨批斗，身心备受摧残，于1967 年患肺炎，高烧咯血，后转患肺癌。生命垂危之际，秦伯未仍念念不忘中医事业，留下遗言道："人总是要死的，死也不怕，但未能把我对中医学习的心得经验全部留下来，这是我终生的遗憾！"

程门雪在"文革"中长期遭受迫害，于 1972 年病逝。章巨膺也因遭受迫害，于 1972 年 2 月病逝。在"文革"中被迫害而含冤辞世的，还有沪上名医严苍山、浙江名医叶熙春等。

粉碎"四人帮"后，在"文革"中含冤蒙难的医家们得到了平反昭雪。1978 年 9 月 8 日，卫生部隆重召开秦伯未平反昭雪大会，号召学习他献身中医事业的精神，肯定了他对中医事业的功绩。1979 年，程门雪得到平反昭雪，恢复名誉，其骨灰被安放于上海市龙华烈士公墓。1979 年 6 月，上海中医学院为章巨膺举行了隆重的追悼会……

1978 年，全国科学大会召开。76 岁的黄文东先生出席了大会，当选为主席团成员，并荣获大会颁发的奖状。

中医，正在走向世界

十年"文革"之后，恢复和发展中医事业成了一项极为紧迫的任务。已故卫生部前部长崔月犁同志为振兴中医而竭尽全力。他和卫生部其他领导同志深入基层调查研究，提交了《关于进一步贯彻党的中医政策，解决中医后继乏人问题的报告》，后经中央批准下发。邓小平同志在文件上批示："要为中医创造良好的发展与提高的物质条件。"

1982 年 4 月，卫生部在湖南衡阳召开全国中医医院和高等中医教育工作会议，即著名的衡阳会议。这次会议提出了加强中医医院建设、提高高等中医院校办学质量和大力培养中医药人才等一系列加快中医药发展的举措，强调了中医机构要保持和发扬中医特色的发展思路。

在崔月犁同志积极努力下，国务院于 1986 年批准成立了国家中医药管理局，并增加了中医专项经费，为中医事业的持续、稳定发展奠定了基础。

中医中药走向世界，是老一辈医家们梦寐以求的愿望。20 世纪 20 年代末，秦伯未先生创办的《中医世界》杂志，其封面的下方有一地球图像。秦先生这样设计封面，寄托了将中医推向世界，成为世界之医学的宏伟志向。崔月犁同志生前对中医药走向世界也非常关注。随着改革开放的进程，中医中药正在阔步迈出国门，走向世界。国内中医界与国外的学术交流和人员往来在不断加强，而中药制剂更是展示出前景广阔、不可限量的巨大市场。西欧和北美等西方国家正在逐步接受中国传统医学，中医诊所、针灸学校和研究所越来越多。老一辈医家们的百年夙愿，正在逐步变为现实。

然而，在中医药走向世界道路上，也还有不少难题。譬如，中药的剂型问题，就尚待进一步深入研究。在偌大的国际中药制剂市场上，国内企业所占的份额也还相当小。历史悠久的传统中医药学与日新月异的现代科技之间，不可避免地会产生碰撞和冲击。中医自身，也有许多关于发展与创新的重大课题需要研究解决。有志于将中医推向世界的人们，尚任重而道远。

在 21 世纪，人类社会对生命科学和医疗保健将给予更大关注，并将奋力攻克诸多疑难重症。有数千年悠久历史的中医药学，正面临着前所未有的机遇和挑战。沐浴着新世纪的曙光，让我们为中医走向世界而祝福吧！

作者附记：

本文作为特稿发表于《科技潮》杂志 1999 年第 5 期之后，被人民日报社主办的《市场报·健康周刊》于 1999 年 12 月 24 日头版全文转载。主编张占螯先生还为本文写了热情洋溢的编者按语："再过几天，人类就将跨进 2000 年。回首 20 世纪，祖国医学几多风雨，几多起落沉浮，感悟五十年祖国医学的蓬勃发展，百年夙愿即将实现的美好前景，我们从内心感到无比的兴奋。为此，本刊特发表《中医百年风云录》以飨读者……"

21 世纪，中医在振兴之路上继续前行。抗击"非典"，中医中药发挥了巨大作用；屠呦呦由中医古籍中获得启示，研究青蒿素取得卓越成果，荣获诺贝尔奖。还有许多可喜的进展，不一一细述。

1929 年 3 月 17 日，中医界为反对国民党政府提出的废止中医药案而进行抗争，取得了胜利。此后相当长一段时间里，中医界都把 3 月 17 日当作一个盛大的节日。2019 年"3·17"前后，播出了电视连续剧《老中医》，其中记叙了发生在九十多年前的这段史实。

2020 年初，抗击新冠肺炎疫情，中医中药再次发挥了重要作用（参见本书《中医抗疫史话》一文）。

姹紫嫣红的春天

—— 中华人民共和国成立初期中医事业的发展历程

有数千年悠久历史和辉煌成就的中医药学，在中华人民共和国成立前由于受到政府当局的压制和摧残，曾长期处于发展缓慢乃至停滞不前的状况。中医界靠自己的努力，在不断进行的艰苦悲壮的斗争中生存了下来，但社会地位极其低下，人才承继也处于青黄不接的困境之中。那时，全国竟没有一所政府办的中医高等学府、研究机构，也没有政府办的正规的中医医院。中华人民共和国成立后，党和政府在百废待兴、百业待举之际对中医事业给予了深切的关怀和重视，曾饱受摧残的中医界从此获得了新生，祖国医学从此走上了复兴之路。

昔日备受歧视的中医大夫堂堂正正地踏入了协和医院的大门

在解放前，中医曾备受歧视。那时，像北京协和医院这样的正规医院里，是不允许中医大夫入内行医的。1925 年，孙中山先生患病住进协和医院，被确诊为肝癌。在院方表示对孙先生的病已无能为力之后，孙先生的随从和亲属就想请中医大夫为孙先生诊治。但由于中医大夫不能进入协和医院，孙先生只好先出院，再请中医诊治。连为孙中山先生看病都不能例外，可见当时中医是受到了何等的歧视。

1949 年后，中医的地位发生了翻天覆地般的变化，作为国之瑰宝受到了政府的充分重视和扶持。1951 年 1 月，中央人民政府正式接收了北京协和医院。4 月，在北京又有几所原受美国津贴的医院改由市政府经办。1954 年 10 月，北京协和医院、北京医院、北京第一儿童医院和第二儿童医院开始聘请中医医生参加工作。在中医发展的进程中，这无疑是具有重大历史意义的事情，中医界在遭受了长期的歧视和压制之后，终于获得了堂堂正正的地位。此后，施今墨等中医大家曾先后在协和医院、北京医院、儿童医院等各大医院应诊。

1954 年，扶持和发展中医的工作在各地相继展开。这一年，上海市第一家公立中医医院（现为上海中医药大学附属曙光医院）成立，章巨膺等知名中医主动放弃私人诊所，成为这家公立医院的骨干力量。

1954 年 8 月，有数百年悠久历史的北京同仁堂国药店实行了公私合营，由乐松生任经理，北京市地方工业局投入了 25 亿元（旧币）资金。

政府机构中设立了中医管理部门，一批有学识、有经验的中医英才走上了领导岗位。其中，赵树屏、白啸山（二人为萧龙友的高徒）分别担任了中华人民共和国卫生部第一任中医司副司长和北京市卫生局第一任中医科科长；哈荔田（施今墨的门生）于 1955 年担任了天津市卫生局副局长。

在科学界，中医的学术地位也获得了充分的确认。1955 年 6 月初，中国科学院在北京召开学部成立大会，萧龙友被选为学部委员。此外，得到政府支持的中医学术团体和刊物也如春笋出土，活跃于学术舞台。

连邮票发行都体现出对中医的重视。1956 年，国内发行了一枚中医题材的邮票，即"中国古代科学家"的纪念邮票（共 4 枚）中的一枚，图案是李时珍像。这枚邮票是由设计大师孙传哲根据著名画家蒋兆和（萧龙友的女婿）的原作精心设计的。

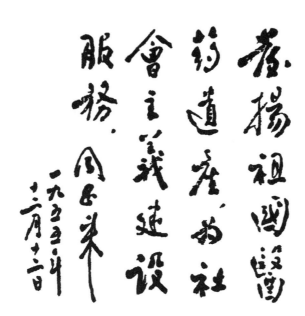

周恩来总理题字

毛泽东握着施今墨的手说："我青年时就熟知你的名字……"

建国后，党和国家领导人对老中医关怀备至。施今墨、孔伯华等医家都曾受到毛主席等领导人的亲切接见。在政协会议上，毛主席曾高兴地握着施今墨先生的手说："我青年时就熟知你的名字，你是南北驰名的名医，希望你对祖国医学事业多作贡献。"

周总理对老中医的关怀也留下了许多佳话。1952年，周总理与施今墨先生进行了一次长谈，就开办中医医院、中医学院和中医研究院等问题征求施先生的意见。周总理曾多次赞扬孔伯华先生，说："孔老不高谈空理，务求实干。"

为集中力量发展中医事业，周总理还亲自关心中医人才的遴选和调动。在周总理的关怀下，秦伯未、祝谌予、蒲辅周等卓有成就的医家相继奉调进京，并被委以重任。

领导者的高度重视，使中医事业得到了迅速发展。

采取多种途径扩大和提高中医队伍：培训中医骨干，建立中医院所，西医学习中医

在建国初期，为发展中医，尽快培养一支高水平的中医队伍乃是当务之急。当时，采取了多种途径来实现这一目标。

首先是对现有的中医队伍进行专业培训。在1953年前后，北京市成立了中医进修学校，由哈玉民任校长。参加进修的中医年龄大都在40岁以上，最年长者已近70岁。刘春圃、吴兆祥、陆石如等都曾在这个进修学校学习过。学校聘请各大医院的专家为中医们讲授医学基础等课程。这些中医大夫在旧社会历尽磨难，那时的政府从来没有关心过他们，更不会过问他们的专业培训。新政府刚刚成立，就给了他们进修提高的机会，不能不使中医医生们感激涕零。经过为期一年的进修学习，中医医生们不仅业务水平提高了，而且精神面貌也得到改观，许多年逾花甲的老中医都感觉自己年轻了。在上海，也举办了中医进修班，负责人是黄文东先生。

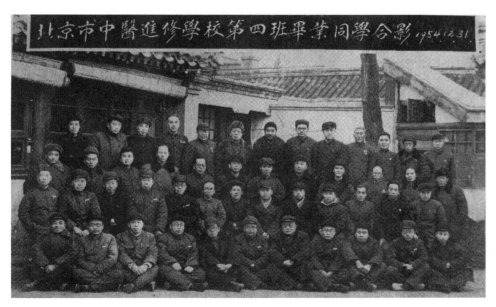

北京市中医进修学校学员合影

建立中医学院和中医研究院，是中医界人士的热望，也是政府颇为关注、重视的事情。1955 年 12 月 19 日，北京中医研究院隆重举行了成立典礼。周恩来总理题词："发扬祖国医药遗产，为社会主义建设服务。"

1956 年，北京、上海、成都、广州四所中医学院成立了。早年曾受到施今墨、丁甘仁、恽铁樵等宗师培养，新中国成立后又受到党和国家关怀的一代医林精英在组建中医学院中发挥了重要作用。祝谌予担任北京中医学院第一任教务长，秦伯未兼任北京中医学院教授和院务委员会常务委员。在上海，程门雪、黄文东、章巨膺等协力组建了上海中医学院。

除了建立中医学院和研究院外，政府还大力提倡中医带徒弟。1956 年 6 月，《人民日报》发表了题为"积极培养中医，壮大卫生工作队伍"的社论，提出要把组织中医带徒弟作为卫生部门的一项重要工作。由《人民日报》专门发表社论提倡中医带徒弟，可见党和政府对这件事是何等重视。

为尽快扩大和发展中医队伍，政府还采取了另一项重要举措，就是让西医学习中医。1955 年 7 月 13 日，北京市卫生局、北京市中医学会主办的为期一年的祖国医学讲座开讲，260 名西医参加了学习。祝谌予于 1956 年在周总理关怀下调入北京后，即在中医研究院主办了西医学习中医研讨班。章巨膺在上海中医学院也举办了中医研究班，招收有丰富临床经验的西医学习中医。这一举措确实颇有成效，西医学习中医造就了陈可冀院士等一批中医界的栋梁之材。

回顾中华人民共和国成立之初中医发展的历程，在那一段岁月里发生的令人难忘的事情，会使所有关心祖国医学事业的人们心潮澎湃，感慨万千。与 20 世纪上半叶中医备受歧视和摧残的境遇相比，中华人民共和国成立之初中医事业的发展历程，确实是祖国医学的一个姹紫嫣红的春天。

孤灯廿载　心肝呕尽
——医林巨匠张山雷的人生追求

　　浙江省兰溪县（今兰溪市），位于风景绮丽的富春江上游，是近代中医教育事业的发祥地之一。由张山雷先生任教务长的兰溪中医专门学校，与丁甘仁创办的上海中医专门学校及施今墨创办的华北国医学院齐名，也是近代中医教育颇有名气的学府。张山雷先生作为杰出的中医学家和教育家，在近代中医史上享有崇高的地位。

锲而不舍　投身中医教育

　　张山雷（1873—1934），原名张寿祥，字颐征，后改名寿颐，字山雷，出生在浙江嘉定一个普通商人家庭。

　　少年张山雷天资聪颖，勤奋好学，遍读经史及诸子百家，19岁时考取秀才。因为母亲患有风痹病，张山雷开始阅读医书，以便护理母亲。后来，他弃儒学医，潜心钻研历代中医经典，同时拜名医俞德琈、侯春林、黄醴泉等为师。

　　1904年，张山雷又拜师于名医朱阆仙先生门下。朱阆仙是五代相传的名医，精通各科，医名远扬。朱老先生对张山雷极为器重，将生平所积经验及家传秘方都毫无保留地传授给了他。得到朱先生的教海，张山雷的医术更为精深，学识更臻丰厚。1910年，张山雷开业行医于上海，求医者日众，医名渐盛。

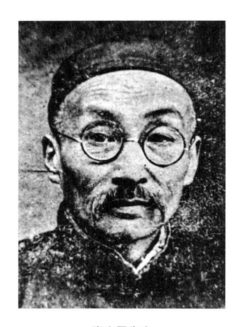

张山雷先生

1912年之后，北洋政府对中医实行"摧残扼杀"的政策，激起全国中医界的愤慨和反抗。张山雷身处中医面临危亡的紧要关头，决心以振兴中医教育来拯救中医。1914年，他协助恩师朱阆仙先生在嘉定创办了私立黄墙中医药学校，并担任教务主任之职。时年41岁的张山雷，将他兴办中医教育的理想和抱负都寄托于黄墙中医药学校。然而不幸的是，两年之后朱阆仙先生溘然辞世，学校停办，同仁们各奔东西。张山雷壮志未酬，黯然神伤，遂再次前往上海行医，等待着重新投身中医教育的机会。行医之余，他开始著书立说。

1918—1919年，张山雷又执教于上海神州中医学校。此时，他已完成了自己的学术力作《中风斠诠》，并将此书作为学校的教材。不久，上海神州中医学校因经费不足，被迫停办。

1919 年，兰溪县知事盛鸿焘倡议成立了兰溪中医专门学校，首任校长为诸葛少卿先生。学校建成了，却苦于师资难觅。1920 年，诸葛少卿专程到上海寻访名师。经神州医药总会介绍，诸葛先生见到了张山雷，他当即欣然应聘。张山雷在兰溪中医专门学校担任教务主任，任职 15 年之久，一直到他生命的最后一息。

到任后，张山雷遇到的第一个问题就是课程设置和教材编写。经与同仁磋商，确定以生理学、卫生学、脉理学、药物学、药剂学、诊断学等学科为经，以内、外、女、幼四科为纬，进行课程设置。教材编写工作则由张山雷独自承担。

张山雷夜以继日地编写教材，边写边教，不辞辛劳。多少个漫漫长夜，他在灯下伏案写作；翌日，他又登上讲坛，循循善诱地为学生授课。他讲的课生动活泼，能使听者心领神会。除渊博的学识之外，张山雷还以其胸怀旷达、平易近人的人品，受到本校师生和当地群众的敬重。

执教 15 年间，张山雷先后编写各种教材和论著 25 种共 66 册。为完成这一规模浩大的工作，他倾注了毕生的心血。这些著作不仅满足了兰溪中医专门学校的教学需要，而且成为具有珍贵学术价值的中医典籍。正是这些著作，使张山雷先生不仅作为一代名医和教育家，而且作为著作家名垂医史。

古为今用　评议百家医书

张山雷在编写教材时，首先注重文献资料的选取。他的治学思想是注重实用，认为："学医者本以疗治今人之疾病……读书尤以近今为切用。"本着这一古为今用的指导思想，他从众多的中医书籍中精选出了 108 种，作为编写教材和学生学习的资料，并区分为主用书、采用书、参考书三大类。张山雷编写的教材，有不少是采撷名家名论，附以编者评语而编成的。这些教材以古医籍为蓝本，融入编者的心得体会，内容生动活泼，很有特色。

张山雷认为，中医古籍在漫长的岁月中流传至今，难免存在散佚、脱漏、讹误等情况。因此，他虽然十分推崇古代医籍，但主张必须加以整理，达到取其精华、去其糟粕、推陈出新、古为今用的目的。他的著述中，有相当一部分是对于古代文献的整理研究。采用的方法，包括校勘、笺正、训释、评议等多种。张山雷整理研究过的古代中医文献，包括《内经》《难经》《神农本草经》《钱氏小儿药证直诀》等众多医籍。他在这一领域所做的卓有成效的工作，堪称是业绩辉煌，并产生了深远的影响。

张山雷执教兰溪15载，为中医教育和古代医籍的整理研究而耗尽了心血。1934年3月，他久病不愈，自知将不久于人世，遂自拟一挽联："一技半生，精诚所结，鬼神可通，果然奇悟别开，尽助前贤，补苴罅漏；孤灯廿载，意气徒豪，心肝呕尽，从此虚灵不泯，唯冀后起，完续残编。"其中"尽助前贤，补苴罅漏"概括了他在古医籍整理研究领域的理想和追求，"唯冀后起，完续残编"则表达了他对后来者的殷切希望。

1934年6月19日（农历五月初八），医林巨匠张山雷先生与世长辞。从1914年协助朱阆仙先生创办黄墙中医药学校起，他为中医教育整整奋斗了20年。"孤灯廿载，心肝呕尽"恰是他的奋斗史的缩影。

名垂医史　桃李遍布天下

张山雷先生作为一代名医，在临床医学方面有着卓越的建树。特别是对于中风病的研究，造诣颇深。他编纂的《中风证治八法》等著作产生了深远的影响。在当今的中医院校教材中，仍在运用他的中风治疗法则。

作为一位教育家，张山雷创建了不朽的业绩。他在世时，前来求学者遍及本省及相邻省份；乃至他去世后数年中，依然有人慕名而来。兰溪中医专门学校开办的19年间，共办学12期，培养学生600余人，遍布于江、浙、皖、赣、沪等省市。学生中有不少人后来成了中医院校和医院的骨干力量，其中包括浙江医院吴士元主任医师、南京中医药大学邱茂良教授（著名针灸专家）、浙江中医学院叶德铭教授、浙江中医学院邵宝仁教授等。

为继承和弘扬张山雷先生的学术思想和经验，浙江省中医药管理局受卫生部之托，组织有关单位对张山雷的著作进行了全面整理，编纂了270万字的《张山雷医集》，由人民卫生出版社出版。1995 年 9 月，浙江省中医药管理局等单位在兰溪隆重举办了张山雷学术思想研讨会暨《张山雷医集》首发式。

张山雷先生为中医事业作出了巨大贡献，他培养造就了诸多知名医家，给后人留下了丰厚的学术遗产。重温历史，人们不能不对这位苦苦奋斗的先行者卓著业绩深表叹服。

术精内外　望乎中西

——杰出的中医学家、中医教育家丁甘仁

在江苏省武进区，有个孟河镇。这座风光秀丽的江南小镇，因哺育了马培之、费伯雄、巢崇礼等多位中医大家而闻名于世。我国近代中医教育事业的伟大先驱者，著名中医学家丁甘仁先生就出生在孟河镇。

少年丁甘仁立志学医

丁甘仁出生的 1866 年，是太平天国起义失败的两年之后。丁家世代克勤克俭积累下的家业，在战乱中损失殆尽。丁甘仁 6 岁入私塾学习，10 岁时就写得一手好文章。但在 12 岁那年，家里已无力继续供他读书。父亲想让丁甘仁弃学经商。少年丁甘仁却另有志向，他向父亲提出了学医的请求。父亲欣然同意了。丁甘仁由此走上了拜师学医之路，先是求学于马绍成，又跟费伯雄的弟子丁松溪学习，后来又作了马培之的学生。

1884 年，18 岁的丁甘仁来到苏州，开始了他的行医生涯。在此期间，丁甘仁与名医叶天士、薛生白的温病派门人弟子相来往，在医道上大有进展。然而，他开业行医之初却并不顺利。在苏州得不到发展，丁甘仁便来到当时已是各国通商之埠的上海，经巢崇山推荐，到仁济善堂行医。在上海，丁甘

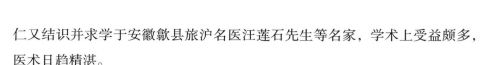

仁又结识并求学于安徽歙县旅沪名医汪莲石先生等名家，学术上受益颇多，医术日趋精湛。

医道大行　名振沪上

1896 年，上海流行"烂喉痧"，丁甘仁医治此症疗效甚好，因而医道大行，名振沪上。丁甘仁医术高超，治疗内外各科的疾病都有良效。不仅上海本地的人士争相请他诊病，连侨居上海的外国人也时常求治于他。因而，丁甘仁被誉为"术精内外，望孚中西"的医家。

事业上取得进展后，丁甘仁特别热心于公益慈善义举，对于救灾、修桥、养老、育婴等，都竭力予以资助。丁甘仁先生精湛的医术和对公益事业的热忱使他在上海乃至全国中医界享有盛望，他参加了中华医药联合会的发起组织工作，担任董事及医部副会长；后又担任了神州医药总会副会长、上海中医学会会长、江苏省中医联合会副会长等职。

创办之初的中医学校没有校舍，就在丁宅上课

在 20 世纪初的中国，中医正面临着"外见辱于西医，内见轻于政府"的危难局面。1912 年，袁世凯窃取辛亥革命成果，成立了北洋政府。北洋政府对中医极为轻视，同年 7 月召开的中华民国第一次教育会议，竟未将中医学列入学制体系。政府如此排挤中医，使中医界人士极为愤慨。丁甘仁多次发表演说，呼吁政府对中医和西医采取平等对待的态度，将中医学列入教育体系。然而，中医界这些合理的要求却被北洋政府断然拒绝。

丁甘仁深感中医要在逆境中求发展，唯有自强自立，振兴中医教育。经过数年筹备，丁甘仁与夏应堂、谢利恒等人于 1916 年创办了上海中医专门学校，并郑重地向世人发表了《创办上海中医专门学校丁甘仁宣言书》。

上海中医专门学校是在十分艰难的条件下创办的。开办之初，学校没有校舍，就在丁甘仁位于白克路（今凤阳路）人和里的住宅中开学上课。那时，这所丁宅还是丁甘仁诊所的所在地。为办学，丁先生已竭尽所能。丁先

生亲自担任学校总主任，为学校撰写了《药性辑要》《脉学辑要》等教材，还为校舍建设、资金筹措等而殚精竭虑。两年之后，由丁甘仁任院长的南、北广益中医院分别建成，上海中医专门学校也由丁宅迁至南广益中医院。1925年，丁甘仁又与夏应堂合作创办了上海女子中医专门学校。

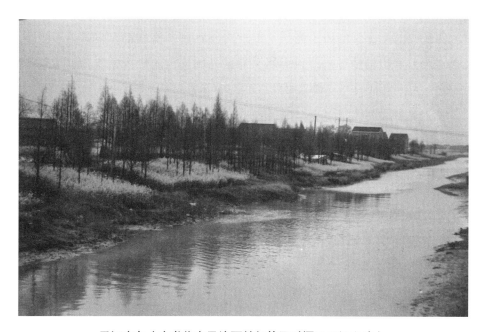

孟河春色（本书作者寻访丁甘仁故里时摄于孟河之滨）

丁甘仁呕心沥血，终于使上海中医专门学校成为中国近代中医教育最有名气的学府之一，许多中医名家，如程门雪、黄文东、秦伯未、章次公、王慎轩、张赞臣等，都出于丁甘仁门下，也是上海中医专门学校的早期学生。

1926 年，60 岁的丁甘仁又有了一个宏伟的构想。他准备用 10 年时间，从诊费中积攒出 3 万元基金，用于扩建上海中医专门学校。然而，丁先生未能来得及亲自实施他的计划。这一年夏天，丁甘仁先生因繁忙的诊务和其他事务的操劳，积劳成疾。8 月 6 日，一代名医与世长辞。上海各界人士、医校学生和门人弟子近千人为丁先生举行了隆重的追悼会。

博采众家之长，医术独具特色

丁甘仁先生以孟河诸医家的医道为根柢，博采众家之长，并结合江南水土气候和人群体质的特点，创立了独具特色的学术思想和治疗经验。在学术上，丁甘仁以整体观念为立论的根本，十分重视疾病的发生与季节更替、气候变化的关系。对外科的疮疡痈疽等病症，他很注意内外病因的联系，在局部用药的同时，进行整体调治。在辨证论治上，丁甘仁特别重视邪正关系的作用，认为虚实攻补的关键就在于洞察病证的邪正关系。他对于"烂喉痧"一病的论治，就是基于此而提出了独到的见解和有效的治疗方法。

在用药上，丁甘仁吸收了叶天士学派"药量轻灵"的特色，提出并实践了"处方和缓"的主张。纵观丁甘仁先生医案处方，无不以轻灵见长，所遣药物用量多为3~12克，除非病情需要，很少用峻猛之品。

丁甘仁先生身后留下了众多的学术著作。在他生前，发表了著名的《喉痧症治概要》。连载于《中医杂志》上的《丁甘仁医案》，在他去世后由其子丁仲英、孙丁济万整理充实，于1927年出版。以后出版的还有《诊方辑要》《丁甘仁用药一百一十三法》《思补山房膏方集》《丁甘仁晚年出诊病案》等。此外，《丁甘仁医案》还见诸于30年代出版的《苏州国医杂志》等刊物中。

中华人民共和国成立后，丁甘仁先生的医案被多次出版，产生广泛的影响。1960年，上海科学技术出版社将1927年版的《丁甘仁医案》校订后出版。1980年，江苏科学技术出版社也出版了《丁甘仁医案》。1982年，知名老中医邹鹤瑜先生将珍藏的《丁甘仁医案抄本》献出，上海科学技术出版社据此抄本于1989年出版了《丁甘仁医案续编》。2000年1月，上海中医药大学出版社出版了沈仲理主编的《丁甘仁临证医集》，全书70多万字，全面展现了丁甘仁先生在内、外、妇、儿、喉各科的临证经验和学术成就。最为珍贵的丁甘仁医案版本之一，是河北沧州地区"革命委员会"于1974年翻印的《丁甘仁医案》。"文革"的运动，也未能阻挡丁甘仁医疗经验的传播。

丁甘仁先生一生对于中医事业作出的贡献，为中医史册写下了浓墨重彩的一页。1934年国医印书馆出版《宋元明清名医类案》，丁甘仁生平事迹和医案被收录其中。1991年，中国中医药出版社出版的《现代中医各家学说》，也将丁甘仁的学说列为现代中医诸家之一。能够既作为清代名医又作为现代名医而名垂医史，这是身处清末民初而业绩卓著的丁甘仁先生应获的殊荣。

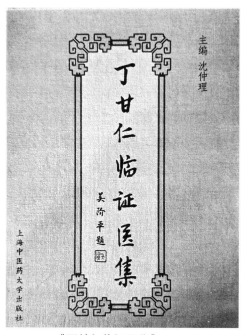

《丁甘仁临证医集》

很少"请谒"丁师的学生，丁师却总是惦记着他

作为一位杰出的医学家和教育家，丁甘仁先生不仅有卓越的学术造诣，而且有着高尚的品格风范。

丁甘仁每天都要诊治很多患者。他收的诊费并不高，只是因为求诊者众多，而丁先生的生活又很节俭，所以才有所节余。他将辛苦积攒下的诊费，慷慨地捐献给公益事业。孙中山先生曾授予丁甘仁"博施济众"匾牌。

丁甘仁在繁忙的诊务之外，还要悉心教导自己的学生。每天出诊回来已经很晚了，但他仍然要认真批改学生的作业。丁甘仁给学生布置的是医论作业，批改时要参阅很多医书。据学生回忆，丁先生"宵夜篝灯自予批改，评定甲乙，十余年如一日"。

许半龙是上海中医专门学校的学生，由于性格内向，平时很少主动和丁甘仁接近。他毕业后回到了家乡，不久就接到丁先生"驰书相招"，要他到广益医院应诊。许半龙想到自己在校时很少"请谒"丁师，而丁师却仍然惦念着他，深受感动。后来，许半龙撰著的《外科学大纲》将要出版，请丁甘仁审阅。丁师对书稿大为赞赏，还辞意深挚地写了序言。丁师的褒许再次感动了许半龙。第二年的夏天，许半龙请假短暂回乡，没想到当月丁师就去世了。许半龙在为《丁甘仁医案》作序时写道："予性疏懒，请谒之日常少。丁师乃不以为慢而优容之，又从而褒许之，今几日耳，深情厚貌，犹在目前，而丁师墓草宿矣。然则予之不能已于言者，盖不惟泰山梁木之悲，亦聊以存知己之感也。"学生对恩师的感情，跃然纸上。

孟河丁氏三代名医

丁甘仁之子丁仲英、孙丁济万，亦为知名医家。孟河丁氏三代皆为名医，在中医界被传为佳话。

丁甘仁之次子丁仲英，名元彦，生于1886年。他深得丁甘仁先生的薪传，继承了其学术思想和开创的事业。丁甘仁逝世之后，丁仲英担当起领导上海中医专门学校的重任，还负责主持南北广益中医医院的工作。丁仲英如他父亲一样热心于慈善事业。在广益中医医院里，收容了不少贫苦病人。丁仲英不仅要承担繁忙的诊务，而且要忙于四处募集捐款，以便救治这些贫苦病人。

丁仲英在上海中医界享有盛望。1928年12月，丁仲英与夏应堂、蔡济平等，联合神州医药总会、中华医药联合会、国医学会三大学术团体，组成了上海市中医协会，这是上海全市中医的职业团体，会员达2000余人。1929年，国民党中央卫生委员会提出废止中医药案。丁仲英与医界同仁一道，积极参与了请愿斗争，最终迫使国民党政府收回成命。

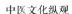

20世纪40年代末，丁仲英迁居香港，后移居美国。他在旧金山设立诊所，口碑载道，闻名遐迩。1978年12月15日，丁仲英病逝于旧金山，享年92岁。

丁甘仁的孙辈中，有多人成为医家。其中，丁济万业绩最丰。

丁济万，生于1904年，是丁甘仁之长子丁元钧的儿子，为丁甘仁长孙。因其父早亡，丁甘仁先生颇为怜爱长孙济万。

丁济万侍诊于丁甘仁先生身边，得到了祖父的耳提面命。他还受到丁甘仁一辈的名医谢利恒、曹颖甫等的熏陶，广采各家学说。未及而立之年的丁济万，已成沪上名医。

1927年，上海中医学会改组为国医学会，丁济万担任常务理事会主席。同年11月，丁济万创办了《卫生报》，自任主编，程门雪、朱振声等担任编辑。当时他们都是20多岁的青年，风华正茂。《卫生报》为周报，其办报宗旨是宣传中医知识、组织学术讨论、传布卫生之道。

1931年，27岁的丁济万继任了由上海中医专门学校改名的上海中医学院院长之职。在原教务长程门雪引退后，丁济万邀请黄文东担任教务长，直至1947年学校停办。在抗战期间，学校几度迁址，丁济万与黄文东等竭力维持，历尽艰辛。后来，货币屡屡贬值，使学校经费陷入困境。为使莘莘学子免于失学，丁济万以自己的诊费收入承担学校开支，表现出高尚的道德情操。

1963年，丁济万病逝于香港。

丁甘仁先生医传三世，蜚声海内外，为弘扬祖国医学作出了重要贡献。丁甘仁之曾孙丁景源，亦为旅美医家。丁甘仁先生创办的上海中医专门学校培养的大批毕业生，以及丁甘仁先生留下的丰厚学术著作，对祖国医学发展产生的影响就更为深远了。

恽铁樵与中西医汇通派

20 世纪 30 年代，在上海云南路会乐里三弄，住着一位外表严峻而内心充满慈爱的中医大夫——恽铁樵。这位恽铁樵先生是当时中医界的风云人物，为中西医汇通派后期的主要代表，在近现代中医发展史上占有重要位置。他的一生颇有传奇色彩，在从医之前曾享誉于文坛，还助鲁迅发表了第一篇小说。

中西医汇通派的缘起

从 19 世纪末到 20 世纪初，在中医界曾出现了几位勇敢而睿智的先觉者。他们对中医的命运和发展进行了认真的、历史性的思考，提出了"中西医汇通"的学术主张，并形成了中医学史上的中西医汇通派。

自 1840 年鸦片战争以后，西方医学大量传入中国，影响遍及国内各地，中西两种医学形成了相互对峙、竞争的局面。西方医学对传统中医学产生了极大的冲击，并使中医界发生了分化。持保守见解的中医界人士认为西医不适合中国的国情，完全拒绝西医。另一些受改良主义思想影响的医家则认为中西医学各有所长，认为中医在学术上应该吸收新的东西使自身得到发展，于是便开始探索沟通中西医学的渠道。

中医界对于西医学说的了解与接纳，最早可以追溯到明代。在明代，汪昂等人已接受了西医的"脑主记忆说"。而"中西医汇通"这一学术主张的提出，则是在19世纪与20世纪之交的年代。中西医汇通派的早期代表人物，有唐宗海、张锡纯、朱沛文等。

唐宗海是中西医汇通的首倡者，是最早明确提出中西医汇通学术主张的医家。他致力于以西医学说阐释中医经典，进行"医理互释"的研究，并提出了"中西医理一致"的见解，但其见解颇多牵强之处。张锡纯在理论上继承了唐宗海的见解，在临床上则尝试了中西药的并用，其研究不乏独到之处。到了20世纪20年代，中西医汇通派有了一位新的代表人物——恽铁樵。

恽铁樵：从文人到医家

恽铁樵（1878—1935），名树珏，江苏省武进县（今武进区）人。武进县历来是个名医辈出的地方，著名医家丁甘仁、马培之等都出生在这里。但恽铁樵最初的职业并不是医生，而是一位文人。恽铁樵幼年父母双亡，由族人收养，在贫寒中长大。他刻苦读书，16岁考中秀才，26岁又考入上海南洋公学，攻读外语和文学。以优异成绩毕业后，恽铁樵致力于翻译西方小说，不久就闻名于文坛，译著有《豆蔻花》《波痕荑因》等。时人称恽铁樵翻译的作品与著名文学家林纾的译著有异曲同工之妙。

1912年，恽铁樵应商务印书馆张菊生先生聘请，担任了《小说月报》主编。恽铁樵任主编后，对专写才子佳人的"鸳鸯蝴蝶派"一概予以摈弃，只选用雅洁高尚的作品。他常对人说："我之小说，实大说也。"恽铁樵以独具的慧眼，发表了鲁迅的第一篇小说。

1911年冬天，鲁迅在绍兴写下了他的第一篇小说——《怀旧》。《怀旧》以辛亥革命前夜的社会动荡为背景，揭示了中国各阶层人物在动荡年月中的微妙心理变化和性格特征，是一篇具有喜剧性的现实主义小说，显示了鲁迅的讽刺才能和观察社会的犀利眼光。小说写好后，鲁迅并没有急于发表，而是又经过了一年多的琢磨，才以笔名周逴投给《小说月报》。

恽铁樵将《怀旧》发表于《小说月报》第四卷第一号卷首，还特意加了评语，向读者推荐这篇小说及其作者。在评语中，恽铁樵对鲁迅的作品大加赞赏，说："曾见青年才解握管，便讲词章，卒致满纸饾饤，无有是处，极宜以此等文章药之。"恽铁樵对新人的热情态度给鲁迅留下了深刻的印象，时隔20多年后，鲁迅在1934年4月致杨霁云的信中还提及了此事。

是屡屡丧子的巨大悲痛，使恽铁樵选择了弃文从医。

在35岁之前，恽铁樵有3个儿子因罹患各种疾病而夭折。在那个年代，婴幼儿的死亡率是很高的。恽铁樵悲愤地将这些早夭的孩子叫作"长不大的孩子"。35岁那一年，恽铁樵愤然弃文学医。他立下誓言，要做一个能自救也能救人的医生。经过多年苦心研修，又求教于汪莲石等沪上名医，恽铁樵逐渐谙熟医道。他辞去了在《小说月报》的职务，于20世纪20年代初在上海开业行医，不久就闻名遐迩。

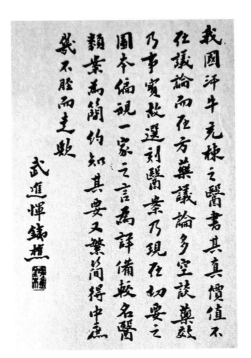

恽铁樵墨迹

恽铁樵为人谦虚爽直，乐善好施，光明磊落。对病人，无论贫富贵贱，他都一视同仁，细心治疗。对于贫苦的危重病人，他还免费给予治疗。恽铁樵也是一位中医教育家，门人弟子中知名者有顾雨时、庄时俊、徐衡之、章巨膺、陆渊雷、何公度等。他还办过中医函授学校，学生遍及全国各地。笔者的父亲吴兆祥曾参加过恽铁樵中医函授学校的学习。

恽铁樵在中医学领域著述颇丰，主要著作有《群经见智录》《伤寒论研究》《伤寒论辑义按》《保赤新书》等。作过文人的恽铁樵，医书也写得文笔流畅，文采四溢。特别是他的儿科专著《保赤新书》，字里行间蕴含着他对自己的孩子和别人的孩子的怜爱之情，读来宛若优美的散文。他在叙述自己学医的初衷时写道："我常常想，假使我能做一个医生，遇着人家小孩生病，假如他的病是我的儿女生过的，我都能救他，那我的儿女就不算白死了。"他还欣慰地告诉读者，因为他掌握了医道，他现在的小孩已健康地长大了。

1932 年，恽铁樵因忙于函授学校的工作，又要兼顾繁忙的诊务，以致劳累过度，身体不支。恽铁樵与章太炎先生友谊深厚，曾应邀到苏州章寓休养。返回上海后，他又继续行医、办学，不幸于 1935 年病逝，享年 58 岁。

恽铁樵改进了中西医汇通学说

做过翻译工作，有深厚的西文功底的恽铁樵，在中西医汇通方面作出了重要贡献，成为中西医汇通派后期最著名的代表人物。

恽铁樵在中西医汇通思想上的进步，在于他认识到中医与西医是"根本不同、方法不同"的两种学术体系，对中医与西医的关系作出了较为科学、客观的评价。在此基础上，他对中西医汇通学说进行了改进并试图使其科学化。恽铁樵较为客观地阐明了中西医学的不同特点，他指出，中医重视人体生理在整个大自然系统中随四时阴阳的运动变化，西医则在生理上注重解剖，在病理上重视局部病灶。恽铁樵提出，中西医之间的汇通应是互相取长补短。他在自己的医疗实践和著作中，尽力做到兼采中西医各家之长。他还主张在中医的发展中广泛吸收近代科学（如天文学、动植物学、物理学、心理学、胎生学等）的成就，用于研究自然和人体的生理、心理和病理。

在恽铁樵所处的年代，中医界正处于风雨飘摇之中。外来的西医西药冲击着中医，当时的政府也歧视中医，政府中甚至有人提出要取缔中医。在这样的形势下，中医界不得不为生存而战。汇通派医家举起中西医汇通的旗帜，就是为了谋求中医的生存和发展，抵制对于中医的歧视和攻击。在捍卫中医的斗争中，恽铁樵是一员勇敢的主将。对于攻击中医的言论，他都给予了坚决的批驳。他还大量吸收西医的新理论，将中西医汇通向前推进了一大步，并初步提出了以中医为主体的中西医结合思想。

中西医汇通派的学术主张在近代中医界中占有重要地位，曾一度代表了中医学发展的潮流。当时大部分著名中医学家都或多或少地受到了中西医汇通思想的影响，有些人还加入了中西医汇通的行列。著名中医学家、中医教育家施今墨先生，就是中西医汇通的积极倡导者。中西医汇通的思想，在施先生创办的华北国医学院的办学方针中得到了充分的体现。

尽管中西医汇通派的医家们为实现他们的学术主张作出了巨大的努力，这一学派的发展仍不可避免地受到历史条件的局限，并被打上时代的印记。19 世纪末至 20 世纪 40 年代，汇通派医家们呕心沥血苦苦追求的理想，并没能如愿以偿。

作为一位有着远见卓识的杰出医家，作为致力于沟通中西医学的先行者，恽铁樵为中医事业所作出的贡献，是不会被人们忘记的。

施今墨：南北驰名的医家

　　施今墨先生是北京四大名医之一，曾被毛泽东主席誉为南北驰名的医家。在半个多世纪的行医生涯中，他含辛茹苦，百折不挠，为中医事业的发展作出了杰出的贡献。缅怀施老先生的卓越业绩，当可激励起中医界后来者们为振兴中医而奋斗的信心和热忱。

献身中医　矢志不渝

　　施今墨（1881—1969），原名施毓黔，祖籍浙江萧山坎山镇。施家世代为官，其祖父曾任云南曲靖知府，外祖父当过山东巡抚。1881 年 3 月 28 日（农历 2 月 29 日），施先生在其祖父携家人赴云南上任的途中，出生于贵州，故取名毓黔。后来，施先生矢志行医，将名字中的"黔"字分开，改名为今墨。既是表达了他对墨子"兼爱"精神的景仰，要求自己以兼爱之心善待病人；也是立志在医术上精益求精，要达到当今医学墨绳的水准。

　　少年施今墨曾师从舅父李可亭（河南名医）学习中医。后来，他跟随在山西任职的父亲，于 1902 年进入山西大学堂读书。他在此期间接触到了民主革命思想的影响，并因参加学生运动而被校方开除。1903—1906 年，他就读于山西政法学堂，以优异成绩毕业后，进入北京京师政法学堂攻读法律。

在校学习之余，施今墨仍孜孜不倦地钻研中医。在北京，他经人介绍结识了黄兴，并加入同盟会，参加了推翻清政府的活动。1911 年，辛亥革命成功，施今墨作为山西代表到南京参加孙中山的就职典礼之后，以客卿身份留在陆军部，协助陆军总长黄兴制定陆军法典。1913 年，施今墨返回山西，一面行医，一面继续从事社会活动。1917 年，他应湖南督军谭延闿之邀，出任湖南教育厅长。

当时中国的状况，军阀连年混战，生灵涂炭，民不聊生。施先生曾以深切的忧国忧民之心，写下了诗作：

> 风雨良宵不解愁，车尘碌碌几时休。
> 山如时局不平起，水入川原就下流。
> 赋重年荒田野秽，人逃室毁犬鸡留。
> 烽烟天接迷阳地，何处人间有自由。

目睹了军阀的暴虐和官僚政治的腐败，施先生遂下决心弃政从医，以医术为民众减轻苦痛。20 世纪 20 年代初，施今墨先生在北京挂牌开业。这时，他的医名和医术已享誉南北四方。他曾应邀到西安为杨虎城将军治病，药到病除，一时传为佳话。何香凝、溥仪、李宗仁、郭德洁等名人，也都多次请施先生看过病。经施先生救治的普通百姓，就更是不计其数了。

施今墨先生跻身医林的时候，中医正在受到西医西药的冲击和统治当局的摧残压迫。1929 年 2 月，国民党中央卫生委员会提出了废止中医药案。施今墨等医家挺身而出，参与组织了与国民党政府的斗争。施先生在报纸上发表文章，呼吁各界人士支持中医界的斗争。他还参与组织了华北中医请愿团。

统治当局在强行取缔中医失败之后，采取的政策是想让中医自生自灭。施今墨先生深切地感到，要使中医得以生存和发展，只能靠自强自立，振兴中医教育，提高中医学术水平。施先生指出："中医之生命，不在外人，不在官府，而在学术也。学术之成否，当然在乎学校。"

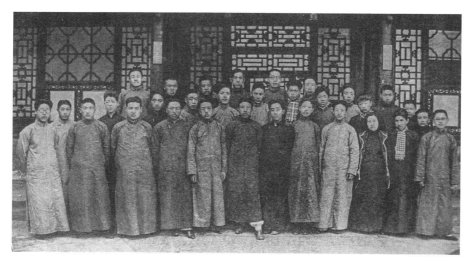

华北国医学院第一届学员合影

1932 年春，施今墨先生创办了华北国医学院，并亲自担任院长。施先生耗尽了自己的积蓄，用于购置校舍和教学设备，礼聘教师，编写印制教材。在施先生对中医教育的至诚精神的影响下，著名中医周介人、赵炳南、方伯屏等，以及西医专家姜泗长等，都曾在该校任教。这所新型的中医高等学府，汲取了西医学院式教育之长，培养出数百名毕业生，为风雨飘摇中的中医界注入了活力，也为近代中医高等教育的发展作出了重要的贡献。

除了在北京创办华北国医学院之外，施今墨先生还于 1941 年担任上海复兴中医专科学校董事长，并在北京、上海、山西、察哈尔等地协助开办中医院校、讲习所及研究班等，足迹和影响遍及大江南北、长城内外。

为提高中医的学术水平，施今墨先生还创办了中医杂志。1935 年 12 月，施先生创办了《文医半月刊》。1947 年 7 月，又创办了《医药研究月刊》。但由于统治当局对中医的歧视和压制政策，施先生主办的这两份刊物都没能持续很长时间。

中华人民共和国成立后，中医的地位发生了翻天覆地的变化。中医在遭受了长期的歧视和压制之后，终于获得了堂堂正正的地位，作为国之瑰宝而

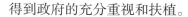
得到政府的充分重视和扶植。

老中医们受到党和政府无微不至的关怀。施今墨先生担任了第二、三、四届全国政协委员，中华医学会副会长，中医研究院学术委员会副主任，北京医院中医顾问等职务，还曾多次受到毛主席等党和国家领导人的接见。

1952年，周总理与施今墨先生进行了一次长谈，就开办中医医院、中医学院和中医研究院等问题征求施先生的意见。为筹建中医学院、中医研究院，周总理亲自过问中医人才的遴选和调动，祝谌予（施今墨的弟子，也是施先生的女婿）等卓有成就的医家相继奉调进京，并被委以重任。周总理还非常关心老中医的生活。1964年，周总理出国访问，特意嘱咐邓颖超同志到施今墨先生家中看望。周总理还很关心施今墨先生医案的整理出版工作。

党和国家领导人的关怀使老中医们深受鼓舞。为振兴中医，施今墨先生多次上书国务院、卫生部，提出了《关于中医科学化建议》《成立中国医学学典编纂处建议》，发表了《重视祖国医学理论的研究》等文章。

正当施今墨等老一辈医家为中医的复兴而竭尽全力的时候，"文化大革命"开始了。施今墨先生被诬为"反动权威"，被抄家、批斗。周总理闻讯后，派人前来了解情况，对施先生进行了保护。后来，施先生被扣发了工资，又患病在床，生活实在难以维持，他的女儿给周总理拍了电报。邓颖超同志立即亲自过问，使施先生拿到了部分工资，解除了饥寒之危。

1969年春，施先生自知将不久于人世，遂口述几千字的改革中医建议书，呈送毛主席、周总理。他还艰难地从床上坐起来，用颤抖的手写下了"大恩不言报，大德不可忘。取信两君子，生死有余光"的诗句，嘱咐家人在他去世后献给周总理和邓颖超同志。同年8月，施先生病危，周总理曾派人到医院看望。1969年8月22日，一代名医施今墨先生溘然辞世，享年88岁。

1971年，施今墨先生的骨灰被安放在八宝山革命烈士公墓。1981年，中华全国中医学会等隆重召开了施今墨先生诞辰百年纪念会，对施先生的生平业绩作出了高度的评价。

2001年，在施今墨先生诞辰120周年之际，施先生故乡萧山政协出版了

《施今墨史料专辑》，全面汇集了施先生生平和业绩。

学术成就　永镌医史

施今墨先生是中西医结合（早年为中西医汇通）的积极倡导者。早在 20 世纪 30 年代，施先生就明确指出："吾以为中医之改进方法，舍借用西学之生理、病理以相互佐证，实无别途。"施先生的中西医汇通学术思想，还在华北国医学院的办学方针中得到了充分的体现。1990 年出版的《中华民国文化史》一书，将施今墨先生与周雪樵、张山雷、秦伯未等并称为中西医汇通派的著名医家。

施先生对中医经典著作和金、元、明、清各家学说都有深刻的研究，尤其擅用《伤寒论》《金匮要略》诸方，临证灵活运用，往往收到奇效。施先生反对把中医分为"温补派""寒凉派"等门派，主张融汇各家之长以提高疗效。

施先生一生，对呼吸系统、心血管系统、消化系统疾病，以及妇科疾病、糖尿病的治疗都有很高造诣，对老年病也很有研究。施先生还在自己丰富的临床经验和对古人用药经验的研究基础上，总结出用药配伍及按比例用药的方法。他在处方时，常常双药并书，寓意两药之配伍应用，这就是在中医界享有盛誉的"施今墨对药"。这些"对药"配合巧妙，丰富多彩，疗效良好。

施先生是一位杰出的革新者。早在 1924 年，他就兴办合剂药房，采用浸膏、酊剂等方法研制新药，极有远见地进行了中药的剂型改革。

在理论上，施先生也有独到的见解。他认为，气、血为人身之物质基础，实属重要。因此，提出在辨证时以阴阳为总纲，表、里、虚、实、寒、热、气、血为辨证之八纲。这是施先生对祖国医学基本理论的新发展。

施先生留下了珍贵的学术著作和丰厚的学术遗产。1940 年，《祝选施今墨医案》一书出版。1982 年 12 月，由祝谌予等整理的《施今墨临床经验集》在历尽"文革"磨难之后，终于付梓出版。这本《施今墨临床经验集》问世后颇受读者喜爱，到 1995 年已重印了 5 次。施先生的再传弟子吕景山还整理出版了《施今墨对药》一书，使施先生关于"对药"的宝贵临床经验更广泛地传播开来。

品格风范 长驻人间

施今墨先生作为一代名医，不仅医术高超，而且医德高尚。他对待病人，无论贫富贵贱，职位高低，都一视同仁。遇有贫苦病人，他还免费应诊或赠药。

施先生每天看百余病人，晚上躺在床上，还要把当天应诊的情况回忆一遍，如发现有不妥之处，必派人找到病家纠正。如有心得体会，则马上开灯坐起，记录在本子上。经常是不到凌晨一二点不能入睡。施先生在 84 岁高龄时曾就自己的失眠而赋诗一首：

> 人因不睡苦事添，我自欣然愿失眠。
>
> 昼夜无分寻乐事，余生岁月倍流年。

施先生认为自己因失眠而"一日得两日之用"。从诗中可以看到先生珍惜时间的精神和乐观的人生态度。

施先生主张同道间互相借鉴，从不贬低他人。他指出："文人相轻，医者相毁，既损人名誉，又无补于社会，宜除之。"遇有病人慕名而至，而其病非施先生之所长时，先生便据实告之，并介绍病人到某地找某医生医治。

施先生为人谦逊，虚怀若谷。1962 年，施先生在整理自己的临床经验准备出书时，曾写过一篇随笔，其中写道："……然则今日所写之经验总结，后世需要或不需要大成问题。以我卜之，殊无著书传统之必然性可以断定。但我们医务工作者始终应以服务病人为职志，不问将来用得着与用不着，只问肯不肯把一己所学所知全盘托献，留待后世公开批判也……"先生的谦逊品格、对人民对历史负责的态度和无私奉献的精神，都跃然纸上。

施先生生活简朴，不讲吃穿，崇尚节约。家里用完的一根小绳他也要捡起来，放在椅垫底下。家人要用绳时，都知道到椅垫底下找。

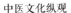

我们中医古今来传统的学说文献，有精
华，如有糟粕，且远不足以适应时代所需，
生疾病之需要，用於临床，便见分晓，要
医案浩若其众，要应加以批判与深讨，古
糟粕取精华，更当补进现代学说，
材料编成中院医籍，俾西中西医院改进，
广泛为实事求是之工作，此吾特令我
政府所院各贯彻之市医政策也
一九六三年元旦今墨试笔述旧

施今墨墨迹

施先生一生注重学习。他曾通读二十四史，奠定了深厚的文化根底。他一生都保持着剪报的习惯，在报纸杂志上看到有关医学的信息，就剪下来。他还很注意搜集民间偏方。早年在山城重庆，施先生乘滑竿外出，见轿工口含一物，爬山越岭而并不气促。先生询问，知所含为蛤蚧尾。后来，先生把蛤蚧尾用于治肾虚之喘，颇得奇效。

到了晚年，施先生躺在床上时，时常用手指在被子上画。先生的小儿子施小墨感到奇怪，施先生告诉儿子："现在上了年纪，记忆力不好。我在写冷僻的字，写不常用的药名。"

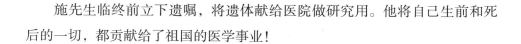

施先生临终前立下遗嘱，将遗体献给医院做研究用。他将自己生前和死后的一切，都贡献给了祖国的医学事业！

学生弟子　传承伟业

施今墨先生创办的华北国医学院为中医界培养出人才数百名，该院的毕业生大多数成了名医、专家、教授。

哈荔田是华北国医学院第一届毕业生，20世纪30年代末行医于天津，并任教于天津国医训练班。1955年，任天津市卫生局副局长，先后筹办天津中医学校、天津中医学院。身兼多职的哈荔田从未脱离临床和科研，他擅长内科，尤精于妇科，在国内中医界享有盛望，国外求医者也不乏其人。著有《哈荔田妇科医案医话》，主编了《扶正固本与临床》一书。

索延昌为华北国医学院第三届毕业生，行医60余年，医术精湛，乐于助人，被誉为京城名医六君子之一。他擅长内科，为中医胃肠病专家，著有《新脾胃论》《虚证论》《京城国医谱》等著作，曾任中国中医药研究促进会常务理事、施今墨学术研究中心常务理事。

赵松泉是华北国医学院第一届毕业生，为妇科知名专家，曾任北京妇产医院妇科主任，北京市中医学会妇科委员会主任，1994年获世界传统医学大会优秀成果奖。

施先生的学生弟子中成为知名医家的还有翟济生、李鼎铭、李德衔、秦厚生等许多人。

施先生的长女施越华、女婿祝谌予、小女儿施如瑜、小儿子施小墨等，都曾受施先生的教诲，并经过自己的刻苦钻研，而成为知名医家。

祝谌予于1956年在周总理关怀下调入北京后，在中医研究院主办了西医学习中医研讨班。他还担任了北京中医学院第一任教务长。

1989年，施小墨主持成立了施小墨诊所，由施今墨老先生的学生弟子、著名中医专家应诊。慕名前来就诊的人很多。其中有不少人是曾由施今墨老先生看好病的患者的后代。

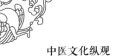

施今墨老先生逝世已经 50 多年了，他的医疗经验依然在为大众造福，他的品格风范依然留驻在人间。

人们将永远怀念施今墨先生。

施今墨创办的华北国医学院

在北京西城大麻线胡同，有一座幽静的院落。20 世纪 30 年代初，施今墨先生在这里创办了华北国医学院。施先生创办的这所新型的中医高等学府，汲取了西医学院式教育之长，改变了中医"师承家传"的传统带徒形式，为近代中医高等教育的发展作出了重要贡献。

1931 年，当时担任中央国医馆副馆长的施今墨先生，与医界著名人士一起，首先组建了北平国医学院。1932 年春，又同魏建宏、刘肇甄等人一道，另建了华北国医学院，施今墨先生任院长，魏建宏任教务长。担任教授的有杨伯澄、朱壶山、施光致、陆湘生、刘砥中、张瑞祺等先生。著名中医学家周介人、赵炳南、方伯屏等，以及西医专家姜泗长等，也曾在该校任教。

当时，中医正处于生死存亡的危难关头。外来的西医西药不断冲击着中医，而当时的政府又不重视中医，使中医成了可有可无的附庸。施今墨先生深切地感到，要使中医得以生存和发展，唯有振兴中医教育，提高中医的学术水平。

华北国医学院创立时的宗旨，是学习借鉴现代科学方法，研究整理中医遗产，发展国医教育，培养专门人才。学院开设的课程，有伤寒、金匮、内科、妇科、儿科、外科、药物学、处方学、医学史、西医学、解剖学、病理学、法医学、眼科及耳鼻喉科等。从课程设置上，可以看出以中为主，中西结合的办学方针。施先生主张以西医之长补中医之短，提出汲取西医科学化的病理分析和诊断方法之长，与中医在中药和处方方面的丰富经验相结合。他还提出对中药的化学成分和药理作用进行深入研究，以求全方位了解中药的药性。施先生在当时提出并实践的这些主张，极富科学性和预见性。

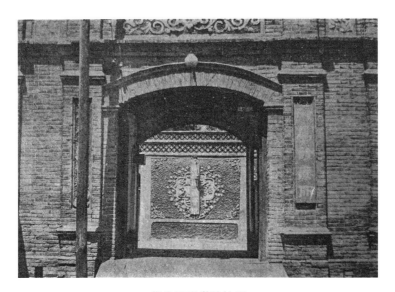

华北国医学院校门

在教学中，施先生特别注重与实际相结合。学院附设诊所，施先生亲自应诊，并现场为学生讲解。施先生不仅向学生传授医学的真知灼见，而且对学生进行爱国主义教育，使学生感悟到"救中医救中国"的道理。

我的父亲吴兆祥是华北国医学院的第二届学员。华北国医学院学制为4年，学生来自全国各地。由于地理位置的原因，河北籍的学生较多。第一届学员是由北平国医学院转入的，共20余人。我父亲所在的第二届学员于1932年入学，入学时共有学生30余人，其中女生6名。当时，华北地区战乱不断，农村也连年饥荒，使一些学生被迫退学。1936年毕业时，只剩下26人，其中女生只有1人。

在这样艰难的境况下，华北国医学院仍然坚持办学。学员由最初的20余人，到我父亲毕业时已发展为 4 个年级共 200 余人。最初建院时的 1 间教室已增加到 4 间。办学所需的经费，除收取少量学费外，不足部分均由施先生补助。

华北国医学院从 1932 年建院，历时 17 年，共招生 16 班，入学人数 636 人，毕业人数 347 人。该院的毕业生大多数成了名医、专家、教授。施今墨先生创立的华北国医学院，对中医的发展产生的影响是深远的。

萧龙友：济世育人不息翁

萧龙友是北京四大名医之一，20 世纪 30 年代就已在中医界闻名遐迩。中华人民共和国成立后，萧先生曾任中国科学院生物地学学部委员等职务。他是最早担任学部委员的中医学家。

萧龙友，名方骏，字龙友，1870 年 2 月 13 日出生于四川省雅安县。萧氏五代定居四川，诗书传家，学问渊博。萧龙友自幼熟读经史、诗赋，兼习书法。1890 年赴成都，入尊经书院词章科学习。1897 年，萧龙友 27 岁时中丁酉科拔贡，不久即入京担任八旗官学教习之职。1900 年，他离京去山东，曾任淄川、枣阳知县，后又在济南高等学校任职。辛亥革命之后，萧龙友于 1914 年再次奉调进京，历任财政、农商两部秘书、财政部经济调查局参事等职。到 1928 年，萧龙友深感于数十年宦海浮沉，无济国事，遂生隐退医林之念，不久即弃官行医，结束了自己的仕途生涯。这一抉择，使他以医名流芳于世。

萧龙友先生成为一代名医，完全靠自学成才。幼年时的萧龙友就对医药很感兴趣，族中有人开了一家中药铺，他有空时常去识药，对每味药的性味、功能等，都一一向店员请教。他还很喜欢阅读家中所藏的中医书籍。萧龙友的母亲体弱多病，屡治不愈，这也促使萧龙友自幼就留心于医药，他深受《儒门事亲》一书思想的影响，曾暗下决心一定要治好母亲的病。在尊经书院学习期间，他也抽空阅读中医书籍，每有心得即做笔记，日久后竟"积稿盈尺"。萧龙友深厚的文学和史学修养为他自学中医创造了颇为有利的条件。一位著名学者曾说过："中医是载道之文，只有学好文学，才能学好医学。"这一论点在萧龙友自学中医的成功上得到了极好的印证。

萧龙友学习了中医知识后，每遇实践应用的机会，都不肯放过。1892年，川中流行霍乱大疫，省会成都每日死人无数，街头巷尾一片凄凉。许多行医者惧怕感染，潜居不出。萧龙友冒着生命危险，陪同当地一位医生携带中草药沿街巡视，见到病人就进行治疗，从死亡线上拯救了许许多多的患者。进入仕途后，萧龙友仍然继续研修医学，并在公务之余以医济世，免费为患者看病，收效良好，还取得了医师资格。这时他虽是业余行医，求诊者已接踵而来。

1928年，萧龙友弃官行医，在北京西城兵马司胡同建了一寓所，开始了正式的医生生涯。此时，萧先生已是年近花甲之人。能在花甲之年拓展新的事业，可见萧先生的意志是何等坚强。

萧龙友先生医术精湛，擅长内科、妇科，治疗小儿疾病也有良效。萧先生临证讲求四诊合参，而最重问诊。在临证之时，他总是全神贯注，倾听患者主诉，从不分心。在问诊时，他又非常仔细，不仅详细询问病人的主证、兼证，局部变化和全身情况，还要了解病人的性情禀赋、习惯嗜好、籍贯所在等，以便分析病情，再结合望、闻、切诊，进而作出准确的诊断。

萧龙友在处方用药中亦颇有独到之处，显示出名医大家的风范。譬如，他常常用扶正固本的党参或沙参，此乃治本之举。临床上有不少医家主张在治疗的后期用补，因早用补药往往有壅滞、滋腻之弊。而萧先生根据患者的具体情况，早期使用沙参或党参，却并无壅滞之害。原因就在于萧先生处方用药配对有道，多配伍以行气化滞之味，补其正虚之本而不碍其邪实之标。如此扶正固本，可同时收祛邪之效。

大著之理论方法仲阳後出乳者足真有功於人

道之作習醫者皆宜奉為圭臬共同研究以期有補於

世龍友向来健實不過中氣常虚不能多劳一則火

生而易萎病近用為人民代表開會劳忙又感暑郁

致心氣更虚困身倦怠不能作文字憋愧莫状無

己謹即以此亞作為序言此何

昔公元一九五五年八月八日不息翁蕭龍友謹後年八

十六立於京

萧龙友墨迹

萧先生不仅医术精湛，而且医德高尚。诊病时，他心诚意正，聚精会神，一丝不苟。对自己的医术，他实事求是，从不自吹自擂。对贫苦的病人，他不收诊费，甚至解囊相助。

萧先生在中医界享有盛名，20 世纪 30 年代曾任北平市中医考试委员会委员等职。1934 年举行的第一次中医考核，主考官就是施今墨、萧龙友、孔伯华、汪逢春。有人认为，北京四大名医之称即起源于此。萧先生虽德高望重，但为人非常谦虚，尊重医界同道。他与孔伯华先生最为志同道合，二老经常推心置腹，交换学术见解。二老都是闻名遐迩的医家，在临床上各有特点、各有专长，但为了治病救人，他们还常在一起合诊。这样的品格风范，很值得后人学习。

萧先生对中医教育事业也非常重视，培养出了赵树屏、白啸山等高徒。他还于 1930 年与孔伯华先生共同创办了北京国医学院。在学院困难时期，萧先生竭尽全力倾囊维持。他还和孔先生在学院开设门诊，以诊费补贴办学经费。该学院开办 10 余年间，毕业学员数百人，对当时处于逆境中的中医事业起了挽救和发展作用。

解放前，萧先生为表达退隐医林的意愿，将他的医寓命名为"息园"，自己则别号"息翁"。新中国成立后，党和政府大力发展中医事业，对老中医关怀备至，使萧先生深受感动，精神振奋，他又将自己的别号改为了"不息翁"。此时萧先生已 80 高龄，他除了忙于医务外，还积极参加社会活动，解放初，任北京市人民代表，1950 年任北京市中医师考试委员会委员，1951 年被政务院聘为中央文史馆馆员。1954 年起，历任第一、二届全国人民代表大会代表，中医研究院顾问、名誉院长，中华医学会副会长，中国科学院生物地学学部委员等职。

耄耋之年的萧龙友先生，仍然念念不忘发展中医教育事业。在 1954 年第一届全国人民代表大会第一次会议上，他提案建立中医学院，后被政府采纳。1956 年，首批成立了北京、上海、成都、广州 4 所中医学院。萧先生得知此消息后，激动万分，奋笔写下《中医学院成立感言》一文，发表于 1956

年6月8日《健康报》。

在《中医学院成立感言》一文中，萧先生还颇有远见地提出了中医各派别要消除门户之见和中医要走向世界的主张。他在文中指出："……以往中医传授门户之见较重，且多故步自封，所以近百年来进步较缓。现在中医学院的教学，必须打破门户之见，急起直追，赶上世界先进医学的水平，加强理论联系实际，进一步发扬中医学，以供世界同用，而成为世界的新医学。"

萧先生精通文史，在中医理论方面颇有建树。他在《整理中国医药学意见书》中，对医道与医术的关系提出过精辟见解；在为其门生赵树屏所著《医学史纲要》而作的序言中，则深刻论述了医学与史学的关系。

萧先生博学多才，能诗能文，能写能画，尤以书法为擅长。他的女儿萧琼就是自幼随父学习而成为颇负盛名的书法家。在萧老80岁寿辰那一天，女婿蒋兆和先生为他画像，女儿萧琼补松，他自己题字，漂亮的小字，令人赞叹不已。

1960年10月20日，一代名医萧龙友先生在北京与世长辞，享年90岁。如果从1892年萧龙友冒着生命危险在成都街头拯救病人的时候算起，他在救死扶伤的神圣战线上奋斗了近70年。

琼岛春荫　汪逢春师生情深

汪逢春先生是北京四大名医之一，与施今墨、孔伯华、萧龙友齐名。但关于汪逢春先生生平业绩的文献记载却较少。笔者根据有关文献资料及收集到汪逢春先生的事迹写成此文，愿能使读者对这位济世名医和杏林宗师有一概略的了解。

吴中学医　京都悬壶

汪逢春先生（1884—1949），名朝甲，号凤椿，出生于江苏的名门望族。自古吴中多名医。汪逢春幼年求学于吴中名医艾步蟾老先生门下，他学习十分刻苦，"精究医学，焚膏继晷，三更不辍"。学业完成之后，汪逢春又博览群书，虚怀深求，成为"儒而医"的博学之士。

那时，江南医家在学成之后，往往要到北京、上海这样的政治、文化、经济中心谋求发展。汪逢春也选择了北上的行医道路。20多岁的汪逢春告别江南故土，来到京城。

汪逢春在北京开业行医，历经近40载。他以精深的医术和高尚的医德，在北京中医界享有盛望，被誉为京城四大名医之一。他还举办医学讲习会、中药讲习所，培养了不少中医药人才。

汪先生一直过着简朴淡泊的生活。他认为，行医者应该树立求实精神，不可追求虚饰。他还把自己的书斋命名为"泊庐"，以此来表达淡泊宁志、不求闻达利禄的情操。汪先生的医案集，亦名为《泊庐医案》。

妙手回春　普济苍生

汪逢春先生医术高超，对于内科时令病、肠胃病、湿温病，以及妇科诸证尤为擅长。他诊疾论病时，讲求"法于古而不泥于古"，既循规于前人的医理，又注重气候水土变化和病人的体质特点。一些"奇变百出"的疑难病症，经其他医生诊治无效的，汪先生也能临之自若，妙手回春。他在治病救人的过程中，还表现出对病人极端负责任的高尚医风医德。

有一位5岁男孩，全身浮肿，腹部胀大，咳嗽气促，呼吸时痰声如锯。这男孩病在肺、脾、胃三经，并将危及心肾。汪先生在20多天的时间里为这男孩施以17诊，先肃降化痰，舒其肺气；继而通其二便，消其浮肿；再经运脾化湿和胃，终于使患儿转危为安。

汪先生擅治妇科诸证。其中，对于怀孕下痢的治疗，是汪先生医术之一绝。怀孕下痢自古是难治之症，其难点不在于下痢难治，而在于胎儿易堕。汪先生采用疏调和中之法，既治痢又安胎，收两全其美之功效。有一位25岁的女士，怀孕六个月，胎动不安，下痢色赤，证属风寒湿热侵犯肠胃。汪先生以佛手花、木香、厚朴花各3克，配合苏梗、白术等，理气化滞而不妨碍胎气，反因气机得畅而获安胎之效。患者服药三副后，下痢止而胎动安。先生真可谓回春妙手。由此案例，可窥见汪先生医术之一斑。

琼岛春荫　师生情深

汪逢春先生既是一位济世名医，也是一位中医教育家，为培养中医人才作出了重要贡献。在他创办的国医职业分会、医学讲习会、中药讲习所里，汇聚了当时京城中医界的众多青年精英。

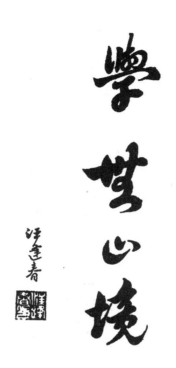

汪逢春墨迹

　　我的父亲吴兆祥自施今墨先生所办的华北国医学院毕业后不久，就参加了汪先生的医学讲习会，成为讲习会的第一班学员。同为第一班学员的有赵绍琴、谢子衡、李鼎铭、刘琪、刘鸿诂、张百塘、于傅岩、秦厚生、岳中谦、冯仰曾、吴拱贤、孙云生等人。其中，李鼎铭、岳中谦等也是自华北国医学院毕业后，参加的医学讲习会。拜多位名家为师，博采众家之长，是当时中医界的风尚。赵绍琴先生也曾先后受业于瞿文楼、韩一斋、汪逢春三位名师。

　　汪逢春先生定期对学生进行指导。他曾在荀慧生先生的住宅中为学生讲课，每周一、三、五上课，讲《金匮要略》《温病条辨》等经典著作，还指导学生讨论病例。听课的学生有20多人。

　　汪先生不仅向学生传授他精深的医术，而且与学生们建立了深厚的师生之谊。时逢假日，汪先生常携弟子一同登上北海琼岛。在琼岛上的揽翠轩中，汪先生一边与弟子们举杯共酌，欢言畅语，一边为他们阐释医理的真谛。有时，先生还与弟子共乘一舟，荡漾于太液池的碧波之上。师生同游的快乐，春风化雨般的教诲，给学生们留下的是永不磨灭的印象。我父亲吴兆祥晚年时，仍时时回忆起自己的老师汪逢春先生。父亲在整理一位妊娠恶阻患者的医案时情不自禁地写道："这种妊娠恶阻病，我们先师汪逢春在世时，是药到病除……"

汪逢春先生的弟子中，有不少人后来成了知名医家。其中，赵绍琴（1918—2001）为当代名医，北京中医学院教授，北京市政协委员，著有《温病纵横》《温病浅谈》《赵绍琴临床 400 法》《文魁脉学》等书。李鼎铭、秦厚生等为知名老中医，其医案被收入 1980 年出版的《北京市老中医经验选编》等书中。

汪逢春先生辞世已经 70 多年了。汪逢春先生为中医事业作出了杰出贡献，他的道德风范依然熠熠生辉，永驻人间。

秦伯未：辉煌与悲怆

秦伯未先生是当代最杰出的中医学家之一。他在中医理论、临床与中医教育方面作出卓越贡献，特别是他对《内经》的阐释与研究，为现代中医学树立了一座不朽的丰碑。然而，秦先生这样一位中医名家却在"文革"中惨遭迫害，以致含冤去世。他的死，乃是中医界的巨大不幸。

18 岁成为丁甘仁门生，26 岁创办中国医学院

秦伯未，名之济，号谦斋，1901 年 3 月 21 日出生于上海陈行镇。秦家为当地望族，秦伯未的祖父秦乃歌是前清贡生，精于医术，在文学方面也颇有造诣。父亲也精通儒学。在家庭的熏陶下，幼年的秦伯未就熟读经史，对医学和文学也产生了浓厚的兴趣。

1919 年，年方 18 岁的秦伯未考入了丁甘仁创办的上海中医专门学校，为该校第三届学员。秦伯未天资聪颖，一篇文章读过几遍后就能背诵，且有深厚的文史基础，又勤奋好学，学习成绩颇为优异，深得丁甘仁等师长的赞誉。后来，他以第一名的成绩毕业于上海中医专门学校。毕业后，他一面在母校任教，一面在上海同仁辅元堂应诊。

在当时的中国，中医中药受到统治当局的排斥和打击，祖国医学正处

于生死存亡的危难关头。丁甘仁等医家不仅向秦伯未一辈青年学子传授了医术，而且唤起了他们振兴祖国医学的热忱。1926年，丁甘仁不幸病逝。秦伯未在悲痛之余，立下了将一生奉献给中医事业的志向。

1927年，秦伯未与王一仁、严苍山、许半龙、章次公等人，在上海创办了中国医学院。秦伯未先后担任中国医学院的教务长、院长、名誉院长、教授等职，为办学呕尽了心血。他为学校编写了药物学、生理学、诊断学、内科学、妇科学、幼科学等讲义，全套8册，达30余万字。秦伯未还亲自教授内经和内科，他讲课深入浅出，旁征博引，颇得学生的爱戴。秦先生对学生要求很严，标准很高，他常以韩愈所说的"师不必贤于弟子，弟子不必不如师"教导学生，勉励学生们青出于蓝而胜于蓝。

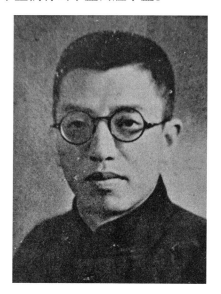

秦伯未先生

秦先生还向学生们传输爱国爱民的思想，他要学生们"为本身谋发展，为学术谋进步，为国家谋胜利"。他谆谆教导学生"不忘自身之我为中国之人，更不忘我所治之人亦为中国之人。内经辄谓'治病必求于本'者，此尤本中之本也"。

1938年，秦先生在上海连云路创办了中医疗养院，又在沪西设立了分院。该院有病床 100 多张，设有内、外、妇、幼、骨伤等科。这所中医疗养院为中国医学院的学生们提供了临床实践的实习基地。秦先生倾力办学，真可谓用心良苦。

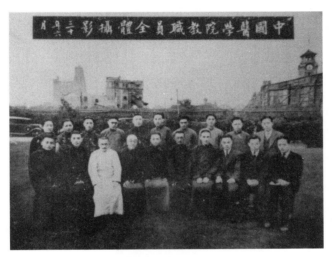

中国医学院教职员合影

上海中国医学院前后开办 20 多年，共培养毕业生 900 余名，为全国各地中医界培养了大量骨干，该校学生中颇多卓然成家者。在旧中国，中医受到种种歧视和限制，而依然能生生不息，这其中就有秦伯未先生的一份功绩。

中华人民共和国成立后，秦伯未与中医界同仁一道受到政府的关怀和重视。1954 年，秦先生受聘担任了上海第十一人民医院中医内科主任。1955 年，他奉调来京，担任卫生部中医顾问，此后又担任了北京中医学院院务委员会委员、教授。此外，他还担任了中华医学会副会长、国家科委中药组组长、药典编辑委员会委员等职，并先后当选为第三、第四届全国政协委员。他还曾出访苏联、蒙古等国，进行医疗工作。

著作 60 余种，凡千万余字，海内同仁称誉为"秦内经"

秦先生是一位卓越的中医著作家，他一生著述和整理校订的医学著作 60 余种，凡千万余字。如此恢宏的著作，在中医史上也是少见的。

早在20世纪20年代，秦伯未先生就创办了上海中医书局，藏有医书数千种，进行古籍的校订，同时出版自己著述和编纂的医学著作。青年时代的秦伯未已是学识渊博，他才华横溢，下笔如神。20年代中期，秦先生的第一部医学著作《实用中医学》付梓出版。此后，又撰著出版了许多著名医著，如《秦氏内经学》《内经类证》《读内经记》《内经知要浅解》《内经病机十九条研究》《清代名医医案精华》《谦斋医学讲稿》《中医入门》《中医基本学说》《诊断大纲》《难经之研究》《金匮要略简释》《金匮方简释》《中医临证备要》《清代名医医话精华》《秦氏医学讲义六种》《药性提要》《丸散易知》《常用丸散膏丹手册》《膏方大全》《谦斋膏方案》《验方类编》《温热类编》《百病通论》《国医小史》《痨病指南》等。

秦伯未编纂的《清代名医医案精华》一书是他早期的代表性著作。此书是秦伯未历经三年时间编纂而成，于1928年出版。书中收集了自叶天士到丁甘仁的20位清代名医的医案精粹。秦先生对这些名家医案按病证进行了详明的分类，且在每则医案后加有文字浅显而论述精辟的按语。此书已成为学习清代名医医案的必读之书，在中华人民共和国成立之后曾多次再版。

秦先生曾用10年的时间潜心研究《内经》，撰著了5部有关《内经》研究的学术著作。他在《内经》研究中取得的卓著成就颇受中医界同仁的推崇，被誉为"秦内经"。

秦先生在研究《内经》的著作中，对《内经》进行了深入细致的分析、归纳、整理。在《秦氏内经学》一书中，他把《内经》整理为生理学、解剖学、诊断学、治疗学、方剂学、病理学、杂病学等七章，颇具创新性，对后人研究《内经》很有启迪。在《内经类证》中，他将《内经》所述病证分为伤寒类、温暑类、热病类、中风类等37类，每类又列若干小目，条分缕析，为后世研究者带来诸多便利。更为可贵的是，秦先生把《内经》理论娴熟而广泛地应用于临床教学和临床实践。譬如，在讲水肿病的治疗时，他把《内经》中散见于各篇的有关水肿的内容加以归纳整理，并结合《金匮要略》《外台秘要》等医籍和自己的临床经验，总结出治疗水肿病的六个基本法则：发汗、利尿、燥湿、温化、逐水、理气，并列举了代表方剂及兼证变化的应变原则。

秦先生将这一套水肿病的理法方药用于临床，取得了较好的疗效。有一位 54 岁的女患者，患下肢浮肿已有 9 个月之久，且病情虚实复杂。秦先生从患者繁杂的症状中抓住主证，确立了主要病机。秦先生精通《内经》，对病机十九条"诸湿肿满，皆属于脾"的论点有深刻的理解。在本案例中，脾的运化不利，水津不能运行，一方面造成胃津不足，另一方面停于肌肤而发为水肿，故治以益胃生津为主。由于辨证准确，治法得当，仅用药三剂，就使浮肿消退，六剂之后，患者痊愈。

1964 年，秦先生的《谦斋医学讲稿》出版。该书是他的后期著作，经过了几十年的临床经验与教学，他在学术上不断提炼，更趋于炉火纯青。《谦斋医学讲稿》堪称是集秦先生学术成就之大成的著作。

除了中医学之外，秦伯未先生还擅长书法、绘画和诗词。秦先生的书法擅长赵之谦体，对小篆、魏书、隶书都颇具功力。在诗歌方面，他早年曾加入柳亚子等创立的南社，与柳亚子、胡朴安等时有唱和。在他 40 岁时，刊行了《谦斋诗词集》7 卷，载有诗词 344 首。

坚持中医理法方药，攻克诸多疑难病症

中华人民共和国成立后，秦先生身为卫生部中医顾问，声望很高，各医院经常邀请他会诊。他看过不少疑难病症，其中有许多是经过西医诊断而感到棘手的病例。在这样的病例中，如何对待西医已作出的诊断？秦先生认为，应该以中医理论为指导进行辨证论治，而西医的诊断则可作为参考。秦先生主张，既要参考西医诊断，又不要受其束缚，要有信心和勇气使用中医的理法方药去进行治疗。为了更好地做到这一点，他虚心听取西医同道的意见，还潜心学习现代医学。在临床治疗中，他总是根据患者年龄、体质、发病经过和临床表现，运用中医理论进行分析，然后确定治则治法和选方用药。

秦先生对脊髓痨的治疗，是他以中医理论为指导进行辨证论治的成功

范例。该病是一种晚发的神经梅毒，侵害脊髓后根及后索，西医疗法效果不佳。秦先生根据中医四诊八纲分析，认定该病主要病机在于肝肾的虚证、寒证，他以滋养肝肾、温补命门的地黄饮子为主方，结合祛风活络止痛的独活寄生汤、蠲痹汤等，拟定了方药。他与中国医学科学院皮肤病研究所及天津医科大学附属医院皮肤科协作，用上述方法于1959年至1960年治疗24例脊髓痨，均于短期内收到明显效果。由此，他举一反三，于1961年与北京协和医院神经脑髓科协作，治疗一些不同原因和不明原因的脊髓炎，同样收到满意的效果。

书写《医家座右铭》，呼唤高尚的医风医德

秦伯未先生不仅博学多才，医术高超，而且对医风医德颇为重视。

秦伯未的祖父秦乃歌就是一位很有医德的医家，"凡贫者求治不受酬谢"，得到群众的赞誉。祖父的医德风范对秦伯未产生了重要影响。

秦先生曾坦言，要"竭吾力以谋医界事业之发展，用吾心以保人群幸福之增进，毋负所学而已"，可谓披肝沥胆。他还曾指出："自矜自诩，自满自傲，为医生之大戒。"为兴办中医教育，他写下了"拼将热血勤浇灌，期卜他年一片红"的动人诗句。

1944年，应常熟名医江一平之邀，秦伯未先生挥笔写下了一幅隶书条幅《医家座右铭》，全文如下：

> 医乃仁术，良相同功。立志当坚，宅心宜厚。纵有内外妇幼之别，各尽神圣功巧之能。学无常师，择善而事；卷开有益，博览为佳。心读昔贤之书，俾免离经而叛道；参考近人之说，亦使温故而知新。及其成功，尤贵经验；再加修养，方享令名。临证非难，难于变化；处方应慎，慎则周详。认清寒热阴阳，分辨表里虚实。诊察务求精到，举止切戒轻浮。毋炫己之长，勿攻人之短。心欲细而胆欲大，志欲圆而行欲方。逢危急不可因循，竭智以尽天职；遇贫贱不可傲慢，量力施助以减愁怀。聆病者之呻吟，常如己饥己溺；操大权于掌握，

时凛我杀我生。三指回春，十全称上。倘能守此，庶几近焉。

这篇《医家座右铭》的原文作者是陈存仁，为著名中医学家，是秦伯未在上海中医专门学校时的同学。秦伯未的书法娟秀飘逸，墨润纸洁，书法与文辞珠联璧合，相得益彰。

秦伯未手书的这幅《医家座右铭》，不仅是他存留于世的珍贵墨迹，也是他警醒医林的呼唤——呼唤高尚的医风医德。

坦言上书加强中医理论教学，遭迫害仍念念不忘中医

自 20 世纪 20 年代创办上海中国医学院，到 50 年代任职北京中医学院，秦伯未先生对中医教育呕心沥血，孜孜不倦。

1962 年 7 月，在中国第一批中医正规大学生毕业之后，有感于这批毕业生的不足之处，秦伯未与于道济、陈慎吾、任应秋、李重人联名提出了《对修改中医学院教学计划的几点意见》（以下简称《意见》）。

在《意见》中，指出了这批学生"在中医学术水平方面，还有不足之处"，"特别是阅读中医古书尚有困难，运用理法方药、辨证施治处理疾病尚欠正确，看来基本功打得非常不够"，并建议："《内经讲义》应由过去只讲 120 课时增加到 488 课时"，"精选《素问》《灵枢》两书里的原文 100 篇左右"，以便"对祖国医学理论有一个大概的轮廓"，"增强学生阅读古代著作的能力，给他们今后的钻研一把开关的钥匙"。

这份《意见》不仅在当时是切中时弊，在今天看来仍然极富现实意义。然而，就是这样一份对发展中医教育有重大意义的《意见》，在"文革"中却被诬为"反党纲领"，5 位作者都遭到批斗，被关入牛棚，备受摧残。

1967 年，长期遭受批斗、身心备受折磨的秦伯未先生患了大叶性肺炎，高烧咯血，后转患肺癌。当生命垂危之际，他仍念念不忘中医事业，临终前曾低声说："人总是要死的，死也不怕，但未能把我对中医学习的心得经验全部留下来，这是我终生的遗憾！"1970 年 1 月 7 日，一代名医秦伯未先生含冤去世，享年 69 岁。

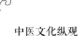
1978 年 9 月 8 日，卫生部隆重召开了秦伯未平反昭雪大会，肯定了他对中医事业的功绩，号召学习他献身中医事业的精神。

秦伯未先生为中医事业作出的不朽贡献将永远镌刻于中医史册。

王慎轩与苏州国医学校

在近代中国医学史上，民国时期的中医界有着不容忽视的历史地位。由于西方医学大举传播进入中国，传统中医学受到巨大挑战；同时当时政府竭力排斥扼杀中医，更使中医处于危难局面。在这一特定时期，出现了许多殚精竭虑致力于发展中医药事业、成就卓著的医家，学术方面流派纷呈。王慎轩即是享誉海内的前辈医家之一。

王慎轩（1900—1984），浙江绍兴人，早年毕业于浙江第五师范。1916年，他师从于沪上名医丁甘仁、曹颖甫、黄体仁等，成为丁甘仁创办的上海中医专门学校的早期学生。自上海中医专门学校毕业后，王慎轩于1924年迁居苏州悬壶应诊，以女科著称于江浙沪。在20世纪50年代至60年代的中期，曾执教于江苏中医学校（南京中医药大学前身）和北京中医学院。

阶下惜无千尺地

1924年，王慎轩在苏州阊门内吴趋坊设立了女科诊所。王慎轩先生学术修养深厚，尤在妇科造诣很高，"远近妇女之蒙其救活之恩者，不知凡几"。王慎轩不仅医术高超，而且医德高尚。恽铁樵先生曾为他题词："慎轩先生有道，恒其德贞。"他的学生曾这样评价老师："己饥己溺早存心（把患者的痛苦当作己饥己溺），活马医龙造诣深；阶下惜无千尺地，不然杏树早成林。"

中医妇产科的病症繁多，如月经病、妊娠、产后、杂病、疑难病等，涉及几十种，且病情往往复杂多变。王慎轩先生治疗妇科常见病，强调要辨证求因，审因论治，在脏腑、经络、气血之生理关系的基础上分析病理变化。他还很注重分析患者的病史，例如治疗月经病时，凡是因其他病症累及者，宜先治其他病。如由肝脾肾等脏腑功能失调引起月经病者，宜先调理肝脾肾。在用药时，必加入调理奇经的药物；对香燥之剂，则力戒不可过用。在治疗崩漏时，王慎轩先生不拘于古人之法，而是详辨症候，以正确施治。

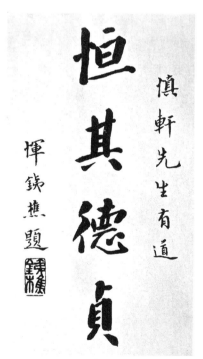

恽铁樵为王慎轩题字

王慎轩先生妇产科学术思想的一个特点，是提出女子多气少血、气机不畅是妇科百病的致病原因。根据妇女的生理特点和病理变化，他在治疗上极为重视患者的精神因素，潜方用药变化多异，轻灵圆活。王慎轩先生在妇科临床方面的深厚造诣，源于先生治学严谨，精通古今理论；而临床成就的取

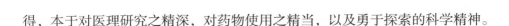

得，本于对医理研究之精深，对药物使用之精当，以及勇于探索的科学精神。

胎产渊源说理详

1926 年，王慎轩先生总结自己对妇科的理论研究和临床应用方面的独到见解，撰著出版了《胎产病理学》一书。他出版此书的初衷，是因为认识到"治病医人，仅足以救近方一世之人"，必须著书立说，才能救治更多的病人。为撰著此书，王慎轩焚膏继晷，夜以继日，付出了巨大的心血。

《胎产病理学》一书分为不孕症、妊娠病、小产病、难产症、产后病和古说精华等 6 编。每一编中，又分成若干章节，如产后病中包括产后子宫之病、产后乳部之病、产后兼发之病等，产后兼发之病又分为荣卫病、气分病、血分病、劳虚病、神经病、头痛病、脘腹病、二便病等。书中内容都源自王慎轩先生的临床经验，详实而富实用价值。秦伯未为《胎产病理学》一书写了题词。颜星斋先生则题诗："应知肘后有奇方，胎产渊源说理详；嘉惠妇孺流泽厚，从今医学奉津梁（津梁：渡口和桥梁）。"

王慎轩先生的学术观点和临床经验在当时的中医妇科界产生了较大影响。《胎产病理学》一书于 1926 年出版后，不久就售罄，又于 1930 年再版。

新中国成立后，王慎轩的妇科医疗经验曾备受重视。当时出版的一些中医院校妇科教材，都选用了王慎轩的妇科医案。

近年来，王慎轩先生的学术成就仍然受到关注和重视，由其门人周耀辉、蔡小玲提供的王慎轩医案和医话被收入《近代江南四家医案医话选》一书中，于 1996 年出版。

吴地名医有继人

在 20 世纪的初叶，中医药遭受着西医药的冲击和挑战，以及统治当局的摧残和镇压，为了挽救中医的命运，中医界一批有识之士克服重重困难，投身于中医教育，培养新人以利中医学之生存、发展。王慎轩先生就是一位卓有成就的中医教育家。

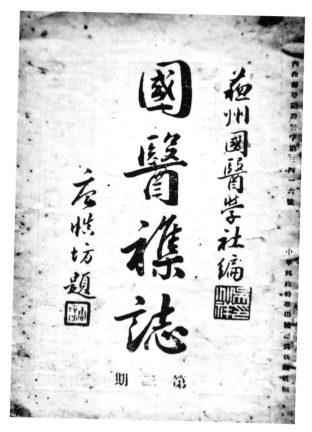

《国医杂志》封面

　　1926 年，热心于中医学教育的王慎轩先生创办了"苏州女科医社"，该社分实习、函授两部，历 7 载寒暑，毕业学生 4 届约 700 人。到了 1933 年夏天，苏州女科医社改称为"苏州国医学社"。当时的"苏州国医学社"社址在苏州阊门内穿珠巷，社长为唐慎坊，总务主任为王慎轩。1934 年，苏州国医学社建立一周年之际出版了纪念刊。章太炎先生为纪念刊题写了刊名，恽铁樵、秦伯未等 10 多位名家也题词致贺。1934 年冬，"苏州国医学社"改组为"苏州国医学校"。苏州国医学校学制为 3 年，每届招生 40 名左右，课程 21 门，学生不仅要学习生理、病理、中医经典、诊断、药物、方剂等课程和各专科课程，而且要学习中文、英文、日文和化学，课程设置堪称完善。

　　苏州国医学校是一所较有影响的医学院校，毕业于这所学校的学生遍及全国各地及东南亚地区。在学生评价王慎轩的诗中，有"吴地名医有继人"之句，这也可以作为苏州国医学校的写照。1935 年，苏州国医学校发布了校歌，歌词是："山明水秀，古吴之邦，吾党夙多俊良。创立医校，栽培后进，共把学术阐扬。溯国医，肇歧黄，治疗成绩昭彰。愿吾同志，努力研讨，为国为校争光。"1937 年 7 月，抗战爆发后，学校被迫停办。

《国医杂志》是苏州国医学校的校刊，该刊为季刊，创刊于 1934 年。学术刊物的发行为宣传普及中医药学作出了很大贡献。从《国医杂志》中，可以窥见 20 世纪 30 年代中医教育和学术领域的概貌。在此之前，王慎轩先生及其门人还于 1928 年创办发行了《妇女医学杂志》。

在 20 世纪 30 年代，尽管国内战乱频繁，在中医界仍维持着浓厚的学术氛围。苏州国医学校曾组织学术演讲会，特邀国医学者来校演讲，演讲记录则刊登在《国医杂志》上。此外，《国医杂志》还设专栏研究中医经典著作。

苏州国医学校还曾设立编译馆，《国医杂志》则设置了"译著"栏目，选译海外汉医学者的著作。可以看出，当时苏州国医学校就很重视国际交流，并与海外汉医界保持着联系，经常将国外汉医界研究成果介绍到国内来，以促进国内的学术研究，

《国医杂志》还以较大篇幅开设了"生理""病理""治疗""药物""方剂""医案"等栏目，进行学术探讨和交流。特别是医案栏目，荟萃了诸多名家的医疗经验，丁甘仁、马培之等名医的医案都见诸其间。这些医案由名医的门人弟子提供，以连载的形式刊出，每期刊出的案例虽不甚多，但颇为翔实，为研究名家医术积累了宝贵的文献资料。

与现代学校的校刊不同，《国医杂志》不仅刊登学术文章，而且还刊登该校的课程讲义。各科讲义依开课次序刊登于杂志之中。这种做法在当时是为了节省印刷费用，以及便于学生阅读，却为今天研究当时的中医学校课程设置和教学内容保留了有价值的历史资料。

苏州国医学校还附设一家书社，出版各种医学图书。主要书目有《温病指南》《本草再新》《伤寒歌诀评注》《女科指南》及各家医案。此外，还出版

了《家庭育婴法》《家庭医药常识》《家庭实用良方》《食疗秘方》等医学科普读物。

早在 20 世纪 30 年代，王慎轩创办的这所民办国医学校在中医教育、学术研究以及医学科普方面作出的巨大努力，在今天仍不失其借鉴意义。

岳美中：从乡村教师到中医泰斗

我国现代著名中医学家岳美中教授出身贫寒，靠自学跻身医林，乃至成为一代中医泰斗。

学医之路　艰难困苦

1900 年 4 月 7 日，岳美中诞生在河北滦县小岳各庄一个贫苦的农民家庭。岳美中自幼体弱多病。他读了 8 年私塾，16 岁考进滦县师范讲习所，17 岁当了小学教员。在家中的兄妹 6 人中，岳美中是老大，他以瘦弱的身体承担起了教书养家的重担。教书之余，他又随同乡举人李先生学习古诗文，研读了二十四史，打下了深厚的文史基础。

1925 年夏天，岳美中患了严重的肺病。在一位朋友的启发下，他萌发了学习中医的念头。他买来《医学衷中参西录》《汤头歌诀》《药性赋》等医书，一边看一边试着吃药。经过一年多的乡间生活，休养辅以吃药，他的肺病竟然慢慢好了起来。从此，岳美中对中医笃信不移，下决心自学中医。

在岳美中踏上学医之路的时候，他的生活境况是极为困窘的，他要为全家人的衣食操劳。在身体还没有完全康复的情况下，他就又带病在私塾授课，并且抓紧一切空闲时间攻读医书。擅长诗文的岳美中还写诗投稿，用稿

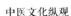

费购买医书。三年的时间里，岳美中读了宋元以来许多医家的名著。没有老师的指导，他就反复诵读揣摩。为了体察药性，他还攒钱买药品尝，甚至像巴豆、大戟等有毒的药，他都尝过。

岳美中热心地用自己学习的医术为乡亲们解除病痛。1928年春天，同村一个木匠突然发疯，一会儿蹬高跳房，一会儿又将炕席抓成碎片。病情持续一个多月，请了大夫也没有治好。乡亲们知道岳美中在研读医书，就把他请来。岳美中细细诊察了病情，认为病人是"阳狂"并有淤血，采用调胃承气汤加赭石、桃仁，仅一剂药，病人就痊愈了。一时间，此事被村里人传为佳话。后来，一个妇女患血崩，也被岳美中治好了。此后，请他看病的人就越来越多了。

1928年秋天，岳美中在好友吴绍先的力劝下，凑钱开了一间小药铺。岳美中字锄云，这个药铺就命名为"锄云医社"。从此，他正式开始了行医生涯。

1935年，岳美中经朋友介绍，到山东省菏泽县（今菏泽市）医院任门诊部主任。同年，他参加了上海陆渊雷先生所办的中医"遥从部"学习。陆渊雷是沪上名医恽铁樵的弟子，他办的"遥从部"就是中医函授学校。在此期间，岳美中认真研读了《伤寒论》《金匮要略》《千金方》《外台秘要》等医书，领悟了仲景学说的真谛，以及唐代以前医书中的精华，学术上大有提高。

抗日战争开始后，岳美中几经辗转，来到唐山开业行医。他为人正直，富有民族气节和爱国热忱。在抗战期间和解放战争期间，他置自身安危于不顾，给八路军买药送药，掩护烈士家属，为人民办了许多好事。

一代名医　享誉中外

中华人民共和国成立后，岳美中担任了唐山市中医工会主任、唐山市卫生局顾问、华北中医实验所医务主任。1954年，他被调到北京，任卫生部中医研究院筹备处门诊部副主任，后又任中医研究院西苑医院内科主任。他还先后担任中医研究院研究生班主任及教授、中华医学会副会长、中华全国中医学会副会长、中国中西医结合研究会顾问、中医古籍出版社顾问、中医研究院学术研究会名誉委员、卫生部科委委员、国家科委中医专业组成员、政协全国委员会医药卫生组副组长、第五届全国人民代表大会常务委员会委员等职。

20 世纪 50 年代初，岳美中在中医学术上广采各家之长，对李杲、朱丹溪、王肯堂、张景岳、赵养葵等医家的学术经验，以及叶天士、王孟英、吴鞠通的温病学说，王清任的淤血学说和傅青主男女科治疗经验，以及近代恽铁樵、唐宗海、何廉臣、张锡纯等医家的思想，均做到了博观约取。他融古方、时方于一炉，进一步提高了疗效。他认为，治病只有因人、因证、因时、因地制宜地选用方药，才能恰中病机。

岳美中是一位治学严谨的学者，在学术探讨和临床实践中，他主张"读书宁涩勿滑，临证宁拙勿巧"。他在成为名医后依然虚怀若谷，尊重前辈和同道，常以"自视当知其短，从师必得其长"自勉。岳美中一生勤奋而俭朴，信守"勤可补拙恒斯效，俭能养廉贞益清"。在几十年的岁月中，他坚持日理临床夜读书，博采百家之长，终于使自己在中医学术上达到了炉火纯青的境界。

在临床治疗方面，岳美中长期从事老年病研究并卓有成就。他还长于治疗热性病，他治愈过许多无名高热症，对乙型脑炎、心肌炎等都有很好的疗效。对肝脏病、脾胃病、慢性支气管炎等，也颇有治疗经验。

岳美中曾 9 次到欧亚一些国家为各国领导人治病。1962 年初，印度尼西亚请求我国派医疗组给苏加诺总统治病。岳美中参加了这个医疗组，负责中医药疗法，取得了很好的疗效。苏加诺总统嘉奖了中国医疗组，并亲自给岳美中授以勋章。1972 年 3 月，岳美中受周恩来总理的委派，参加医疗组赴朝鲜，为崔庸健委员长治病，也取得了良好的疗效。金日成主席对中国医疗组非常满意，曾给毛主席、周总理写了一封热情洋溢的信。

岳美中还积极致力于培养西医学习中医的工作。陈可冀院士就是岳美中培养的西医学中医的学生之一。陈可冀于 1954 年毕业于福建医学院后，不久即奉调来京，随岳美中等名医学习中医。由于学习成绩优异，陈可冀获得了北京市在职西医学习中医一等奖。岳美中先生当年的学生，有不少人后来成了医林的栋梁之材。

1966年，"文革"开始，岳美中被戴上"反动学术权威"等帽子，被剥夺了工作的权利，备受摧残。后来，周总理曾关切地询问他的情况，并亲自和他谈话，安排他出国执行医疗任务，给了岳美中巨大的关怀和保护。周总理的关心和信任，成为岳美中晚年与疾病斗争，竭尽全力工作的精神动力。

真知灼见　警醒医林

1972年，刚刚恢复了工作的岳美中痛感于中医事业遭受的巨大破坏和后继乏人的状况，便上书党中央，建议举办全国高级中医研究班。在这个研究班获准举办后，他又于1978年创办了中医研究生班，先后招收了两批学生。

岳美中学术经验的整理工作也在进行。到1976年11月，《岳美中论医集》《岳美中医案集》都已整理完成。陈可冀等参加了岳美中学术经验的整理工作。1978年7月，《岳美中论医集》《岳美中医案集》正式付梓出版。此后出版的还有《岳美中医话集》《岳美中治疗老年病经验》等。在这些著作中，收录了岳美中的许多真知灼见，对中医界颇有振聋发聩的警醒作用。

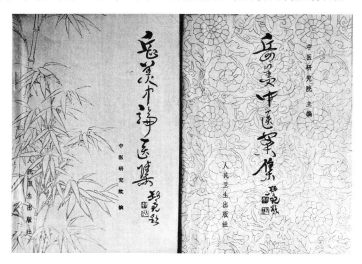

岳美中医著

　　岳美中特别重视中医的基本功锻炼，尤其强调要熟读和领悟中医经典著作。他指出："书读百遍，其义自见。读一遍都有一遍的收获。就以读《伤寒论》《金匮要略》来说吧，如果做到不加思索，张口就来，成了有源头的活水，到临床应用时，不但能触机即发，左右逢源，还熟能生巧……"

　　对于急性病和慢性病的治疗大法，岳美中提出了"治急性病要有胆有识，治慢性病要有方有守"的原则。急性病来势凶猛，治疗的有利时机转瞬即逝，所以要在准确辨证的基础上敢于用药，包括敢于用峻猛之剂，同时又要准确把握分寸，这就是有胆有识。慢性病则非一朝一夕形成，在准确辨证后，医生要"守方勿替"。因为慢性病的治疗"好像儿童学步，屡起屡扑"，如果医生没有定见，轻易改换它方，就可能会前功尽弃。

　　在对于古代医籍的研究中，岳美中表现出极其严谨的学风，他特别反对以近现代语言文字的习惯去望文生义地理解古人的文章。譬如，他曾对张仲景《金匮要略》中的"痰饮"二字作了精辟的论证，指出"痰饮有二义，篇名中之痰饮，是津液为病之总称，篇内条文之痰饮，是为水在肠间动摇有声之流饮。……若把痰饮作今义'稠则为痰，淡则为饮'，那就是缺乏语言文字历史观点而失掉了该词的真意"。

　　对于中药的研究，岳美中指出"祖国医学、药学，从来不分家，医家掌握好用药，权衡在手，灵活运用，才能取得预期的疗效，不能医药脱节"。他还认为，中药研究要注意对方药配伍作用的研究，抛开方剂而专走研究单味药的路子，是不正确的。岳美中在 20 多年前提出的这些见解，在今天仍然极有现实意义。

生命不息　奋斗不止

　　岳美中先生晚年倾心致力于中医教育，直到他生命的最后一息。

　　1978 年，岳美中自知身体状况不佳，预感到来日无多，于是不顾病痛缠身，更加争分夺秒地工作。虽然暑气袭人，他仍然每天早饭后处理完必要的事务，就让家人扶他到楼上的工作室，伏案写作。7 月底，赤日如火，岳美中

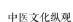

不顾自己高血压、高血糖，不顾学生的劝阻，给学生讲授用药经验达一个半小时之久，曾三次晕倒。

由于劳累过度，岳先生不幸患了偏瘫，经住院抢救，病情才稍见好转。这时，他又连续两次让人代笔上书，要求组织人力，继续整理他的医疗经验。为了培养研究生，为了后继有人，尽管左半身瘫痪，上下肢肌肉萎缩，药食需人喂，二便不能自理，说话多时就头晕、气短、呼吸困难，但他仍以惊人的毅力，给研究生讲课数十次之多。岳美中就是这样以春蚕到死丝方尽的精神，指导学生整理出了《岳美中医话集》《老年病治疗经验续谈》等医书。

1982 年 5 月 12 日，岳美中先生与世长辞。

2000 年，岳美中先生诞辰 100 周年之际，在人民大会堂隆重举行了纪念大会。同时，近 50 万字的《岳美中医学文集》也付梓出版。岳美中的医疗经验和医学论述不断给后人以启迪。

作者附记：

　　笔者曾于 20 世纪 80 年代初在书店购得一本《岳美中论医集》，不久又买了《岳美中医案集》。反复研读岳先生的著作，使笔者从中获得了丰厚的教益。岳先生在书中的教诲，至今仍时时给笔者以鞭策。

任应秋：中医各家学说的创立者

作为国之瑰宝的中医学在其数千年的发展历史中，产生了无数的医家、无数的典籍并形成了完整的学术体系。想要了解和学习中医学的人们，在为中医学的辉煌成就而折服的同时，也往往面对中医学繁浩庞大的学术体系而感到惶惑。20 世纪 50 年代至 80 年代，有一位杰出的中医学家，以其对中医学的渊博学识和深刻理解为根基，融入数十年的心血，创造性地将浩如烟海的中医学学术体系划分为 7 个学派，建立了"中医各家学说"这一新的学科。恢宏博大的中医学学术体系，从此有了一个清晰可循的脉络。这一新学科的创建者就是任应秋先生。任先生一生致力于中医事业，在中医基础理论、医史研究、古典医籍整理研究、临床研究、中医教育等诸多领域，作出了卓越的贡献。

以坚实的文史功底开始了医林人生

任应秋，字鸿滨，1914 年出生于四川江津县油溪镇一世代书香之家。他幼年丧父，4 岁启蒙，开始通读十三经，后就读于江津国学专修馆，得经学大师廖季平亲授，在青年时期便打下了坚实的文史功底。17 岁时，他遵祖父之命，跟随当地名医刘有余学医。苦读经典之余，他设立了济世诊脉所，义务为乡邻治病。经过三年刻苦研修，他在中医理论和临床方面已初具功力。

为求深造，任应秋于 1936 年考入上海中国医学院，并得到丁仲英、谢利衡、曹颖甫、蒋文芳等前辈名医的指教，在医理、临床上都大有提高。抗战爆发后，任先生回到四川，在家乡悬壶济世，医名日渐隆盛。40 年代中期，他出任《华西医药杂志》主任编辑，开始从事中医理论研究及古典医籍整理。

中华人民共和国成立后，任应秋先生受到国家的重视。1952 年，担任重庆市中医学校教务主任；1957 年，被聘任为北京中医学院教授，此后历任中医学院科研办公室主任，院务委员会委员等职，还先后担任全国政协委员、农工民主党中央委员和国务院、国家科委、卫生部有关学术组织负责人。

创立中医各家学说

自 20 世纪 40 年代中期以来，任应秋先生便倾心致力于祖国医学理论的整理与研究。对于中医理论与经验的传承和发展，任先生有着深深的忧患意识。他深切地预感到，中医的理论与文献有失传的危险。因为历代中医典籍都是以文言文写成，今天的学医者若不读这些书，或读不懂这些书，前人的遗产便难以继承，中医的精华就有失传的危险。

为使中医学理论遗产和宝贵经验免遭失传，任先生在古医籍整理方面做了大量的工作。他是中医界有名的《内经》研究专家，在对《内经》的学术思想、理论体系等各方面的研究上都取得了重要成果。任先生在古医籍整理与校勘学上最为重要的成果之一，是经他几历寒暑精心校勘，使绝版数百年的《医学起源》一书得以再现原貌。任先生博览群书，阅读了近六千种古今医籍，制作储存了数万张卡片，并广泛涉猎了古代哲学、天文学、历史、文学等领域。任先生一生著述颇丰，对中医史的研究更是结合了历史背景、社会政治、经济、文化等方面，探讨中医的发展，超越了以前名医传记或医史资料汇集的研究方法。

任应秋先生以整理研究古医籍冠冕当代，特别是致力于我国医学流派与发展的研究，于 1959 年撰成《中医各家学说及医案选讲义》一书，这是我国医学史上第一部关于中医各家学说的学术著作，创立了中医各家学说这一新的学科。后经任先生多年的探讨研究，几经修改补充，于 1980 年完成了 60 余万字的《中医各家学说》一书。这也是中医院校"中医各家学说"课程的第三版教材。

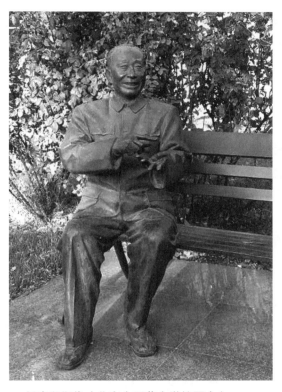

任应秋塑像（北京中医药大学校园内）

　　任应秋先生在《中医各家学说》一书中将中医学理论体系划分为医经学派、经方学派、河间学派、易水学派、伤寒学派、温热学派、汇通学派，共 7 个学派。医经学派的学术成就，包括对中医经典《内经》进行校订疏注和分类研究的医家的业绩，以及对《内经》进行过专题研究和发挥的医家（如扁鹊、张仲景、华佗等）的贡献。经方学派的"经方"是指经验方，经方学派在记录、保存和传授实际经验方面，有着重要的功绩。河间学派的学术思想，包括刘完素的火热论、张从正的攻邪论，以及朱丹溪的"阳有余阴不足"论。易水学派的学术体系由张元素、李杲（脾胃内伤论）、王好古等医家的学说构筑而成。伤寒学派致力于研究张仲景《伤寒论》的历代医家的学术成就。温热学派的代表性医家有吴有性、叶天士、薛生白、吴鞠通等。汇通学派的代表性医家为唐宗海、张锡纯、朱沛文、恽铁樵等。

《中医各家学说》一书以 7 个中医学学派为纲，介绍了 105 位中医学家。在此书中，任应秋先生基于他丰富的临床经验和深厚的医学理论基础，磅礴汇通，贯穿百家，从纵横两个层面论述了自先秦至民国各医学流派的演变和发展，以及各医家的理论观点与临床经验。这一成果为中医理论体系和中医史的研究作出了不可磨灭的创造性贡献。

任应秋先生对中医临床的贡献也颇为卓著，著有《任氏传染病学》《内科治疗学》等临床医著。由于他精通理论，并充分运用于临床，因而辨证思路宽，治法常高屋建瓴。例如，他根据中风病的阴阳虚实之辨，采用豨莶至阳汤治疗阳虚之中风，采用豨莶至阴汤治疗阴虚之中风，都获得了良好的疗效。

任应秋的治学思想和方法

任应秋先生的治学特点是勤奋、严谨。他先后著书 37 部，发表论文 400 余篇，计约 1300 万字。

任应秋先生认为，凡作学问都有一个精与博的关系问题。对于基础理论，必须精通。对于一般专业知识，则要博览，要广泛涉猎。任先生特别指出，学中医必须首先学好《内经》。学好了《内经》，才说得上是打下了中医学的理论基础，进而学习临床各科，学习各医学家的著作，才能左右逢源，事半功倍。

在学习方法上，任先生根据自己 50 多年的治学经验，总结出了 4 个要点：精读、勤写、深思、善记。

首先，要精读中医经典著作。任应秋推崇苏轼的读书方法。苏轼曾在《又答王庠书》中说："卑意欲少年为学者，每一书皆作数过尽之。书富如入海，百货皆有，人之精力，不能兼收尽取，但得其所欲求者。故愿学者每次作一意求之，勿生余念。"任应秋很赞同苏轼的读书方法，对经典著作要反

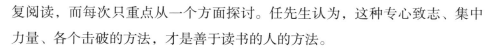

复阅读，而每次只重点从一个方面探讨。任先生认为，这种专心致志、集中力量、各个击破的方法，才是善于读书的人的方法。

"勤写"就是写笔记。任先生经常采用的笔记形式包括：读书时随时用卡片作摘记；给读过的书写纲要、概括或缩写；写自己的读书心得；把不同书籍中的同类内容综合起来，写综合笔记；等等。

"善记"就是善于锻炼记忆力。青年时代学医时，为记忆《神农本草经》中的药物，任先生将药性编成了七言诗诀，如"人参微寒甘无毒，补脏安神且明目，止悸除邪开心志，定魄轻身堪久服。"他在晚上就寝前30分钟编一味药的诗诀，反复读10余遍。刻苦坚持了半年多，他记忆了200多味药的药性。

任先生还主张，深思苦想是作学问以及从事科学研究最不可缺少的环节。既要学习前人的成就，又要有自己的独立思考。尤其是作为医生，必须勤于思考，善于思考，才能提高医疗水平。

任先生曾经举过一个朱丹溪的案例，用以说明深思对于医家是何等重要。朱丹溪曾诊治过一位洪氏妇女，女病人患疟疾，进食很少，且已经3个月没有来月经了。"丹溪诊之，双手脉俱无"。当时正是冬天，就以虚寒论治，处以四物汤加附子、吴茱萸、神曲。诊治之后，朱丹溪却对自己的辨证论治心生疑窦。第二天早晨再诊时，朱丹溪见女病人梳妆无异平时，言行举止也没有倦怠之态，就明白果然是自己错了。朱丹溪省悟道："经不行者，非无血也，为痰所碍而不行也。无脉者，非气血衰而脉绝，乃积痰生热，结伏其脉而不见尔。"遂改处方为三花神佑丸，治好了洪氏女子的病。任应秋先生指出：朱丹溪这样高明的医家，当他考虑不周时，也会发生误诊。在深思熟虑之后，才取得了好的疗效。所以，对于医生来说，深思是非常重要的。

任先生的治学思想和方法，对于当今的学子们，仍然是很有指导意义的。

培养学生不遗余力

作为中医教育家，任应秋先生在数十年的执教生涯中始终站在教学第一线，为培养学生不遗余力。他循循善诱地敦促学生们认真研读医书。为了培养学生的古文功底，他在繁忙的教学研究之余，抽出晚上的时间给学生讲《古文观止》。为提高学生的综合文化素质，他还鼓励学生练习书法。

任先生对学生满腔热忱，师德高尚，在学术上发扬民主作风。为鼓励扶助学生的发展，他将担任的中医学院各家学说教研室主任的职务交给了他的学生鲁兆麟。他那"不做人师做人梯"的精神，时至今日，仍令他的学生们难以忘怀。

1962 年，为提高中医学院的教学质量，任应秋先生和秦伯未、于道济、陈慎吾、李重人等老中医联名，由任应秋执笔，给中央卫生部呈送了《对修改中医学院教学计划的几点意见》的报告，这就是曾在"文革"中被视为"反动纲领"的"五老上书事件"。

粉碎"四人帮"以后，任先生用生命和时间赛跑，以"抢在前面干，鼓足勇气干，挤出时间干"的精神，继续呕尽心血地工作。1980 年，他应邀赴日本讲学，于盛暑中完成 8 万字的讲学教材《中医基础理论六讲》，深受日本汉医学者的好评。

1984 年 10 月 17 日，任应秋先生因患肺癌辞世，享年 71 岁。任应秋先生历尽沧桑，以自强不息之精神，实践了"一息尚存，此志不容稍懈"的人生箴言。

我的父亲吴兆祥

每当春风抚慰大地的时候，我便不由得怀念起我那在这美好季节里告别人世的父亲——一位走过五十年杏林春秋的老中医。在近半个世纪的行医生涯中，他为拯救病人而忘我地工作，不尚空谈，脚踏实地，体现了那个时代中医大夫的品格风范。

师从多位名医　博采众家之长

我的父亲吴兆祥，字子祯，1895 年出生在河北沧州。我的爷爷曾开过一家小药铺，父亲从小在家中就受到过中医药氛围的熏染。然而，直到父亲 37 岁的时候，有幸投师于北京名医施今墨先生，才真正开始走上学医的道路。父亲 30 多岁时患了严重的头痛病，又被医生误治，使病情加重，后幸而求治于施今墨先生，施先生妙手回春，治好了父亲的病。父亲对施先生高超的医术和高尚的医德深为钦佩，便有意要拜施先生为师。恰值施先生创办的华北国医学院招生，父亲就报考了这所学校。

有着数千年历史的中医学，为国人抗御疾病、繁衍生息起着不可替代的作用。然而，在 20 世纪上半叶，当时的统治当局崇尚西医而对中医进行排挤和打压。那时中医界的许多有识之士，都把振兴中医的希望寄托在兴办中医教育上。1931 年，一所新型的中医高等学府在北京诞生了，这就是施今墨先生创办的华北国医学院。华北国医学院的学生，主要来自北京及其周边地区，其中河北籍的学生较多。1932 年，当华北国医学院招收第二届学生时，父亲报考了这所学校，从此走上了学医之路。

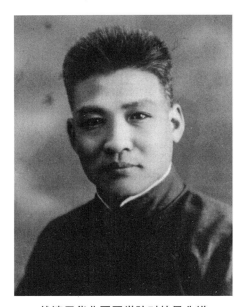

就读于华北国医学院时的吴兆祥

施今墨先生是中西医汇通的积极倡导者。在华北国医学院的四年学习期间，父亲不仅学习了中医学基础和临床各科，还学习了西医的病理、解剖等学科。在教学中，施今墨先生特别注重医理与实际相结合。学院附设诊所，施先生亲自应诊，并现场为学生讲解。当年侍诊于施师之侧，亲耳聆听施师教诲的情景，给父亲留下了难忘的记忆。四十多年后，在 1981 年施今墨先生百年诞辰之际，父亲曾满怀深情地作诗一首，缅怀自己的恩师：

祖国医学感云天，先师阐教几十年。

中西汇通早倡导，救死扶伤犹华扁。

百周今朝齐相聚，讴歌丰碑在人间。

神州桃李千秋颂，天长地久万古传。

当年父亲进入华北国医学院时，已过而立之年，同学们都叫他老大哥。

父亲正直的品行、倜傥的风度和丰厚的学识，受到同学们的敬重。第二期学员毕业前夕，父亲的同学杨浩观撰写了一篇评介父亲的短文，文中写道："吴君兆祥，冀之沧州人。先世以耕读积庆，学术文章，渊源可叙。君尝攻经史，文藻颇有可观，倜傥卓荦，凛然有豪气。其心其志，唯期拯救平民，于是锐心医道，而于小儿科尤为登堂入室。忧人之忧，乐人之乐，君斯有之。君年长于全班，而品学又为吾侪冠，故同学辈咸以哥哥称之。"

1936 年，父亲以优秀的成绩从华北国医学院毕业了，又经当时的卫生行政当局考试，取得了行医资格。此后，父亲曾先后在北京、天津等地行医。为进一步提高自己的医学造诣，父亲又进入了汪逢春先生办的医学讲习所，随汪逢春先生临诊实习数年。汪逢春先生与施今墨、萧龙友、孔伯华并称北京四大名医。我的父亲能够师从北京四大名医中的两位，可以说是很幸运的。此外，父亲还参加了上海名医恽铁樵先生的中医函授学校。对另一位沪上名医丁甘仁先生，父亲也很崇敬，经常阅读丁甘仁先生的医著。由于先后几次拜师，博采众家之长，使父亲的医术得到了长足的提高。

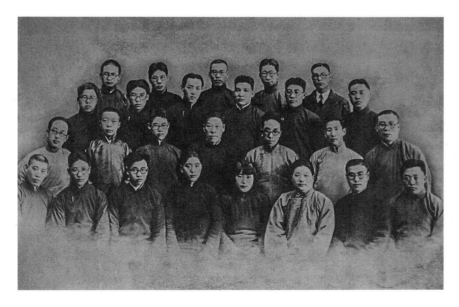

华北国医学院第二届毕业同学合影（第三排左起第四人为吴兆祥）

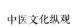

救死扶伤　鞠躬尽瘁

中华人民共和国成立后，中医药事业的发展得到了党和政府的重视和扶持。1951 年，北京成立了中医进修学校，由哈玉民任校长。我父亲在 1953 年10 月参加了进修学校的学习，一年之后毕业。当时参加进修的中医大夫年龄大都在 40 岁以上，年龄最大的已近 70 岁。

像父亲这样的中医大夫在旧社会历尽磨难，那时的政府从来没有组织过专业培训。新中国刚刚成立，政府就给了中医大夫们进修提高的机会，不能不使他们感激涕零。从中医进修学校毕业时，父亲已经年近花甲，却感觉自己年轻了。那种深切的感受令父亲长久地难以忘怀。父亲常常回忆起自己在解放前后的生活经历，以及对于中医地位变化的亲身体验。在谈及这方面的感受时，父亲曾说道："我行医近 40 年，在解放前中医地位受国民党统治之种种压迫，抬不起头来，生活境况更感困难。至解放后，毛主席共产党制定了中医政策，使中医如同死而复生重见了光明。中医大夫能进入大医院与西医合作为病人服务，更是意想不到的光荣，这都是毛主席提高了中医的地位。"

在中华人民共和国成立初期，党和政府为发展中医，有计划地将在各药店坐堂的中医大夫们分配到各市、区属医院工作，我父亲被分配到北京同仁医院。昔日备受歧视的中医大夫，终于堂堂正正地踏入了正规医院的大门，不能不令父亲产生"死而复生，重见光明"的感慨。感慨之余，父亲加倍努力地工作，去履行自己救死扶伤的天职。

当时，在同仁医院这样的综合医院的中医科，并不分内、外、妇、儿、五官、肿瘤等专科。中医大夫们是真正的全科医生，求诊的病人每天都络绎不绝。许多经西医治疗效果不好的病人，更是把康复的希望寄托在中医身上。父亲诊务之繁重是可想而知的。繁忙的诊疗工作经常持续到下班时间仍不能结束，看着还在排队等候的病人，父亲从来不因为时间已晚而有丝毫的草率，总是认真细致地诊治，直到最后一位病人。在我的孩提时代，就曾深深地留下了这样的记忆：有好多次，我的母亲做好了晚饭，耐心地等待父亲下班回来，却很晚很晚了还不见父亲回来。母亲在焦急地等待，我也在焦急地等待。一直到听见父亲那稳重的脚步声进了院子，我们的心里才算踏实了。

1966 年，"文革"席卷而来，父亲也受到冲击，由受人尊敬的老中医一下子成了改造的对象。身处逆境之中，父亲仍然坚持救死扶伤的职守。那时，全国正在搞"大串联"，北京的公交车上经常是拥挤不堪。父亲哪里挤得过身强力壮的年轻人，有时实在无法挤上公共汽车，他竟步行从家里走到医院上班，往返走下来足有 20 多里，但父亲毫无怨言。

在我的记忆中，父亲的生活中最重要的事情就是去医院为患者看病，解除病人的痛苦。1969 年 9 月的一天，我就要离开北京去内蒙古生产建设兵团了。我从来没有离开过父母。在离家前的最后一个夜晚，我在朦胧中听见父亲跟我母亲说，明天很想去车站送送我，可是后来，父亲又说不能耽误上班，就不去送我了。清晨，父亲像往常一样，匆匆上班去了。我望着晨曦中父亲的背影，心中涌起无限的惆怅。唯有默默祝愿，愿父亲平安健康。

1974 年，父亲离开了在同仁医院的工作岗位，回到家中开始了退休生活。然而，作为一位乐于奉献的老中医，父亲其实是退而不休。常常有街坊邻里或亲朋好友介绍的病人来家中求治，父亲都是一丝不苟地义务为他们诊治。后来，父亲与街道居委会办的"红医站"合作，在那里开设半天门诊。在"红医站"一间小小的平房里，父亲接诊了四面八方求治的患者。在那个年代，父亲看一个病人只收一角钱挂号费，给"红医站"留一半，自己仅收入 5 分钱。尽管收入如此菲薄，年迈的父亲仍然是绞尽脑汁，为病人巧拟良方。除了诊脉开方之外，父亲还耐心嘱咐患者配合治疗的注意事项，介绍预防保健的知识。在退休后的日子里，父亲又治愈了很多疑难病证患者。我的父亲就是这样不为名利、不计报酬，只为解除患者的病痛，无怨无悔地奉献着自己的余生。

1975 年，我已从内蒙古生产建设兵团回到北京，也在"红医站"协助父亲接待患者。有一次，父亲接诊了一位病情危重的病人。考虑到病人行动不便，八旬高龄的父亲竟亲自到患者家中为其诊治。后来，父亲又多次让我将

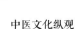

修改好的处方给这位病人送到家里去。有一次，天上下着瓢泼大雨，父亲又让我去给这位病人送处方。我冒着雨赶到病人家，衣服已经湿透了。能够为我敬爱的父亲做一些事，我是心甘情愿的。令我无比欣慰的是，父亲精湛的医术终于将这位病人从死亡线上拉了回来。

读书学习是他终生的乐趣

学海无涯，医术无止境。父亲终生热爱着自己的医生职业，也终生为提高自己的医术而努力着。父亲能够妙手回春，成功地治愈许多疑难病证，除了恩师的教诲之外，亦是他刻苦学习研究中医药理论，在实践中不断摸索的结果。他下班回到家中，业余时间总是以读书看报为乐。许多书籍被常年反复翻阅，书页都破损了。直到古稀之年，父亲还自费订阅并经常研读中医杂志，从中了解中医药的进展情况，学习同道们的医疗经验。父亲晚年一直保持着看书学习的习惯，也是为了防止记忆力退化，以便在为患者诊病时有敏捷的头脑。父亲在看书的时候，还常常作些笔记和摘要，那一行行工整清晰的小字，让人想不到是出自一位耄耋老人之手。我觉得，父亲终生保持这种勤勉的学习习惯，有一种内在的动力，那正是一个医生对自己职责终生不渝的信守。

父亲视历代中医大师的典籍为至宝，不但自己从中汲取教益，还竭尽所能想方设法让大师们的著作流传下去。1974年，"文革"的风潮还在继续，父亲冒着风险，颇费周折，在亲戚的帮助下，把自己保存的一本《丁甘仁医案》交由河北省沧州地区革命委员会翻印出版。父亲保存的这本《丁甘仁医案》对中医临床很有实际意义，该书在沧州翻印出版后，父亲把书全部送给了相关的中医界人士。父亲一生推崇丁甘仁先生的医术，翻印出版了《丁甘仁医案》，也是了却了他的一个夙愿。

整理医案 惠泽后人

父亲行医50多年，有丰富的临证经验。他一直有总结整理自己医疗经验的愿望，曾两次亲自整理医案。第一次是在 1962 至 1964 年间，整理的是 60 年代初在北京同仁医院中医科应诊时的医案，共总结了 15 篇具有典型意义的医案，附有治疗体会与心得，其中 1 篇遗失，14 篇保存了下来。第二次是在 1981 至 1984 年，整理的是 70 年代初至 80 年代初的医案，这是他退休后在街道"红医站"和在家为邻里亲友诊病时的处方。

父亲精选出数十个案例，并亲笔写下按语。他亲自整理的医案，包括胃肠病、肝胆病、咳喘、心血管病、温病、心神疾病，以及皮肤科、眼科、妇科、儿科疾病等，辨证思路和遣方用药都颇有独到之处，且疗效良好。

父亲去世后，我为完成他的遗愿，承担起进一步整理父亲医案的任务。我曾整理了父亲的数篇医案，发表于《中医文献杂志》等期刊，后被收入《名中医治病绝招》等多部书籍中，产生了一定影响。这几篇医案还在网上被广泛转载，拥有众多读者。

2015 年，我以先父亲自总结、精选的医案为主体，补充部分医案，按病种进行分类，编纂了《吴兆祥医案》一书，由中国中医药出版社出版。将分散的医案整理成书，并逐字逐句进行文字修订。

《吴兆祥医案》汇集了 100 多个医案，多数医案附有父亲亲自撰写的按语。《吴兆祥医案》不仅展现了父亲的精湛医术，而且展示了他高尚的医德。期望父亲的医疗经验能为中医临床医生提供借鉴参考，进而造福于患者，并为中医学的发扬光大作出一份贡献。2015 年是父亲诞辰 120 周年，以这部《吴兆祥医案》表达对父亲的纪念。

养生之道：顺应自然，淡泊名利

我父亲在 80 岁高龄时才从工作岗位上退休，年近 90 岁时仍然能够为患者诊病。父亲的健康长寿，是得益于他顺应自然、淡泊名利的养生之道。

父亲从河北农村来到京城，在繁华的都市生活了七八十年，却一直保持着俭朴的生活习惯。在我的记忆中，父亲的衣着总是俭朴而整洁。他上下班时穿制服，回家以后就换上中式的布衣。天长日久，衣服磨损了，洗得褪了颜色，父亲仍是那么爱惜地穿着。父亲还有个让家里的各种物品物尽其用的习惯。他从不轻易扔一点东西，像包药用过的纸都得要整整齐齐地压在椅垫下，随时可以取用。就连一小段绳子，也要将顺了，放在专门的地方，以备不时之需。

父亲多年来的饮食习惯，都是喜吃五谷杂粮。他终生遵循古人的"饮食自倍，肠胃乃伤"的养生名言，吃饭总是定时定量，且只吃七八分饱。直到耄耋之年，他的牙齿还保护得很好，经常和晚辈吃同样的饭食。我的母亲比父亲小十多岁，在生活上精心地照顾父亲，老两口相亲相爱，这也是父亲长寿的原因。

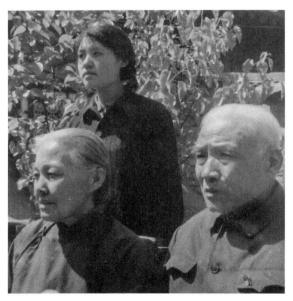

吴中云与父亲、母亲的合影

父亲年轻时就喜爱体育运动，到了晚年，他仍然每天坚持散步。下班回来，还要做点力所能及的家务，如买东西倒垃圾。退休后，父亲时而一个人到北京郊区的香山、颐和园等处游览，在大自然中陶冶身心。

父亲的长寿，还得益于他善于在纷繁复杂的社会生活中，固守自己的精神追求。在92载的人生历程中，父亲经历过战争年代的动荡，政治运动的冲击以及家庭的变故，他都能闯过难关，让自己适应生活。处于逆境的时候，他总以乐观的心态，看到生活中的希望。比如在"文革"中受到批判冲击时，他仍然保持着开朗的情绪，在治病救人的过程中找到精神的归宿和依托。

父亲去世已经 30 多年了。他那高大的身躯，殚精竭虑为患者治病的丰采，仍历历在目。父亲经历了 20 世纪中医界的风风雨雨，他的一生，亦可映衬出百年中医发展史的光辉。

中央国医馆始末

在 20 世纪的 20 年代至 30 年代，有着数千年悠久历史的中医药学，因受到统治当局的歧视和压制，以及外来的西医西药的冲击，而处于风雨飘摇的境地。正当中医界处于危难之际，一位在政界身居高位而颇有远见的有识之士勇敢地站了出来，为处于逆境中的中医仗义执言，奔走呼吁，他就是焦易堂先生。焦易堂先生力主设立并亲自主持了中央国医馆。他本人并非医家，却竭尽自己的力量，为中医界打造一块生存的空间。

中央国医馆的建立，对于 20 世纪上半叶的中医界产生了一定影响，但专门记述中央国医馆的文献却为数不多。本文综合了有关资料，较为详细地介绍了中央国医馆的创建始末以及馆长焦易堂先生的生平，希望对这一段历史的认识和研究有所裨益。

中央国医馆的建立

在国民党政府内，以汪精卫为首的势力，历来对中医药持彻底否定的态度。1929 年，国民党政府提出了"废止中医药案"，妄图将有数千年悠久历史的祖国传统医药彻底扼杀。这一倒行逆施激起了全国中医界的愤慨和抗议。中医界知名人士聚集于上海，成立了全国医药团体联合会，并于 1929 年

3月17日那一天举行了抗议集会。会后，还推举了5人请愿团，赴南京请愿。这就是著名的"3·17事件"。

在国民党内，以焦易堂为代表的不少元老，反对汪精卫等人扼杀中医的政策，主张中西医平等，要求政府采取措施，扶植和发展中医。

焦易堂先生对祖国医学情有独钟，是和他童年的痛苦经历密切相关的。在焦易堂幼年，父亲就因病去世。他的哥哥患猩红热，弟弟患病瘫痪，姐姐产后失调，都相继死去。幼年的不幸遭遇，使焦易堂切身感受到缺医少药的状况给中国民众带来的巨大痛苦，因而下决心要振兴中医，为民造福。这也是促使他始终不渝地维护和发展中医的原因。焦易堂先生曾对妻子江定女士说："余不业医，又非药商，然余深爱中医药，……此国粹也，当维护之。"

在国民党中央会议讨论"废止中医药案"时，焦易堂据理力争，慷慨陈词，要求否决这一议案。由于全国中医界的奋起抗争，也由于焦易堂等国民党元老的坚决反对，终于使汪精卫等人支持的"废止中医药案"未能获得通过。

"废止中医药案"被否决后，全国中医界欢欣鼓舞，并将3月17日定为"国医节"，以纪念中医界的这一重大胜利。

为进一步谋求中医的发展，全国医药团体总联合会又于1930年建议国民党政府仿照国术馆之例设立国医馆。然而，行政院和卫生部却借口国医馆章程需要审核，拖延不予办理。

中医界关于设立国医馆的要求，再次得到了焦易堂等国民党元老的鼎力支持。1930年5月，焦易堂、谭延闿等7名国民党中央委员向国民党中央政治会议提出了成立国医馆的建议。为使国医馆能够获准成立，焦易堂等人四处奔走呼吁。经过不懈的努力，国民党中央政治会议终于在1930年5月17日批准了设立国医馆的建议。

1931年3月17日，在"国医节"这一天，国医馆正式成立了。国医馆的组织机构由中央国医馆和各地的分馆组成，在南京设立中央国医馆，在各省会设立分馆。中央国医馆设置理事会、正副理事长、正副馆长，其下设秘书处、医务处、推行处等，并按工作需要聘请医药专家，设立各种委员会。焦易堂先生亲自担任国医馆馆长，副馆长为陈郁、施今墨二位先生。医务主任为冉雪峰。

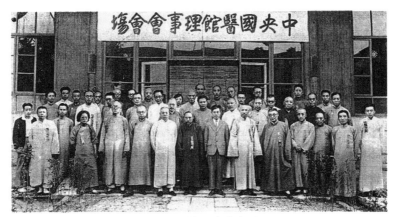

中央国医馆理事会合影

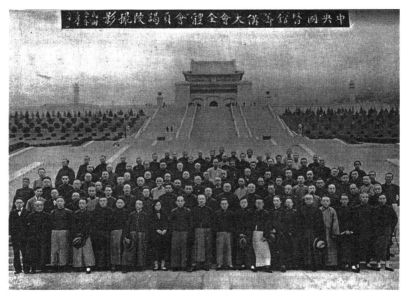

中央国医馆筹备大会全体会员合影（1931年3月17日，中山陵）

中央国医馆成立后，各地的分馆也发展很快。国医馆的设立还延伸到国外，如美国旧金山、菲律宾、新加坡、泰国等地也设立了国医分馆。秘鲁和越南也筹建了国医分馆。

焦易堂先生事略

焦易堂（1880—1950），名希孟，陕西省武功县人。他青年时代就立志振兴中国，痛恨腐败的清廷，非常向往孙中山先生领导的革命事业。

1911 年，经陕西籍同盟会员井勿幕介绍，焦易堂加入了同盟会。随后，焦易堂受命联络陕西革命同志，筹备起义事宜。

1911 年 10 月 10 日，武昌起义爆发。10 月 22 日，焦易堂等在西安策动了新军起义。当晚，陕西革命军总司令部成立，焦易堂担任了参军。此后，他又随陕西革命军出征，击退了进犯的清朝军队。

1912 年 4 月，陕西省临时议会成立，焦易堂被选为省议会议员。1913 年 4 月，陕西省议会推举他为国会议员，参议院议员。从政后，他先后断然拒绝了袁世凯、曹锟等人以高官厚禄的引诱，追随孙中山先生，积极参加了二次革命、护法运动、反曹贿选和北伐战争。

1916 年，焦易堂在上海谒见孙中山先生后，奉孙中山先生之命，秘密往来于广州、上海、天津、北京、西安等地，进行联络工作，出生入死，忠心耿耿。

1920 年，焦易堂在北方拟定了分化北洋军阀势力，联段祺瑞以攻曹锟的计划。他将这个计划密报孙中山先生，得到了孙先生的赞同。焦易堂这一计划的实施，使直皖两系军阀之间产生了不和，而后有直皖之战。

1921 年，孙中山先生率师北伐，焦易堂以参议身份随行。后来，陈炯明在广州叛变，派军队包围了总统府。孙中山先生出驻永丰舰。当时的广州城一片混乱，飞弹如雨。焦易堂冒着生命危险，乘一艘小船来到永丰舰上，拜见了孙中山先生。孙先生嘱焦易堂返回北方，宣传三民主义，广泛联络同志，以作再起之准备。焦易堂肩负着孙先生的重托返回了北方。1923 年前后，焦易堂在天津，明与段祺瑞往来，暗中与冯玉祥等人联络，策划武装革命之事。

1924 年，焦易堂赴广州，参加了孙中山先生主持的国民党第一次全国代表大会。会后，他返回北方，协助冯玉祥等人，推翻了曹锟政府。随后，焦易堂又代表国民军南下，迎孙中山先生北上。

焦易堂不仅自己为国民革命舍生忘死，还将儿子也送上了武装斗争的前线。他的长子焦步辕随父亲南北征战，于1918年在陕西岐山战斗中英勇牺牲。

孙中山先生曾赞扬焦易堂："易堂兄，秦中杰士也。为国奔走有年，于民国创造颇有功焉。"

焦易堂不仅是一位杰出的民主革命志士，而且酷爱祖国的传统文化。他曾在南京组建中央国术馆，自任馆长，主持举办了全国第一次武术考试。对于祖国的传统医学，焦先生更是情有独钟。他后半生的相当一部分精力，致力于扶持和推动中医药事业的发展。

屡遭磨难的国医条例，终于获得了批准颁布

中央国医馆成立后，在焦易堂的主持下，为振兴和发展中医做了有益的工作，并确定三大目标："一、关于国医理论之阐述；二、关于诊疗方法之研究；三、关于药理之化验。"

在学术方面，中央国医馆设立了学术整理委员会，聘请专家，广泛征集中医界的意见，制定中医标准大纲，统一疾病名等工作。

中央国医馆对振兴中医教育也很重视。在国医馆的章程中明确规定："为便利病家治疗及养成医药人才，得附设医院及医药学校……"在中央国医馆的支持下，各地涌现出一批新办的中医学校（如华北国医学院），原有的中医学校也受到了鼓舞。

然而，中央国医馆的运作实际上是极为艰难的。在成立之初，国医馆就遇到了重重阻力和困难。首先是经费问题。中央国医馆的经费，是由国民党政府每月拨款 5000 元。各分馆的经费，则由当地政府月拨 300—500 元，还时常因经济困难，不予支付。这么少的经费，当然不够维持国医馆的活动所需。因此，成立之初的国医馆，就面临着经济拮据的难题，只好设立了筹募

基金，靠募捐来维持国医馆开展活动。

尽管在国医馆章程中已明确写入有关设立中医学校的内容，国民党政府却出尔反尔，依旧企图扼杀中医教育。1932 年 10 月，行政院发布命令，称"中央国医馆所有学校一律改为学社，不准立案，不得列入学校系统"。这一倒行逆施的训令发布后，使各地业已成立的中医学校受到了极大的打击。

更为令中医界愤慨的是国民党政府对于"国医条例"的恶劣态度。早在1930 年 5 月，国民党政府就批准了"西医条例"。而对于"国医条例"，却迟迟不予拟定。国民党政府的这一做法，实际上就是要剥夺中医的合法地位。在此时的中国，尽管中央国医馆已经成立并做了不少工作，全国各地的中医仍然在西医的排斥和政府的百般歧视之中，处于极为艰难的境地。

严酷的现实使馆长焦易堂先生认识到，为实现振兴中医的目标，中央国医馆应该拥有对中医中药的管理职权，而不能仅仅是一个学术机构。当务之急的事情是力促政府制定和批准"国医条例"，为全国中医争取合法的社会地位。

1933 年，焦易堂向国民党政府提交了"主张国医馆须由政府赋予管理国医国药职权"的摺呈。在这份摺呈中，焦易堂仗义执言，痛说中医界所受的种种不公正待遇，申述中医中药对国计民生的重要作用，力主中央国医馆应有对于国医国药的管理权，并力促政府审订颁布国医条例。同年 6 月，焦易堂、石瑛等 29 名国民党中央委员又联名向政府提出"制定国医条例，责成中央国医馆管理国医，以资整理而利民生案"，并附有国医条例原则草案。

国医条例由提出到获准通过，可谓是一波三折，历尽磨难。其间，焦易堂等人进行了不懈的努力。国医条例首先要经过法制委员会通过。当时，焦易堂任法制委员会委员长。由于各委员对国医条例的意见不一致，焦易堂便和副理事长彭养光一道，走访各位委员，进行解释工作，终于使国医条例在法制委员会获准通过。法制委员会通过国医条例之后，该条例还需要在立法委员会上讨论决定。立法委员对国医条例的意见分歧更大，致使条例被搁置了一年之久。有一次讨论国医条例的会上，委员们唇枪舌剑，争论激烈，以致焦易堂和彭养光愤然当场向立法院提出了辞职。由于焦易堂等人对国医条例的竭力主张，甚至以提出辞职相抗争，才使这一条例获准通过。

立法委员会通过国医条例后，条例本该公布实施了。然而，事出意外，国民党政府行政院院长汪精卫又节外生枝地写信给立法院院长孙科，对国医条例百般诋毁，要求孙科设法补救，不予公布实施。但这封信被中医杂志《医界春秋》的主编设法获得，并在《医界春秋》上刊出，激起了全国中医药界的强烈愤慨和抗议。与此同时，冯玉祥等联合国民党中央委员及海外代表81人，在1935年11月召开的国民党第五次全国代表大会上提出"政府对中西医应平等待遇以宏学术而利民生案"，要求对已通过的国医条例予以公布实施。1936年1月22日，国民党政府终于公布了"国医条例"。

"国医条例"的公布，从法律条文上使中医的地位得到了保障。焦易堂等人多年来的奔走呼吁，也终于有了结果。国医条例中还规定，中医学校毕业并取得证书者，经审查合格，可执行中医业务。这一条款实际上是认可了中医教育的合法性。

然而，国民党当权者反对中医的顽固态度，并没有发生改变。一纸"国医条例"，远不能从根本上改变中医的处境。国医条例中所认可的中医教育的合法地位，也仍未被国民党政府教育部所承认。中医界争取将中医学校纳入教育体系的斗争，依然路途漫漫。

焦易堂也没有得到他所要求给予中央国医馆的行政管理权。1935年，国民党政府通过"中央民众运动指导委员会"再次解释国医馆的性质，称其"乃系一种研究国医国药之学术团体，其分馆、支馆不得干涉卫生行政"。在国医条例中，也明确地将中医管理权归于内政部。焦易堂为争取中央国医馆拥有管理职权而努力了数载，最终未能如愿。

在国民党党内争权夺利的夹缝中，国医馆艰难地开展学术活动

在力促政府通过"国医条例"的同时，中央国医馆的学术活动也在逐步

开展之中。在焦易堂主持下进行的这些学术活动，是在经费极为拮据的窘境下，在国民党党内争权夺利的斗争的夹缝之中艰难地进行的。

　　1933 年 4 月，中央国医馆学术整理委员会通过了"整理国医学术标准大纲"。这份大纲是由施今墨、陆渊雷草拟，并广泛征求全国中医界意见，加以修改而成的。

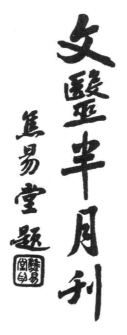

焦易堂为施今墨创办的《文医半月刊》题写刊名

　　统一疾病名称的工作则不很顺利。学术整理委员会于 1933 年 6 月拟就的草稿，以西医病名为主，引起了多数中医的反对。《医界春秋》为此专门出版了"统一病名讨论号"。医家们在讨论中指出，如果依傍西医病名设立中医病名，则中医的诊断、治疗、处方、用药都将无所适从。医家们建议以中医病名为主，保持中医学术的系统性。中央国医馆采纳了医家们的意见，于 1934 年 3 月另立了编审委员会，由陈无咎与张赞臣等分工拟定病名。重新拟定的病名以中医病名为主，于 1934 年 11 月正式公布，征求意见。

　　1935 年 5 月，中央国医馆通过了"国医专科学社及国医研究所立案暂行

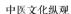

标准大纲"，大纲中拟定了中医学校的课程设置。

中央国医馆还进行了编审中医教材和中医著作的工作。到1936年，已审编教材10余种，包括《内经》《伤寒论》《金匮要略》等。

中央国医馆开展的这些工作，是在极为恶劣的政治环境下进行的，时时要受制于国民党党内错综复杂的矛盾与纷争，因此，这些工作所取得的成果尽管说不上有多么辉煌，也堪称是难能可贵了。特别是为中医学校拟定的课程设置，使中医教育有了统一的办校纲领，也是向较为规范的教育体系迈进了一步。

1937年，在国民党五届三中全会上，焦易堂等53位中央委员提出"责成教育部明令制定中医教学规程编入教育学制系统以便兴办学校符合法令案"，再次要求将中医教育纳入教育体系。此提案通过之时，抗日战争已全面爆发。

此后，在焦易堂和中医界人士的督促和直接参与下，偏安于重庆的国民党政府教育部终于在1938年颁布了"中医学校通则"。至此，中医界为将中医学校纳入教育体系而进行的旷日持久的斗争，总算有了一个结果。

"中医学校通则"通过之后，国民党政府内反对中医的势力并没有就此收敛他们的气焰。以至于到了1939年2月，在国民党政府教育部医学教育委员会讨论中医学校课目表的会议上，焦易堂仍然要同反对派势力进行针锋相对的较量。

抗战烽火中的中央国医馆

在抗日战争的烽火中，中央国医馆已很难发挥作用，但并没有停止工作。焦易堂先生还殚精竭虑，组建了中医救护医院和制药厂，投身于拯救民族危亡的斗争。

1937年8月，日军飞机轰炸了南京，造成军民伤亡惨重。焦易堂目睹了这一惨剧，遂与朱子桥（庆澜）将军（当时担任赈务委员会委员长）商议，在南京老虎桥设立中医救护医院，并在下关设立诊疗所，收容了数千名伤病官兵。每天都有中医师轮流前往，免费为伤病员诊病、施药。所需经费由中央国医馆和赈务委员会分担。

南京沦陷后，中医救护医院于 1938 年迁至重庆瓷器口。经多方努力，医院拥有了 200 多张病床，具有了一定规模。当时，该医院内科主任为邹云翔医师，外科主任为鲁道南医师。1939 年，医院又迁至北碚，由沈仲圭任院长。焦易堂先生经常不辞辛苦，亲自到医院督导。

中央国医馆还组织了医务人员训练班，为战地培训医务人员。训练班共举办了 5 期，毕业学员千余人，教学内容除基本医药知识外，还包括战地卫生勤务、担架编队训练、空袭救护、防毒防空等。训练班的师资力量，主要来自国医馆各分馆，各地的中医学校，以及各省市中医师分会。

抗战期间，伤病的军民急需大量的药品。然而，当时西药来源乏匮，远不能满足军民的需要。为解燃眉之急，焦易堂在重庆设立了制药厂，最初的厂址就在他的住宅所在的江家巷附近。

用科学方法改良精制中药，是焦易堂先生由来已久的心愿。他曾多次对女儿焦尚义说："你长大了要去制药！"可见焦先生发展中药的心情是何等迫切。在抗战中，焦易堂终于将自己多年的心愿付诸实现了。

办药厂的进程曲折而艰难。战争的严酷，政府的冷漠，都给焦易堂办药厂带来诸多磨难。然而，药厂还是终于办起来了，生产了肝素粉、止咳片、救济水、防疫丹等数十种药，前后方军民都很乐于使用。

当时焦易堂在最高法院任职，每天下班之后，都要先去药厂，然后再回家。他曾对妻子说："如此新生幺儿，必特别爱护之。"他是把制药厂当作自己新生的婴儿来爱护的。在制药厂里，焦先生看到机器在正常运转，员工在努力工作，红色蓝色的药丸琳琅满目，心中感到无比欣慰。

抗战胜利，国医馆迁回南京旧址

国民党溃败，焦易堂惜别国医院

抗战胜利后，中央国医馆于 1946 年迁回南京长生祠原址。

迁回南京的中央国医馆，马上开始了恢复和健全基层组织的工作。中央国医馆公开吸收馆员，凡正式中医师都可以参加。各地的分支馆也先后恢复或重建，其中包括江苏、上海、甘肃、广东、湖南、湖北、北平、天津、台湾、香港等国医分馆。

在经费极度缺乏的情况下，中央国医馆仍在致力于中医教材的编写。1947年9月召开的常委理事会上，焦易堂等人拟定方案，继续进行教科书的编写，并推选焦易堂、陈郁、施今墨等10人为教材审查委员。中央国医馆还为章巨膺编著的《中医学修习题解》一书颁发了奖状，以鼓励中医编写出更多的优秀教学书籍。

尽管经费紧张，中央国医馆还是克服困难出版了刊物。早在1932年，国医馆就出版了《国医公报》，到1936年12月停刊，共出版了38期。抗战之后，中央国医馆指定《和平时报·中医药周刊》登载国医馆馆务情况，实际上成为中央国医馆的会刊。《中医药周刊》自1947年元旦创办，至同年12月，共出版38期。

反对中医的当权者，并没有停止对中医的迫害。1946年，上海中医学校被国民政府教育部查封。各地中医界代表再度赴南京请愿。焦易堂几乎每天与请愿代表会面。有一天，焦先生患病，仍然在病榻上会见了广东中医界代表赖少魂。焦易堂语重心长地对赖少魂说："少魂，复兴中医药是一件繁重的工作……只要我们中医界团结，一定有办法。你年轻，今后须多负一点责任，苦干硬干下去，中医终有抬头的日子。"

在抗战胜利之后，最令焦易堂关切的事情是国医院的建设。早在抗战前，中央国医馆就计划在南京设立国医院。抗战胜利后，焦易堂再度筹建国医院，医药界和各方人士纷纷集资捐助。南京毗卢寺住持认为中医治病救人与佛教慈悲之旨相符，对建设国医院也很支持，将寺西的一块土地（庙产）借给国医院作为院址。国医院由殷冠三先生承建，殷先生承诺以最佳建筑材料、最低造价建成国医院。

1948年，国医院即将建成之时，国民党也到了覆灭的前夕。焦易堂对政治局势颇有真知灼见，他对友人说："我看国民党快要完蛋了！蒋介石违背中山先生遗训，所作所为，全出一己之私。八年抗战，刚刚胜利，不思休养生息，悍然发动内战，百姓啼饥号寒，战事节节失利，成何局面！我看毛泽东领导的共产党要成功。"焦易堂作为国民党中央要员，而能有如此见解，足见他的忧国忧民之心，对于国民党蒋介石独裁统治的愤慨。

1948 年底，国医院落成。为了这所医院的建设，焦易堂亲自前往监工，奔走劳碌，投入多少心血。然而，这时国民党已经一败涂地，焦易堂也将要离开南京了。

离开南京之前，焦易堂独自一人来到毗卢寺，作别新建的国医院。老人心情沉重，尽在不言之中。

1949 年冬天，焦易堂辗转来到台湾。因漫长旅途的劳顿，此时他已是心力交瘁，旧疾时时复发。1950 年 9 月中旬，"考试院"举行中医特种考试，钮永建院长请焦先生担任典试委员。焦先生身体有病，本来是想婉拒的。但钮院长和医界同仁一再求助，焦先生便慨然应允了。

焦易堂先生抱病参加了中医考试的工作。每次会商考试事宜归来，都感到精神疲倦，身体渐渐不支。焦先生的妻子江定女士劝他早些回来休息，焦先生答道："除非不答应人做事，答应了，就该负责……"

10 月中旬，中医考试已完毕，尚未会商录取之时，焦先生的病情加重，大便黑色，头昏眼花，急送医院救治。几天后，焦先生病情恶化，认人不清，对来探望的人都说是从"考试院"来的，还要叮嘱几句考试录取标准的事情。焦易堂先生在他生命的最后时刻，挂念的依然是中医。1950 年 10 月 28 日，焦易堂先生与世长辞。

中医界并没有忘记焦先生。1960 年，在焦先生逝世 10 周年之际，台湾中医界为他出版了一本《中医药》专集。30 位医师和港台中医药学会、工会为他树立了一具铜像，铜像下镌刻着于右任先生的题词。诸多名医为他赋诗、题词、撰写纪念文章。

1991 年，在纪念辛亥革命 80 周年的时候，有关单位编辑出版了《辛亥革命前后的焦易堂先生》专集。在此专集中，关于焦易堂先生创办中央国医馆的内容，占了相当大的篇幅。

回首往事，在国民党统治下的中国，中医界受到当局的摧残压迫，历尽劫难。有焦易堂先生这样的政界要人甘愿为中医披肝沥胆，鞠躬尽瘁，实乃难能可贵。焦易堂先生领导下的中央国医馆为发展中医药作出的贡献，亦是应该得到肯定的。

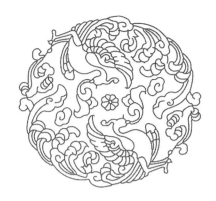

下篇 医海听涛

　　学海无涯。博大的中医学体系同样如大海般浩瀚壮观。本书从浩瀚的中医学之海中，为读者掬起几朵璀璨的浪花。

　　在新冠肺炎疫情阻击战中，中医中药发挥了重要作用。经历了疫情，再回顾中医抗疫的历史，别有一番感慨。

　　新安医学、回族医学，都是祖国传统医学的瑰宝；何氏 800 年医学世家，为中医史所罕见。杏林才女们的奋斗，为医史增添了一道亮丽的光彩；中医心理学和中医时辰医学，则更富于传统文化的韵味。还应该看一看，诗人和医家是如何走到一起的。然后，让我们以认真的态度，反思历史上医家的社会地位。

　　现代生活，心理压力增大。中医心理养生的 12 种方法，可供细细品读。

　　本书还精选了医家箴言和医林轶事，希冀读者能够从中有所感悟。

中医抗疫史话

2020 年初发生的新冠肺炎疫情，是中华人民共和国成立以来在我国发生的传播速度最快、感染范围最广、防控难度最大的一次重大突发公共卫生事件。

抗击新冠肺炎疫情，中医中药发挥了重要作用。

在中华民族数千年来与瘟疫的抗争中，祖国医药一直起着举足轻重、不可或缺的作用。回顾历史，会令人有更深刻的认知。

渊源久远，中医抗疫可以追溯到《内经》的时代

在古代，由于天灾、战争、饥荒等原因，疫病广泛蔓延，夺走了无数人的生命。在这样的背景之下，当时的医家开始积累对于疫病的知识，许多设想和治疗经验也出现于医著之中，为后世中医温病学的诞生创造了条件。

《内经》所述"热者寒之"，"温者清之"，虽不是针对温病而言，但为温病治疗学的发展奠定了基础。

《内经》还指出："正气内存，邪不可干，邪之所凑，其气必虚。"意思是说，在人体正气强盛的情况下，邪气不易侵入机体，也就不会发生疾病。而邪气之所以能够侵犯人体，一定是因为正气虚弱了。《内经》的这段论述，

为后世预防、治疗包括温病在内的各种外邪入侵的疾病提供了总体的指导思想。

关于温病的病因，晋代医家葛洪在《肘后备急方》中指出："岁中有厉气兼挟鬼毒相注，名曰温病。"认识到温病起于一种特殊的致病因素——疠气。隋代巢元方《诸病源候论》指出：温病是"人感乖戾之气而生病"。葛洪、巢元方有关温病病因的认知，对后世吴又可提出"疠气学说"有很大的指导意义。

古代医家还提出了一些方药。葛洪《肘后备急方》、孙思邈《千金要方》、王焘《外台秘要》记载了许多预防和治疗温病的方剂。

在汉代，已有对传染病采取隔离措施的知识。《后汉书·皇甫规传》记载，公元 162 年（延禧五年），皇甫规帅军出征，军中发生传染病，死亡占十之三四。皇甫规便将患病者安置在临时指定的庐庵中，与健康的士兵隔离，并亲自巡视，给予医药。这是军队中设立传染病隔离病院的最早记载。

明清时代，中医温病学创立

明清两代，由于城市的发展和人口的集中，流行性传染病经常爆发，成为当时医界面临的一大难题。据有关文献，明代 276 年中，共发生传染病疫情 178 次，其中大疫流行 64 次。清代 295 年中，大疫流行 74 次。

由于传统的伤寒法治疗这些瘟疫效果并不理想，这使当时的医家不得不寻找新的路径来治疗这些瘟疫，由此而诞生了中医温病学说。中医温病学的"温病"，又称温热病，是指感受四时温热或湿热邪气所引起的外感急性热病，以发热、热象偏盛等症状为特征，大多起病急骤、传变较快，且多数具有传染性、流行性。

吴又可、叶天士、吴鞠通等医家，是中医温病学的奠基人。

吴又可（1582—1652），名有性，号淡斋，江苏吴县（今吴中区）人，生活在明末清初之际，是中医温病学的创始人。他根据自己的临证经验，撰著《温疫论》一书，提出"疠气致病"的观点，创立了一套温热病的辨证论证方案。

1642年（明崇祯十五年），全国爆发疫情。南北直隶、山东、浙江等地大疫，五六月间益盛，"一巷百余家，无一家仅免，一门数十口，无一仅存者"。医生们都用伤寒法来治疗，毫无效果。吴又可亲历了疫情，积累了丰富的资料，推究病源，潜心研究，依据治验所得，撰写成了《温疫论》一书，指出"温疫之为病……乃天地间别有一种异气所感"。

吴又可对于温病的治疗，贯穿了"客邪贵乎早逐"的原则，并提出"开门祛贼"的主张。他认为，在疫病早期，人体"气血未乱，肌肉未消，津液未耗，病不至危殆，投剂不至掣肘，愈后亦易平复。"吴又可提出的"客邪贵乎早逐"的原则，对后世医家治疗温病很有指导意义。

叶天士（1667—1746），名桂，字天士，号香岩，江苏吴县人。（参见本书"千里寻访叶天士故居"一文）

叶天士撰著的《温热论》，在继承吴又可温病学理论的基础上，阐明了温病发生、发展的规律，为温病学说提供了理论和辨证的基础。他首先提出"温邪上受，首先犯肺，逆传心包"的论点，概括了温病的发展和传变的途径，成为认识外感温病的总纲；还根据温病病变的发展，分为卫、气、营、血四个阶段，作为辨证施治的纲领；在诊断上则发展了察舌、验齿、辨斑疹、辨白疹等方法。

叶天士继承了吴又可"客邪贵乎早逐""开门祛贼"的思想。在治疗上，叶天士反对使用治疗伤寒的辛温药来治温病，而主张采用"透法"和"泄法"，让病邪有外出之路。叶天士发展了温病学说的理论和临证应用，使许多生命垂危的瘟疫患者获得了救治。

吴鞠通（1758—1836），名瑭，字鞠通，江苏淮阴人。少年吴鞠通曾攻读儒学，19岁那年，父亲病故，他哀痛欲绝，自叹"父病不知医，尚复何颜立天地间？"因而购买了许多医书，精心研读。当他读到张仲景《伤寒论·序》中"外逐荣辱，内忘身命"之句的时候，毅然放弃了科举之路，专一研修医学。1783年（乾隆四十八年）秋，吴鞠通赴京师，参与抄写校验《四库全书》，得以拜读吴又可《温疫论》，收获颇丰，有顿开茅塞之感。此后，又兼读诸家之论，包括叶天士的著作，潜心研究了 10 年。吴鞠通很谨慎，虽然已通晓诸家之论，却"未敢轻治一人"。

1793 年，京师流行瘟疫。吴鞠通在朋友的敦促下，诊治了一些病人，都是其他医生误治，已经病情严重的病人。经吴鞠通诊治，治好了数十人。吴鞠通痛感当时的许多医生并没有掌握治疗温病的正确方法，因而才会误诊误治。于是，他用了六年时间，"采辑历代名贤著述，去其驳杂，取其精微，间附己意，以及考验"，撰著了《温病条辨》一书。此书取法于叶天士甚多，兼而融汇诸家，提出了"三焦辩证"理论，确立了温病清热养阴法则，成为温病学派之圭臬。对于《温病条辨》的成就，吴鞠通谦逊地说："诸贤如木工钻眼，已至九分；瑭特透此一分，作圆满会耳。非敢高过前贤也。"在疫病又一次肆虐之前，吴鞠通将《温病条辨》付梓，流传于世。

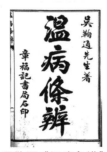

吴鞠通《温病条辨》

对温病学说的发展作出重要贡献的，还有薛生白、王孟英、戴天章、余霖、杨璇等医家。

我国古代，关于传染病学还有一个重大发明，就是创制于明代（或明代之前）的"人痘接种术"。"人痘接种术"在清代中后期变得更加成熟和完善，得到推广应用，开创了人类预防天花的新纪元。

20 世纪，中医学家奋战在抗疫前线

进入 20 世纪，各种传染病依然时而流行肆虐。诸多中医学家曾奋战在抗

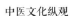

疫前线，孔伯华、蒲辅周等医家就是杰出的代表。

孔伯华（1884—1955），山东曲阜人，中医学家，北京四大名医之一。他的祖父孔宪高精通医理，在为官之余为百姓看病。受家庭熏陶，孔伯华自幼就对中医很有兴趣，14 岁开始专攻医学。他得知直隶的两位名医学识渊博，医术高明，就虚心前往求教。两位名医对孔伯华的颖悟才气也早有所闻，深为器重，乐于把他们的医术相传，使孔伯华颇受教益。此后，孔伯华忘我地投入学习，医术不断精进，开始悬壶济世。他在自传中说："二十岁以后明医术，遍游数省，渐闻于社会。"

1915 年，31 岁的孔伯华来到北京，在当时官办的中医机构——外城官医院任医官。1917 年，华北爆发了霍乱，时人描述"沿村各家各户，递相传染，大有一日千里之势"。孔伯华等医官主动请缨，要求赶往疫情最严重的廊坊等地防控疫情。北洋政府派遣孔伯华与原清廷医官曹巽轩、杨浩如、张菊人、陈伯雅等，到廊坊一带参加防疫工作。到达疫区后，只见家家门户紧闭，哭泣之声日夜不绝，许多人受到传染卧病在床。事不宜迟，医疗队立即发出告示，在一所已停课的学校内接诊。可是那时人们对医疗队并不信任，宁愿留在家中烧香求佛也不愿前往就诊。孔伯华等人忧心忡忡，知道只要略一耽搁，就会有更多的病人命丧黄泉。他提议医疗队要亲自深入各村各户进行宣传，送医上门，向人们宣讲防治之法。于是留下两个医生在学校继续候诊，其余医生挨家挨户地去诊治病人。孔伯华深入住户，边宣传，边治疗，不辞辛劳，一心赴救，为百姓解除痛苦，救活了许多患者，受到当地民众高度赞誉。事后，他又与同行诸人共同编著了《八种传染病症诊治析疑》一书，刊行于世，充实了中医宝库中有关传染病防治的知识，作出了重大贡献。

蒲辅周（1888—1975），现代中医学家，四川梓潼人。祖父蒲国桢、父亲蒲仲思，都是精通医道、名闻乡里的医生。15 岁起，蒲辅周在祖父潜心教授下学习医学。经 3 年的苦读与侍诊，蒲辅周积累了一定的临证经验，18 岁便悬壶于乡里。

1935 年，47 岁的蒲辅周来到成都行医。这一年冬天，成都温病流行。蒲辅周辩证诊断，认定是"寒包火"，即在药方中用麻黄开表。可是当地人对于麻黄的药性有疑虑，病人见方后不敢取药。改用别的药代替又无效。蒲辅周思索再三，便将麻黄研末为药引子发放。果然，经他看过的患者无不效验，于是名噪省城。

不久后，他接到三弟来信，得知梓潼流行霍乱，一天死数十人。蒲辅周立即寄去一张治霍乱的处方，同时汇款二百大洋，要三弟将治霍乱药方抄写四处张贴。将汇款买药，半价发售，贫穷者分文不收。

1955 年，中医研究院在北京成立，向各省征调著名中医，担负科研、教学、医疗重任。全国各地共调来 30 多位中医，蒲辅周是其中之一。他精于内、妇、儿科，尤其擅治温热病。在几次传染病流行时，他辨证论治，独辟蹊径，救治了大量危重病人。

1956 年，北京地区流行乙型脑炎，儿童医院、第一传染病院都住满病人。人们都还记得，1955 年石家庄地区流行乙脑，采用《伤寒论》中的"白虎汤"治疗，很有疗效。于是，许多医生仿效石家庄地区治疗乙脑经验，仍用白虎汤，结果却屡试无效。人们大惑不解。蒲辅周前往诊视后，又翻阅文献，通过客观全面分析，认为石家庄地区发病，是因久晴无雨、天暑地热，属暑温偏热，采用白虎汤，可辛凉透邪、清气泄热，切中病机。然而，北京地区发病，久雨少晴、天暑地湿，势必湿热交蒸。患者得病虽是源于暑温，但应偏湿。蒲辅周按湿温病医治，改用白虎加苍术汤、杏仁滑石汤、三仁汤等方剂化裁，以芳香化湿和通阳利湿的思路进行治疗，大获神效，使许多垂危病人起死回生，疫情很快得到控制。

屠呦呦教授在青蒿素研究中取得的卓越成就，也表明了中医中药在传染病防治中的重大作用，对人类健康的巨大贡献。

自 20 世纪 60 年代，疟原虫对奎宁类药物产生了抗药性，严重影响到治疗效果。多年从事中药研究的屠呦呦，受葛洪《肘后备急方》启发，创造性地研制出抗疟新药——青蒿素。青蒿素及其衍生物能迅速消灭人体内的疟原虫，对恶性疟疾有很好的治疗效果，被誉为"拯救 2 亿人"的发现。2015

年，屠呦呦获诺贝尔生理学或医学奖，成为第一个获得诺贝尔自然科学奖的中国人。

2003 年，邓铁涛以中医中药迎战"非典"

2003 年春天，一场突如其来的"非典型性肺炎（非典）"疫情来袭，北京、广东、香港等地疫情颇为严重。多位中医学家挺身而出，以中医中药迎战"非典"，邓铁涛就是其中一位杰出的代表。

邓老首次接触的"非典"案例，是不幸受到感染的广东省中医院急诊科护士长邓秋迎。邓秋迎是邓老弟子之妻，奋战在抗击"非典"一线，感染"非典"3 天，持续高热不退，服用了大剂量的激素，但并没有效果。邓秋迎的丈夫很着急，赶紧求助于恩师邓铁涛。邓老经过望闻问切，果断提出停用西药，改用中药治疗。服药后，邓秋迎当天高烧即渐渐消退，坚持吃中药不到 20 天的时间，肺部的炎症已基本得到改善，几天后，邓秋迎就能如常上班了。

"非典"期间，邓铁涛临危受命，被任命为中医专家组组长。在邓老的努力下，当时他所在的广州中医药大学第一附属医院共收治了 73 例"非典"病人，取得了"零转院""零死亡""零感染"的成绩。在呼吸病研究所，邓铁涛率领中医介入治疗 71 例"非典"患者，死亡只有一例。这些，都说明了中医中药治疗"非典"的疗效。

谈到治疗"非典"的经验时，邓铁涛说："我们的治疗不是杀灭病邪，而是驱赶，赶走它。""中医有句话叫作'正气内存，邪不可干'。"邓老指出："非典"是温病的一种，而中医治疗温病历史悠久，用中医药可以治好"非典"。邓老还撰写学术文章，以便全国中医参与抗击"非典"时参考。

邓铁涛（1916—2019），广东省开平县人，首届国医大师，广州中医药大学终身教授。2003 年"非典"肆虐时，这位当时已经 87 岁的耄耋老人，义无反顾奋战在抗击"非典"第一线。正是邓老挺身而出，才使得中医迅速介入到抗击"非典"的全局中，挽救了大批患者的生命。

2020 年，中医药在抗击新冠疫情中发挥重要作用

2020 年初，新型冠状病毒感染的肺炎（新冠肺炎）疫情爆发。这是新中国成立以来在我国发生的传播速度最快、感染范围最广、防控难度最大的一次重大突发公共卫生事件。来自全国各地的 4 万多名医务人员驰援湖北，驰援武汉。当地医务人员与全国医务人员携手，英勇奋战在抗疫第一线，奋不顾身、舍生忘死，为拯救患者、防控疫情作出了经天纬地的贡献。

在抗击新冠肺炎疫情中，中医中药再次发挥了重要作用。

据 2020 年 2 月 20 日国务院新闻办公室新闻发布会介绍："新冠"肺炎疫情发生以来，全国中医药系统抽调近 3200 名医护人员驰援湖北，组建了四批588 人的国家中医医疗队，进驻了金银潭医院、雷神山医院、湖北省中西结合医院，接管了江夏方舱医院。

72 岁的中国工程院院士、天津中医药大学校长张伯礼担任了江夏方舱医院名誉院长，北京中医医院院长刘清泉担任了江夏方舱医院院长。

2 月 24 日，CCTV"新闻 1+1"栏目，主持人白岩松对话中央指导组专家组成员、中国工程院院士张伯礼。

白岩松问：2 月 14 日，中医接管的（江夏）方舱医院开始运营了，采取了什么方法，效果如何？

张伯礼回答：（江夏）方舱医院医务人员是由五所中医药大学附属医院组成的，来自天津、江苏、湖南、河南、陕西，一共 360 多名医务人员。方舱医院里边每个病人都要吃汤药，对有个别需要调整的药还有配方颗粒。还组织患者练习太极拳、八段锦，帮助他们康复，也活跃他们的精神、增强他们的信心；融入中医的理疗，包括针灸、按摩这些方法。总的来说，病人情绪非常安定，医患关系非常好。截至目前共收治病人 398 名，没有一例转为重症，有大约 50 多人已经准备出舱了，总的效果是不错的。

白岩松问：（您对）"中西医结合"怎么理解，什么时候分，什么时候合？

张伯礼回答：要发挥中医和西医各自的长处，能够优势互补，给病人更

好的医疗照顾，这是我们的最终目的。经过实践，我们发现，对新冠肺炎轻症的患者，中医药完全可以把它拿下来（治愈），我现在觉得非常有信心。但是到了重症，还是以西医为主，西医的呼吸支持、循环支持等生命支持是必不可少的，有了这些支持才挽救了病人的生命。而中医在这时候是配合的，虽然是配角，但是有的时候又不可或缺。

患者对于中医治疗新冠肺炎的亲身体验，也是颇有说服力的。在江夏方舱医院治疗的李女士，就是一个例子。

据《湖北日报》报道，春节期间，43 岁的李女士一直在家照顾发热的父母。不久，李女士突然畏寒，且有轻微咳嗽，莫不是自己也"中招"了？第二天 CT 检查结果，肺部已出现感染。在连续接受 3 天针剂注射治疗后，李女士的症状有所缓解，但仍没退烧。后来病情又有反复，2 月 6 日甚至出现喘气困难。

李女士说："到江夏方舱医院后，最初，医生给我吃中药，我是拒绝的。以前自己从未服用过中药，这次这么严重，光喝中药不输液能好吗？"

在医生们的反复劝说下，看到身边有些患者有好转，李女士动摇了，开始尝试着服中药。

让她的观念有颠覆性改变的是那个不起眼的敷贴。由于高烧迟迟未退，医生在李女士的大椎穴上，贴上了温灸贴。听说可以疏风解表，对自己也无害，李女士半信半疑地接受了。神奇魔力竟然在第二天出现了，体温真的降了。从那以后，李女士决定做个听话的病人。

医生开的"2 号方"，李女士用开水一冲，一股脑喝下去；护士们带着大家练习八段锦，她也跟着一板一眼地学起来。身体通畅了，情绪也没有以前焦虑，李女士在心里不由得暗暗佩服起中医来。

"我的体温已持续 8 天正常，连续两次核酸检测都是阴性，医生说很快就能出院了。"李女士一脸喜悦，"从来没想到，真的是中医治好了我。"

"一个个好起来的活生生病例，让大家真切感到中医不是慢郎中。"天津中医药大学第一附属医院医生刘学政说，"部分患者一开始觉得服用中药起效慢、延误病情，现在都改变了观念。"

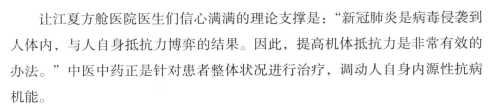

让江夏方舱医院医生们信心满满的理论支撑是："新冠肺炎是病毒侵袭到人体内，与人自身抵抗力博弈的结果。因此，提高机体抵抗力是非常有效的办法。"中医中药正是针对患者整体状况进行治疗，调动人自身内源性抗病机能。

张伯礼直言："中医、西医都是医，谁有优势谁发挥，归根到底是要让病人得到最好的救治。"这也是他给江夏方舱医院定下的准则，一切以利于患者救治为指南。除了中药汤剂治疗外，这里也同时具备西医的手段，包括吸氧、输液等。

从来没有治疗新冠肺炎的经验可以遵循，也从未集中面对过如此数量之大的患者群。每个尝试对江夏方舱医院而言，都显得有些"如履薄冰"；每一个欣喜变化的背后，都写满艰辛……

2020 年 3 月 10 日，江夏方舱医院休舱，完成了使命。刘清泉院长介绍，江夏方舱医院累计收治 564 名轻症患者，没有一人从轻症向重症转化。（信息来源：2020 年 3 月 11 日《北京晚报》）

在 2020 年 3 月 17 日国务院联防联控机制召开的新闻发布会上，国家中医药管理局科技司司长李昱在回答记者提问时表示，全国除湖北以外的地区，中医药参与救治的病例占累计确诊病例的 96.37%，在湖北地区中医药的参与率也达到了 91.05%。中医药在阻止轻型、普通型的患者向重型、危重型发展方面发挥了重要的作用。10 个省市 1261 名服用"清肺排毒汤"的患者临床观察显示，没有 1 例轻型患者转为重型。在重型和危重型患者的治疗中，中医药也发挥了很好的作用，特别是在退高热、促进渗出吸收、提高氧合水平、降低肺纤维化方面都发挥了很好的作用。中医药作用的发挥还体现在抗击疫情整个过程中，包括预防、治疗和康复全过程。

在新冠肺炎疫情防控阻击战中，中医药发挥了不可替代的作用。

张伯礼院士说："中医、西医都是医，谁有优势谁发挥，归根到底是要让病人得到最好的救治。"金玉之言，掷地有声。

中国老百姓，能够得到中医、西医的协同守护，这是中华民族的福祉。

源远流长的新安医学

在峰峦雄奇的黄山之麓，在水波潋滟的新安江源头，以古新安郡地区（含安徽歙县、休宁、黟县、祁门、屯溪以及江西婺源）为根底，形成了一个卓有成就的医家群体。这个医家群体渊源久远，于明、清时达到鼎盛，其影响辐射到全国各地，对中医学的发展产生过重要的影响。在古新安郡地区形成的这一医家群体以及他们的医学成就，被后世的研究者命名为新安医学。新安医学，与新安画派、徽派建筑、徽剧等一样，是中华民族传统文化的瑰宝。

璨若群星的新安医家

在古新安郡地区，历史上曾产生过众多的知名医家。这些医家们卓越的学术成就，构筑出了辉煌壮观的新安医学。其中，包括我国第一部医家类案的作者江瓘、《医学心悟》一书的作者程国彭、《医宗金鉴》的主编者吴谦，以及在中医史上享有盛誉的汪机、汪昂等人。

明代医家江瓘（1503—1565），字民莹，安徽歙县人。年轻时的江瓘命运多舛，14岁时母亲就去世了；他刻苦习儒，却在科场屡屡失利。为了谋生，他开始经商，又因劳累过度而患了呕血证。后来，他发奋自学医术，终于成为名医。江瓘从"博涉知病"之说中得到启示，用了 20 年的时间，广泛收集历代名医治法验案，按门类划分，并加上评议，撰著了《名医类案》一书。书中不仅包括历代各家名医诊案，而且收录了其家藏秘方。这部凝聚了 20 年心血的书稿还未及刊刻，江瓘就因病辞世了。他的儿子江应宿继承父业，在《名医类案》书稿中补充了江瓘及江应宿本人的验案，以及游历各地所搜集的验方，重新分类编辑，于 1591 年（明万历 19 年）刊行。全书分为 205 门，以病证分类，包括中风、伤寒、消渴、疮疡、崩漏等诸多常见病证。此书是我国第一部医家类案著作，具有较高的临床和文献价值，刊行后产生了广泛影响，备受后世医家的推崇。

明代医家汪机（1463—1539），字省之，号石山，安徽祁门县人。其父是当地名医。汪机少年时熟读经史，受挫于科场后随父学医，以医济世，不久就闻名遐迩，成为一代名医。在数十年的行医生涯中，汪机潜心研究医理，学识精深，撰著了丰厚的医学著作。现存于世的有《石山医案》《医学原理》《读素问钞》《外科理例》《痘治理辨》《针灸问对》《伤寒选录》等。其中，《外科理例》是汪机的代表作，为晚年所辑，该书以"外科必本诸内，知乎内以求乎外"为指导思想，广辑刘河间、朱丹溪、李东垣等医家的疡科之论，结合个人实践体会，"明辨经络表里之异，脉理虚实之殊"，精心编纂而成书，于 1531 年刊行。此书对中医外科学的发展产生了一定影响。汪机在针灸学上亦颇有建树，撰著了《针灸问对》这一传世之作。

清代医家程国彭（1662—1735），字钟龄，安徽歙县人，是《医学心悟》一书的作者。《医学心悟》在总述了四诊八纲八法之后，分述了内、外、妇产、五官等科的辨证论治。该书论述简要，选方切合实用，在临床医学门径书中卓有影响。

明代是中医历史上本草学发展的高峰时期，这一时期的新安医家为本草学的发展作出了卓越的贡献，其代表性著作是陈嘉谟的《本草蒙筌》和汪昂的《本草备要》，这两部著作分别成书于《本草纲目》之前和之后。陈嘉谟（1486—1570），字廷采，明代安徽祁门县人，他在 73 岁高龄时开始编撰《本

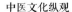

草蒙筌》，历经七载，五易其稿，1565 年成书时，作者已是 80 岁的老翁。《本草蒙筌》一书被李时珍称誉为"颇有发明，便于初学"的著作。明清间医家汪昂（1615—1694），字讱庵，安徽休宁县人，著有《本草备要》《医方集解》《汤头歌诀》等著作。其中，《本草备要》取材于《本草纲目》，而删繁就简，由博返约，便于阅读，是流传较广的一部本草学书籍。

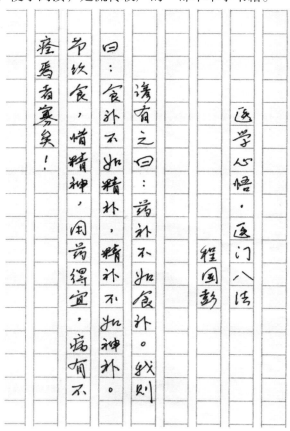

程国彭《医学心悟》（节选）（吴中云 书）

新安医家在《伤寒论》的研究中也颇有建树。明代医家方有执（1523—1593），字中行，安徽歙县人，著有《伤寒论条辨》8 卷，是《伤寒论》学术研究中的"简错重订学派"的首倡者。

由于医术精湛，新安医家中有不少人在太医院担任要职。清代医家吴谦，字六吉，安徽歙县人，曾任太医院院判。在乾隆年间，受皇帝敕令，吴谦担任了《医宗金鉴》这一恢宏巨著的主修官。在明、清年间，安徽祁门县出了徐春圃、王琠等6位御医。

成就卓著的新安医家还有许许多多。如北宋医家张扩，元代医家范天锡，明代医家吴昆（《医方考》的作者）、孙东宿，清代医家吴楚、程芝田、郑梅涧、程文囿，等等。

近代医家汪莲石先生，安徽歙县人，后移居上海行医，亦是知名的新安医家。丁甘仁初到上海，曾问业于汪莲石先生。恽铁樵研修医学时，也曾求教于汪先生。程门雪在就读于上海中医专门学校之前，亦是汪莲石的学生。一位新安医家培养了三位名垂医史的门生，由此可见新安医家的学术水准。

首开先河的"宅仁医会"

在明代，诞生了我国医学史上第一个民间医学学术团体——"一体堂宅仁医会"。这个首开先河的民间学术团体的发起人和创办者，就是新安医家徐春圃。

徐春圃（1520—1596），字汝元，安徽祁门县人。徐家世代习儒，徐春圃则醉心于医学。他师从名医汪宦，又博览医籍，通晓内、妇、儿等科，医术高超。曾任太医院医官。徐春圃勤于著述，曾以30年的心血编成100卷《古今医统大全》，此外还著有《妇科心镜》《幼幼汇集》《医学捷径》等书，对后世有很大的影响。

大约在1568年（明隆庆二年），由徐春圃发起和组织，在直隶顺天府（今北京）成立了一体堂宅仁医会。共有46人参加，其中多数是有名的医家。医会中有安徽祁门籍医家12人。

一体堂宅仁医会的宗旨，是探讨钻研医学知识，提高医德修养，使会员彼此之间"善相助、过相规、患难相济"。该会对成员作出了很严格的规范，提出的要求有22项之多，包括：诚意、明理、格致、审证、规鉴、恒德、力学、讲学、辨脉、处方、存心、体仁、忘利、自重、法天、医学之大、戒贪鄙、恤贫、自得、知人、医箴与避晦疾。

一体堂宅仁医会的建立，对提高会员的医德修养和医疗水平、促进医学发展，产生了积极的影响。由新安医家创立的这一民间医学学术团体，在中医发展史上也具有重要意义。

新安医学与儒商文化

新安医学与儒商文化之间，有着千丝万缕的联系。可以说，正是儒商文化孕育了新安医学。

古新安郡地区峰峦叠嶂，景色秀美，于战乱和灾祸之外，是难得的世外桃源。在汉末、西晋和南朝至唐、宋间的三次人口大迁徙中，北方中原地区的不少缙绅仕宦流入新安，随之带入了先进的中原文化和生产技术，并与当地人民的文化、生产相互渗透融合。后来，伴随着贸易的蓬勃发展，徽商崛起了。

徽商是"右贾左儒"的儒商，他们内心有着难以释怀的文化情结。在经商成功之后，他们将巨额的财力投入到了精神文化的建设之中。在古新安郡六县之中，兴建了众多的书院、学社，巨富大贾们还购进了大量书籍。这些，都构成了新安医学得以兴起的文化基础。

"商"与"儒"的结合成为一种模式，促使大批博学之士纷纷投身于能够经世致用的学科之中，很多人选择了医学。

青年汪机在科场失利之后，遵从父命学习医术。开始时，他只是偶尔为当地人诊病，但因为治疗效果良好，求医者竟愈来愈多。汪机对此颇为感慨，叹道："仕不至相，则其泽之所反不若医之博也！"从此他无怨无悔地放弃了举业，全心致力于医学。

明代安徽歙县人吴元溟，自幼习儒。在 20 岁那一年，母亲患了病，他急忙煎药服侍。母亲怜爱地看着忙碌的儿子，对吴元溟的父亲说："茕茕孤子，即令习儒，不若兼令业医，以广其学。"父亲欣然同意了。后来，吴元溟经苦心学习而精通医理，成为良医。

在新安的相当一部分文化人中间，投身医学渐渐成为一种群体意识。这是因为行医既不受经商之初所需的财力基础等限制，又可避免儒士生涯的飘摇不定。况且，"良医、良相"之说也早已深入人心。医家们因救死扶伤、普济苍生而获得的声誉，还使行医者得到了心理上的满足和日渐提高的社会地位。由此，医学事业就在新安地域兴盛发展起来。此外，随着新安地域经济的发展，生活条件的改善，人们对于生命更加珍视了，希冀着健康和平安，更勤于求医问药，这亦是新安医学发展的外在动力。

新安医学研究蓬勃兴起

国内对新安医学的最早研究可以追溯到民国时期，当时的《徽州日报》曾办过"新安医药半月刊"。中华人民共和国成立之后，学术刊物上也曾发表了一些对新安医家的介绍文章，出版了一些新安医家的医籍。

学术界对于新安医学的正式研究则始于 20 世纪 70 年代后期。学术研究之风重振，中国古代医学成就的价值和医史文献的研究受到了普遍的重视。在这一背景之下，新安医学研究悄然兴起。

70 年代后期，歙县卫生局开始组织人员研究新安医学。1978 年底，洪芳度等搜集整理成了《新安医学史略》初稿。70 年代末至 80 年代中期，一批关于新安医学研究的有影响的论文相继在学术刊物发表。如项长生发表于《中华医史杂志》的"我国历史上最早的医学组织——宅仁医会"等文章。

1986 年，新安医学研究会成立大会暨第一届新安医学研讨会在黄山召开，将新安医学研究推向高潮。会上发表论文 46 篇，赵璞珊、俞慎初、林乾良、陆肇基、李济仁等知名学者皆撰有文章。

安徽省中医药管理局提出了新安医学研究的十年规划，其中包括出版新安珍本医书集成，编写新安医学人物志和医籍考等。经过各有关方面的协同努力，搜集点校的 50 余部新安医籍已经付梓出版，《新安名医考》一书于 90 年代初问世。由王乐匋教授主持编写的 50 万字的《新安医籍考》出版。

在此基础上，新安医学研究进一步深入，对新安医籍及资料进行了深层次的研究，其代表性成果之一是李济仁主编的《大医精要——新安医学研究》一书，于 1999 年出版。

2018 年 12 月 1 日，由中华中医药学会主办的"首届新安医学传承创新国际论坛暨国医大师李济仁第四届学术经验研讨会"在安徽省黄山市隆重举行。国医大师李济仁、李业甫，各有关单位领导及数百位海内外中医药界专家学者出席了会议。

国医大师李济仁说："中医学的发展需要传承，新安医学的发展不能故步自封，更要在交流中不断前进。""新安医学名医之多，医书之广，在历史上曾写下光辉灿烂的一页。当今，我们后辈有责任把新安医学继承好，发展好，利用好。"

期待新安医学研究和临证应用取得新的成就。

附录：古新安郡的建制沿革

西晋太康元年（280 年），改新都郡为新安郡，治所在始新县（今浙江淳安县西北），589 年废。

隋开皇九年（589 年），置歙州，治所在海宁县（今安徽休宁县）。大业三年（607 年），改为新安郡。大业十三年（617 年），移治歙县。唐武德初复为歙州，天宝元年（742 年）重又改为新安郡。乾元元年（758 年）又复为歙州。北宋宣和三年（1121 年），改为徽州，治所仍在歙县。元至元十四年（1277 年），升为徽州路。

元末，朱元璋将徽州路改为兴安府。1367 年，又改兴安府为徽州府，治所仍在歙县。1912 年废。

回族医学：祖国传统医学的瑰宝

在民族医学的百花园里，回族医学是一簇瑰丽的花朵。回族医学拥有独具特色的理论体系、源远流长的历史。在回族医学发展沿革的进程中，逐渐与中医学相融合，并对中医学的发展作出了贡献。直到今天，回族医学仍然是一座有待发掘的医药学宝库。

回族医学的源头：兴起于公元 9 世纪的阿拉伯医学

回族医学是以兴起于公元 9 世纪的阿拉伯医学为源头的。由于旧时称回族人为回回，所以回族医学又常常被称为回回医学。

公元 9 世纪中叶，阿拉伯人开始大规模地吸收以希腊为主的西方医学，将希腊、罗马的几乎全部重要医学著作都翻译成了阿拉伯文。在此基础上，阿拉伯人又用伊斯兰教世界观对西方医学思想加以改造，并结合自己的医疗实践，创建了阿拉伯医学体系。因此，阿拉伯医学在创立之初，就是东西方文化相融合的产物。

在阿拉伯医学发展的进程中，又融入了印度、中国等东方医学的知识，进一步体现出东西方文化相交融的特色。被誉为穆斯林医学鼻祖的拉奇（865—925 年），在他所著的《医学大纲》一书中，汇希腊、罗马、叙利亚、波斯及印度的医学成就于一炉，成为这一时期最杰出的阿拉伯医学著作。公元 11 世纪，著名阿拉伯医家阿维森纳（980—1037）的《医典》一书的问世，标志着阿拉伯医学在理论上的升华。《医典》中还收入了中医学的理论和诊疗经验。中医脉学在公元 10 世纪之前就已经传入了阿拉伯国家，《医典》中的许多脉象来源于王叔和的《脉经》。阿拉伯学者兼医家拉什德·阿尔丁·阿尔哈母丹尼（1247—1318）还主编了《伊尔汗的中国科学宝藏》（又名《中国人的医学》）一书，该书是包括了四部中医著作的阿拉伯文译本的医学大典。这些，都说明中医学对阿拉伯医学的发展也产生过一定的影响，并使阿拉伯医学进一步体现出东西方文化相交融的特色。

公元 9 世纪之后，伴随着回族在中国的形成，以及阿拉伯医家的来华，回族医学便在中国形成并发展了起来。

回族医学在中国的形成与发展

阿拉伯医学对中国的影响，最早是缘起于阿拉伯药物的输入。中国与阿拉伯国家的交往源远流长。早在公元前 139 年（汉武帝建元二年），张骞出使西域，开辟了中外交流的新纪元。此后，中外经济文化交流及人员往来日益密切。在隋唐时期，中国与阿拉伯国家的交往已很频繁，自 651—789 年，大食国（位于阿拉伯半岛）派遣使者来中国达 37 次之多，带来了龙脑香等药物。波斯也 28 次遣使来华，送来香料和药物。在宋代，987—995 年，大食国又先后将乳香、白龙脑、琥珀、龙盐等药物送到中国。1131—1162 年，大食国商人罗辛在福建泉州做生意，仅贩卖的乳香就价值 30 万缗之巨。

在宋元时期，一些阿拉伯医家相继来到中国，成为回族医学的开先河者。1263 年，元朝朝廷聘请阿拉伯名医爱薛为御医，并掌管上都医药院。上都医药院是负责回回医药事务的机构，又名上都回回药物院，隶属于元朝的广惠司，设于上都（今内蒙古正蓝旗东）。1272 年，元朝在大都（今北京）成立了大都回回药物院。此后，在明朝初年，又有编译注释的《回回药方》这一著名医籍问世。

还有一些阿拉伯医家比爱薛更早来到中国，其中有著名的骨伤科大夫梁柱。北宋神宗熙宁年间（1068—1077），一位阿拉伯骨伤科大夫来华，在开封定居。他曾在朝廷担任金疮供奉（骨科医生），并被皇帝赐姓梁，赐名柱。皇帝又赐其长子名爱，次子名婴。后来，梁爱、梁婴兄弟辞去官职，在民间为百姓治病，因医术超群，求医者门庭若市，尤以接骨医术闻名于世。梁柱的后代，曾参与了元朝回回药物院的工作。到了明初，接骨医术已传至第九代，传人梁季六、梁季七迁居南京开业行医，其接骨医术在南京家喻户晓。

在宋元明时期，以阿拉伯医学为源头，广泛吸收了中医学理论和临证经验的回族医学形成并发展了起来。阿拉伯医学本来就是东西方医药文化相交融的产物，在传入中国后又进一步与中医中药相互借鉴，实现了东西方医药文化的第二次交融。这反复的交流与融合，使回族医学取得了长足的进展。

回族医学的理论体系，是以天人同一的"真一"理论为核心，以元气、阴阳、四元等学说为基础建立起来的。回族医学的阴阳概念显然与中医学的阴阳概念同出一源。然而，回族医学对阴阳、元气又有独特的阐释，认为元气的自然生化过程只有在不断的运动之中才能实现，动与静之间的此消彼盈，产生了阴阳之分。静多动少者为阴，动多静少者为阳。回族医学认为，以动静多少来阐释阴阳，更能反映阴阳的动态特性。

回族医学理论中的"四元"学说，不同于古希腊医学中的"四元素"，四元不是4种物质元素，而是4种生化方式。从这里，可以看出回族医学对于古希腊医学的吸收与改造。

回族医学理论还将中医的经络理论与阿拉伯医学中关于脑的认识结合了起来，认为"脑者，心之灵气与身体之精气相为缔结而化"，其作用为"纳有形于无形，通无形于有形，是为百脉之总源，而百体之知觉运动皆赖焉"。这些见解，在当时的历史条件之下，无疑是极为难能可贵的。

形成于宋元明时期的回族医学，就是这样兼收了当时东西方医学的精华，构筑了其独具特色的医学理论体系，成为传统民族医学的一枝奇葩。

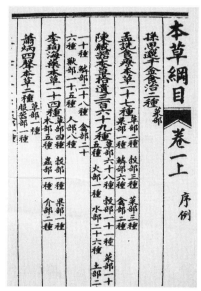

《本草纲目》中收录了李珣《海药本草》中的药物14种

回族医书与回族医药

回族医学在其发展的进程中，产生了不少医学典籍。但令人遗憾的是，由于历史的变迁，许多回族医学的著作已经失传。流传下来的回族医学著作中，最为著名的是《回回药方》。

《回回药方》是产生于明代前期的回族医方书，作者佚名。该书是多种阿拉伯医书、方剂的编辑译注本，原书共36卷，是体系完整的大型医方书。现仅存4卷明代抄本的残本，藏于北京图书馆。书中载有580余首方剂，内容丰富多彩，有古希腊哲学家亚里士多德开给亚历山大大帝的方剂，也有以诸多古希腊、罗马、波斯、拜占廷的医生和国王的名字命名的方剂。有相当多的医方是译自拉奇的《医学大纲》和阿维森纳的《医典》。书中载有数百种产自阿拉伯、希腊、罗马，以及印度、中国的药物名称，这当是东西方医药交流的成果。《回回药方》所载的骨折、脱位等伤损的治疗手法，也颇有独到之处。《回回药方》的编译与刊行，对中医学内外科及骨伤科的发展与进步都产生了一定的影响。

早在《回回药方》刊行之前，受中国与阿拉伯国家之间药物交流的影响，国内已出现了一些介绍阿拉伯药物的药学专著，其代表性著作是李珣的《海药本草》。李珣（907—960），字德润，唐五代时梓州（今四川三台县）人。其先祖为波斯人，于隋代来华，唐初时随国姓改姓李。《海药本草》是一部记载海外药物的专著，对产于大食国的绿盐（可治眼疾）、石硫磺、矾石、莳萝等多种药物的功能有详细介绍。

回族医学的著作，还有成书于《海药本草》之前的《南海药谱》和《西阳杂俎》，以及成书于元代的《忔毕医经》和《瑞竹堂经验方》等。此外，回族医学的成就还散见于一些中医学书籍中。例如，明初编修的《普济方》，在"眼目门"中载有回回眼科医方 7 首。在李时珍的《本草纲目》中，也介绍了来自大食国、波斯等阿拉伯国家的多种药物，并转引了《普济方》中的回回医方 3 首。在孙思邈的《千金要方》中，则记载着来自波斯的"服牛乳补虚破气方"（据记载，此方曾治愈了唐太宗的"气痢"）。这些中医典籍中收录的回族医学内容，已成为研究回族医学的重要文献资料。

在回族医学的发展进程中，还产生了许多享有盛誉的医药名品，白敬宇眼药就是其中之一。元代医家白敬宇，借鉴阿拉伯医学，创制了白敬宇眼药。其后人继承他的事业，于明朝永乐年间开设了白敬宇眼药铺，生产销售眼药和各种膏丹丸散。到清朝末年，已发展为药厂，有工人 300 余人，药品种类也不断增多。1905 年之后，白敬宇的第 16 世孙白泽民继承祖业，并对药品的制造和经营进行了改革，生产的药品不仅在国内享誉四方，还曾获得巴拿马万国博览会金质奖章。

"回回狗皮膏"，亦是享有盛誉的回族传统药品。回回狗皮膏在北京历史悠久，世代相传，因疗效显著而颇受群众喜爱。苏州文人张子秋还特意写了一首《续都门竹枝词》，对回回狗皮膏加以赞誉：

> 回回三代狗皮膏，
>
> 祖像招牌树得高。
>
> 冬夏桥头长供奉，

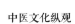

子孙买卖不辞劳。

回族医药的传人对先人医术的虔诚向往和孜孜追求，他们冒着风霜雪雨在桥头路口卖药的甘苦艰辛，何等令人感动啊。

清代安徽安庆马春和集祖传秘方配制的"马春和膏药"也是回族传统医药，对治疗痈疽、肿块颇有奇效。

在近代和现代，有不少回族医家享誉杏林，如著名外科医家丁庆三和他的传人哈锐川、赵炳南等。在这些回族医家们早已与中医学相融合的医术之中，也依然保留着传统回族医学的一些特色。

清真食疗与养生保健

回族还有着颇具民族特色的清真食疗方法，其内容包括居家饮食习惯和牛羊肉药用等。一些以牛羊肉为主料，配以药物的食疗方法，如"羊肉黄芪汤"等，历史悠久，确有实效，早已被古代医家所推崇，成为中国传统食疗方法的重要组成部分。

在元代，曾任饮膳太医的忽思慧撰著了《饮膳正要》一书。《饮膳正要》成书于1330年，是我国现存最早的营养学专书，其中也有不少食疗内容。该书中收录有回回豆、回回葱、回回青、咱夫兰、马思他吉等，对于了解阿拉伯植物及食品传入中国的历史情况，以及回族传统饮食及食疗文化，都颇有重要意义。

回族还十分关注养生保健，注重身体的卫生和心理的健康。《清真指南》中指出："心地要洁，身体要洁，饮食要洁，夜服要洁，礼拜处要洁。"这些，对于保持身心健康都是很有益处的。

中华人民共和国成立后，对于回族医学的开发研究

中华人民共和国成立后，对于回族医学进行了不少开发研究工作。然而，由于多方面的原因，回族医学的开发研究也经历了几起几落。

中华人民共和国成立后，政府首先关注的是回族群众的医疗保健，致力

于回民医院的建设。创建于 1949 年 10 月的北京回民医院，是新中国建立的第一所回民医院。该医院初为北京市回民工作委员会领导，院长为金雅如，后由市民政局代管。1952 年，中央拨款在牛街南口建成二层楼新院址，改归市卫生局领导。到 1957 年，北京回民医院已发展到有病床 80 多张，日门诊量达 1500 多人次。建国初期，在沈阳、呼和浩特、南京等城市的回族聚居地区，都成立了回民医院或诊所。

1949 年后，一些回族医药的传人们相继以家传的医药之术报效祖国。1952 年，白敬宇的第 16 世孙白泽民先生，怀着拳拳爱国之心，自香港回到南京兴办药业。后来，在公私合营时，白敬宇眼药厂改为南京第二制药厂。

同是在南京，梁柱的接骨医术已传至第 27 代和 28 代，依然是遐迩闻名。1959 年，梁氏的传人将祖传数百年的伤科药膏及接骨丹秘方献出，由江苏省卫生厅转送北京，载于北京中医学院 1959 年版《简明中医伤科学》方剂卷中。

改革开放以来，回族医学研究和回族的医疗保健受到了重视。1986 年，在国家民委的支持下，为北京回民医院新建了 12 层大楼，并配备了现代化的医疗设备。在 80 年代，哈尔滨、西安等地也相继建立了回民医院。

进入 90 年代，沉寂多年的回族医学学术研究重又兴起。1990 年，有关单位召开了回族医药学术讨论会，并由陕西科学技术出版社出版了这次讨论会的论文集。在此之前，《回回药方点校本》已于 1989 年在西安出版。

中国中医研究院安迪光研究员，在撰著了《中国回回医学史稿》及《回回医学临证举要》等著作的基础上，又进行了国家自然科学基金项目"回回医学基础理论研究"的工作。安迪光研究员的科研成果为回族医学的研究提供了重要的理论依据，为开拓我国民族医药学研究的新领域作出了重大贡献。

更为令人鼓舞的是，全国首家回族医药科研机构——宁夏中医研究院回族医药研究所于 1997 年成立。该研究所成立以来，为收集、整理回族传统医药做了大量的工作，经过多年的努力，已同全国 20 多个回族医药部门、社会科研、学术团体的专家学者进行了广泛的学术交流与科研协作，取得了初步成果。该所已先后承担国家中医药管理局民族医药文献整理科研课题 2 项，发表、收集、整理回族医药学术论文 300 余篇，编纂《中国回族医药》《回族医方集粹》《回族医典发微》等专著，参编《中国传统医药概览》，参编出版《宁夏药志》，研究开发《回回药方》中独具特色、疗效显著的药方 13 首。

人们有理由相信，回族医学的研究开发有着相当广阔的前景。

在写作这篇关于回族医学的文章的时候，回族医学的开先河者们奠基的堪称博大恢弘的事业，以及他们的继承者们在将近 1000 年的漫长岁月里生生不息、代代传承的执著精神，不能不令笔者肃然起敬，感慨系之。

享誉杏林的回族医家

疡科名医丁庆三

清朝末年，在回族聚居的北京花市大街北羊市口有一座小木楼，回族疡科名医丁庆三就在这座小木楼内开设了德善医堂。丁庆三大夫医术高超，闻名遐迩。

丁庆三（1854—1917），名德恩，字庆三，北京人。丁庆三勤奋好学，他曾反复研读过明代陈实功撰著的《外科正宗》一书，乃至能够背诵。

回族医家在疡科方面历来是颇有造诣的。丁庆三将这一医学传统发展到了新的境界和水平。他自制了红升丹、白降丹等药粉，同时熬制了各种膏药，治疗各种外科疮疡，疗效颇佳。由于丁庆三医术高超，花市大街附近又是回族手工艺者和各省商贾会集的地区，前来丁庆三的小木楼求治的病人很多。

丁庆三医德高尚，对于贫苦病人，不收医药费，甚至予以资助。有的贫苦病人，连吃饭的钱都没有，饿着肚子来做手术。丁庆三就先给他们一点钱，让他们吃饱了再来手术。丁庆三乐善好施，为人和蔼可亲，当地人常尊称他为"丁三爸"。

丁庆三的传人，有著名回族中医学家哈锐川和赵炳南。哈锐川、赵炳南曾跟随丁庆三学医，得到了丁先生毕生临床心得和炼丹配药技术的真传，后来都成为了一代名医。

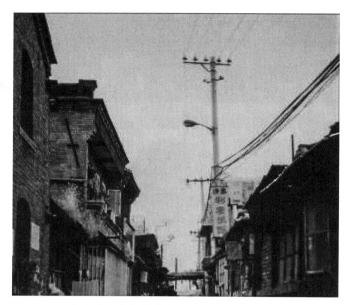

北京花市大街北羊市口（摄于 2001 年）

中医皮外科泰斗赵炳南

在 20 世纪的中医界，有一位在开拓中医皮外科事业上做出重大贡献的医家，他就是被誉为中医皮外科泰斗的赵炳南先生。

赵炳南（1899—1984），原名德明，回族，宛平县人，祖籍山东德州。幼年因家境贫寒，读了 6 年私塾后就被迫辍学。14 岁那一年，赵炳南来到北京德善医堂，在皮外科老大夫丁庆三门下学徒。学徒的生涯是很艰辛的，每天都要进行十几个小时的辛苦劳作。在熬膏药等劳作中，他仔细观察，用心记录，很快就熟练掌握了皮外科制剂配制的基本技艺。夜深人静时，他常常挑灯夜读，攻读了历代中医外科名著，以及许多中医药典籍。学徒 4 年后，老师谢世，赵炳南和诸师兄弟便共同应诊。23 岁时，赵炳南开始独立行医，设医馆于北京西交民巷。不久，就以弱冠之年而誉满京城。1947 年，赵炳南曾应聘出任施今墨创办的华北国医学院的名誉董事，外科实习教授。

中华人民共和国成立后，赵炳南担任了北京中医学会执行委员。1954 年，被聘为中央皮肤性病研究所、和平医院和北京医院的中医顾问。此后历任中华医学会外科学会及皮科学会委员，全国中医学会副理事长，北京中医学会理事长，北京中医医院副院长，北京市伊斯兰教协会副主任等 20 多项职务，并多次当选北京市及全国人大代表。

赵炳南精通中医药理论，善治皮外科痈疽恶疮、皮肤疮疡、痰核累疬、术后瘘管以及全身性感染等急慢性病证。他以勤求古训、博采众家之长、勇于创新而在中医皮外科领域取得了卓越的成就。他提取传统疗法的精华，融合自己的经验，形成了独特的治疗方法，先后研制或改良了黑布药膏、拔膏、搓药、熏药等多种制剂，研究成功数十个确有疗效的方剂。在多年的医疗工作中，赵炳南还和西医同道相互合作，取长补短，抢救了不少危重病人。

1955 年，赵炳南在给朱德委员长看病时见到了周总理。周总理的亲切教诲，给了他极大的鼓舞和鞭策。

赵炳南医德高尚，对患者充满感情。解放前，他经常为无钱就医的穷苦病人治病，分文不取，甚至免费出诊。在 1950 年抗美援朝时，他又提出免费为军烈属治病。逢年过节，赵炳南总是惦记着住院病人。有一次新春佳节，他不顾自己患病在身，还是去看望了住院病人。赵炳南在给病人诊治时，总是详询病情，细察脉色，辨证认真，处方周密，耐心听取病人主诉，做到有问必答。给每个病人都有详尽的医嘱，不仅有口头医嘱，而且还有书面医嘱。对群众来信咨询，他都在百忙中抽时间一一作答。

为了把自己的医疗经验全部奉献给社会，赵炳南毫无保留地献出了多年的资料和手稿，把积累的点滴体会都说出来，热心传授给他的助手和徒弟。由于他的精心培育，形成了新一代的中医皮外科骨干队伍。几十年中，赵炳南撰写了许多专题论文刊登于《中医杂志》等刊物上，其中有关黑布药膏治疗瘢痕疙瘩的论文，曾在波兰第 15 届世界皮科学会上宣读。20 世纪 70 年代，赵炳南亲自主持整理出版了《赵炳南临床经验集》。该书荣获全国科学大会奖。

赵炳南以毕生的心血，为中医皮外科的发展作出了开拓性贡献。

哈玉民与北京中医进修学校

在 20 世纪 50 年代初，北京市曾开办过一所中医进修学校。这所学校为中华人民共和国成立初期中医事业的振兴与发展作出过卓越的贡献。该校的校长，就是著名医家哈玉民。

哈玉民（1918—1960），河北河间县（今河间市）人，为回族疡科名医哈锐川之子。哈锐川曾跟随丁庆三学医 10 年，得到了丁先生毕生医术的真传，后来亦成为一代名医。在家庭的熏陶下，哈玉民幼年熟读经史，稍长就致力于研修医学。为进一步深造，哈玉民于 1933 年考入施今墨先生创办的华北国医学院学习。同时，他还随父亲临诊，学习继承父亲的医术。1937 年，哈玉民自华北国医学院毕业，旋即在北京开业行医。他擅长内外各科，而尤以治疗痈疽、皮肤诸病见长，在医界享有盛名。

新中国成立后，哈玉民为中医事业的复兴和发展做了大量的奠基性工作。他作为中医界代表，出席了全国第一届卫生工作会议。1950 年 3 月，年方 32 岁的哈玉民与赵树屏等人共同筹办了北京中医学会，并担任了副会长。当时，中医学会没有办公和开展学术活动的场所，哈玉民就把自己的诊所提供给学会使用。不久，哈玉民又创办了《北京中医》杂志。限于当时的条件，哈玉民集征稿、审稿、校对、付印等诸多工作于一身，常常是夜以继日地工作。哈玉民还曾历任北京市第一、第三中医门诊部主任、北京中医学会副理事长、中医研究院学术委员会委员等，并当选为北京市政协委员。

主办北京中医进修学校，是哈玉民为中华人民共和国成立初期中医事业的发展作出的一个重要贡献。有数千年悠久历史和辉煌成就的中医药学，在解放前由于遭到统治当局的压制和摧残，曾长期处于发展缓慢乃至停滞不前的状态。中华人民共和国成立后，为使中医得以复兴，尽快培养一支高水平的中医队伍乃是当务之急。当时采取的一条重要举措，是对现有的中医队伍进行专业培训。北京市于1953年成立了中医进修学校，哈玉民担任了校长。参加进修的中医年龄大都在40岁以上，最年长者已年近70岁。

哈玉民作为中医进修学校的校长，组织编写了各科的大量教材、讲义，搜集了许多学习参考资料、工具书，并兼任教学工作。为提高针灸学的教学质量，哈玉民亲自指导研制了与人体等同大小的石膏模型，还请来针灸专家，审查模型上的经络循行和穴位。此外，哈玉民还主编了一批有影响的中医书籍，如《中医内科常见病证治便览》《中医针灸常见病证治便览》等。

1956年，正在担任中医进修学校校长的哈玉民，又承担了北京中医学院的筹办工作。经他多方奔走，积极筹措，终于在同年9月，以北京市中医进修学校为基地，接纳了北京中医学院的首届学员。在北京中医学院建成后，哈玉民为教学研究呕心沥血，试制成功了中医辨证论治分析器模型，获得卫生部嘉奖。

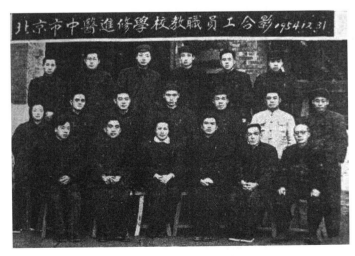

北京市中医进修学校教职工合影

哈玉民既是中医教育家，又是著名的中医皮外科专家，医术高超，学识过人。他认为，皮外科虽然是局部的病变，治疗时也要按中医的整体观，着眼于人体的整体，认真审视患者脏腑的虚实、气血的盛衰、津液的盈亏等。在临床上，哈玉民以中医整体观为指导，根据"治病必求其本"的原则，灵活地运用"消、托、补"三个治疗大法。哈先生曾治疗一位患蛇头疔的病人，患者右手拇指肿痛三天，因剧烈疼痛而彻夜不能成眠。哈先生给患者外敷拔毒药膏，内服药则为一味黄芪，煎水代茶饮。第二天，病人面带笑容来复诊，原来是疼痛大减，当夜就能安然入睡了。

哈玉民先生有着凡事带头实干的精神，他作风淳朴、待人忠厚、平易近人。无论年长者还是年轻人，都愿与他促膝谈心。在担任领导职务中，他唯贤是举，力求人尽其才。哈先生的品格风范，受到人们深深的爱戴。

由于在自己钟爱的中医事业中倾注了太多的心血，1960年6月16日，哈玉民不幸因病英年早逝，年仅42岁。

享誉杏林的回族医家还有很多。他们为中医学的发展作出了重要贡献，人们是不会忘记他们的。

何氏八百年医学世家

源远流长的祖国传统中医药学，历经数千年的起落沉浮，有难以计数的志士仁人为研究、实践、发展中医药学倾其毕生之力，浩如烟海的宝贵医学遗产辉映着前辈医家的丰功伟绩。

在中医发展史中，遍及大江南北的医家们有许多是出道于师承家传。中医曾有"医不三世，不服其药"之说，可见人们是相当看重家传的。在众多的医学世家中，始于宋代的何氏医学世家，延绵八百年之久，世代传承，救死扶伤，体现了祖国传统医学的深厚底蕴。

何彦猷：为辩岳飞无罪而被罢官，隐居镇江行医，何氏二十八代医由此而始

何氏医学世家的渊源，可以追溯到宋代。

据《宋史·岳飞本传》记载，时任大理寺丞的何彦猷等人，负责审理岳飞冤案一事。他们认为岳飞无罪，没有顺从秦桧之意，因而被罢官。岳飞的冤狱发生在宋绍兴十一年（1141年），何彦猷被罢官也当在此时。

被罢官后的何彦猷逃到了镇江，居京口（即今镇江）十字街，此后开始行医。据《京江何氏家乘》，何彦猷是何氏二十八代医的第一人。而在何彦猷

之上，何氏家族已有四世三代为医，即何公务、何朝柱、何光启。何公务曾任德寿宫太医院使，何朝柱为太医院使，何光启为御医。

此后，何氏医学世家即代代相传，绵延不断，涌现出许多杰出的医家，如何侃、何天祥、何士方、何九经、何从政、何汝阄、何炫、何王模、何其伟等。

何汝阄是何氏医学世家在明末清初时的传人之一，生于明万历四十六年（1618年），卒于清康熙三十二年（1693年）。

何汝阄幼年时接受了严格的家庭教育，专心致志学习，很少与同伴玩耍，一心继承家学。他医术高超，远近闻名。从四面八方乘车、摇船来求治者众多，先生不辞辛劳，不计报酬，救治了数以万计的患者。病者虽有贫富贵贱，但何汝阄总以平等之心对待，看到孤寡贫苦的患者，就像对自己的家人患病一样关爱备至，经常捐钱捐物送药。数十年间，得何先生救助者不计其数。

有位叫汤斌的巡抚，在请大夫看病时极为谨慎，必须是人品端正的医生才行。认识了何汝阄之后，汤斌叹道："此医中君子也！"就放心地让何汝阄治疗了。后来，何汝阄治好了他的病，他赠予何先生"德高望重"四个字的题字。

在为一些官吏治病时，何汝阄还乘治病的机会向这些人进言，促使他们施善政于民，为百姓办些好事。在为巡抚汤斌治病时，正值当地的海塘失修，百姓的生命财产受到威胁。何汝阄就告诉汤斌，宜用石工修筑堤坝。汤斌听从照办，拨款维修海塘，保障了地方民众的平安。

何氏医学世家传人的感人事迹还有很多。

清代医家何世仁，医术高超。他精研金元四大家的著作，对于四大家的所长所短都有深刻的认识。他的处方"参错古今，不居一家"。由于何世仁医术高超，求诊者众多，乃致"舟车杂还，衢巷梗塞"，有的患者还从千百里外远道而来。何世仁享有盛誉，而为人谦虚谨慎。他常说："自非长桑，岂能洞烛腠理。毫厘一失，生死立判，吾敢自信欤？"

清代医家何鸿舫（何其伟之子），青浦人，家住河边，"门临清流"，经常有数十条船系于岸边，都是求治而来者。何家门前设有炭炉和锅具，是为远道而来者煎药用的。何鸿舫为病人提供了便利，受到病家的交口称赞，但药价并不贵，因为他并不想以此牟利。

何其伟：为林则徐提供了戒烟丸组方

清代医家何其伟是何氏医学世家的第 23 代传人，字书田，号竹簳山人，青浦人，生于乾隆三十九年（1774 年），卒于道光十七年（1837 年）。他的曾祖父何王模入赘青浦方氏，从此青浦以精于轩歧之术而著称于世。

青年时代的何其伟致力攻读儒学，擅长于诗词文章。其父何世仁逝世后，何其伟继承家学，开始以医为业。何其伟医术精湛，尤善于切脉。由于探察到疾病的症结，所用方剂能达到使气血调和，因而常有神效。何其伟临证治法遵从叶派，且善于变化，他根据临证实践经验，发明了许多方剂，切合实际疗效很好。时为嘉庆、道光年间江苏名医之冠。

何其伟善治内科杂证，撰写了多部医学著作，主要有《医学源流论》《汤方简歌》《何氏四言脉诀》《何氏药性赋》《杂证总括》《竹簳山人医案》等。

何其伟与林则徐有着莫逆之交。林则徐曾担任过江苏巡抚，当时何其伟已是江南名医了。那年冬天，林则徐的夫人患了肝病，请何其伟诊治。何其伟自己刚刚大病初愈，但他不顾病后体衰，"风雪中飞棹而往"，经数诊，为林夫人治好了肝病。后来，林则徐又请他复诊，这次，何其伟被留住了十几天，二人的友谊进一步加深。林则徐到江苏后，患了脚病，也是何其伟治好的。

清道光年间，英国向中国大肆偷运鸦片，给中国人民带来了深重的灾难。何其伟撰写文章痛斥鸦片之害，又创立了治烟瘾的方药，张贴于通衢闹市及巡抚大堂，救人甚多。何其伟还在林则徐的抚署中著成《救迷良方》一书，主要论述戒烟的方法。何其伟在《救迷良方》自序中说："闽中大君子（指林则徐）命竹簳山人（何其伟）书……"表明《救迷良方》是受林则徐之命编写的。林则徐所采用的戒烟丸的组方也是何其伟提供的。

何其伟不仅是一位杰出的医家，而且擅长赋诗作文。林则徐曾送给他一副对联"桔井活人真寿客，斡山编集老诗豪"，是对何其伟医术和诗才的赞美。林则徐与何其伟相识时，何其伟已经年近花甲，所以林则徐称之为老诗豪。

腐败的清朝政府与帝国主义列强签定了屈辱的条约后，何其伟痛心疾首，乃至抑郁而终，享年64岁。

林则徐是在武昌与姚椿一同泛舟时，看到姚椿为何其伟写的墓志铭，才得知了何其伟逝世的消息。林则徐甚是悲痛，即赋七言诗一首寄托哀悼之情。诗中写道：

> 先生精医不言医，酒酣耳熟好论诗。
>
> 小沧浪馆共联襟，题笺斗韵相娱嬉。
>
> 韶华弹指逾五载，我历荆襄青鬓改。
>
> 别来未寄尺素书，只道灵光岿然在。
>
> 今逢姚令共泛舟，始知君作蓉城游，
>
> 欲招黄鹤一凭吊，楚灭木落空悲秋。

诗中盛赞了何其伟的医术和诗才，回忆了二人深厚的友谊，"题笺斗韵相娱嬉"，那一同度过的美好时光，表达了林则徐对何其伟的沉痛悼念之情。

何时希：何氏医学世家的第 28 代传人

何时希（1915—1997）是清代著名医家何其伟的 5 世孙，何氏医学世家的第 28 代传人。

何时希自 16 岁开始步入医门，他继承了家学的传统，又曾就读于丁甘仁创办的上海中医专门学校，是上海中医专门学校的最后一届学员，也是上海中医专门学校在 1931 年更名为上海中医学院后的第一届毕业生，得到了丁仲英、程门雪、秦伯未等名医的教诲。

何时希学习颇为勤奋。放学后，从出校门就开始读书，一路上总要读两小时左右，就这样一直读到毕业。

　　自上海中医学院毕业后，何时希曾任教于秦伯未创办的上海中国医学院。学校附近有一家小酒馆，每天教完课他就到酒馆里，喝下一盅酒，舒舒服服地读起书来，读到天黑才回家。日子久了，酒馆掌柜还特意在他的桌边设了一个小书柜，让他放书用。

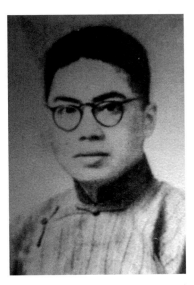

任教于上海中国医学院时的何时希

　　1955 年，40 岁的何时希奉调进京，到中医研究院工作，是当时全院最年轻的知名医家，有"何首乌"之雅号。他擅长内科杂病及妇科，医术精湛，独具匠心，疗效显著，备受患者称赞。

　　作为何氏医学世家的第 28 代传人，何时希以数十年的努力，对自宋代以来绵延 800 多年的何氏医学进行了整理、考证，整理出《何氏历代医学丛书》38 种，并陆续付梓出版。此外，何时希还整理了《程门雪医著》12 种。

　　何时希还积毕生的整理研究成果，撰著出版了《中国历代医家传录》这一恢弘巨著。何时希自幼就喜好阅读古人传记。他博览群书，对于散见于各种文献资料中的有关历代医家的生平大事、学术思想都予以收录、汇集、整理。经过 50 多年的努力，他引录了 3000 多种书籍文献，搜集了 20000 多名

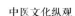
医家的生平史料，写成了340多万字的《中国历代医家传录》。

在我国古代，介绍医学家生平事迹的专著很少。流传至今的有宋代周守中的《历代名医蒙求》、明代李濂所辑《医史》等。但两书总共介绍医家不足200人。清代学者编纂的《古今图书集成》，其中《医部全录·医书名流列传》介绍了1400多位医家。其他众多医家的事迹，则分散在诸多文献之中。何时希撰著的《中国历代医家传录》，收集20000多名医家的生平史料，收集的范围之全面，人数之多，都是迄今为止同类著作之仅见。

1988年，国家中医药管理局成立之际，74岁的何时希先生将自己耗费毕生心血撰著的《中国历代医家传录》书稿贡献给了国家。1991年，《中国历代医家传录》一书由人民卫生出版社出版。该书的出版，为中医史学的研究提供了极为宝贵的资料。

在1984年，何时希先生将祖传的珍贵图书文物捐赠给了中国中医研究院。此后，又将赠书所得的一万五千元奖金，全部回赠给中国中医研究院，设立了奖学金。何时希先生的崇高风范，深受中医界敬佩。

何氏中医世家，自南宋至今已有28代，为我国医学史上所仅见。何氏中医世家的传人们鞠躬尽瘁致力于医学的精神以及高尚的品德风范，都堪称是后世医家和医林学子的楷模。

作者附记：

何氏医学世家在800年的漫长历史岁月中，能够代代传承，绵延不断，涌现出许多杰出的医家，是由于何氏世家有着崇尚医学、普济苍生的传世家风。此外，多闻博识，拥有广博精深的知识，也是何氏医学世家优良的家风传统。何汝阆建议巡抚汤斌用石工修海塘，当有相关的学识；何炫"博学工文"；何其伟有深厚的诗文基础；何王模"工书好吟"；何世仁喜爱书法篆刻，等等。在医学学术上博采众家之长，则是何氏世家优良的学风。譬如，何世仁精研过金元四大家的著作，对于四大家的所长所短都有深刻的认识，他的处方"参错古今，不居一家"；何其伟"临证治法遵从叶派，且善于变化"，说明他学习吸收了叶天士学派的诊治方法，同时又在临证中灵活运用。何氏医学世家的历代传人对于民众疾苦的深切关心，也是颇为令人感动的。

杏林才女

在当今时代，人们对活跃于各级医疗机构的众多的女医生，早已习以为常。然而，在中华医学发展沿革的历史上，见诸史册的女医生却为数甚少，简直是寥若晨星。这是因为，在漫长的历史上，在封建思想的桎梏下，女性受到严酷的约束和歧视，使她们极少有机会跻身医林。在壁垒森严的辖制之下，只有那些极具勇气和才华的女子，才敢于走上坎坷多舛的行医之路。历史长河中为数寥寥的杏林才女们，以她们对医学的执著追求，在祖国医学史册上写下了虽然简短，却感人至深的篇章。

义姁：历史记载的第一位女医生

在西汉年间，河东（今山西永济市东南）有一位女医生，因医术精湛而享誉四方，她就是义姁。这位女医生多才多技，既擅方药，又擅针灸，她为病人施治时，常常是汤药与针灸并用，每每收到奇效。有一位病人腹大如鼓，双目突出，病势甚为危重。义姁先针其腹、股等处，继而以药粉敷脐，裹以绢帛，兼服用汤剂。数日后，病人就奇迹般地痊愈了。

义姁的医名传入了皇宫，王太后（汉武帝刘彻之母）闻知，将义姁召入宫中，封为侍医。王太后对义姁很是喜爱，就想给她的兄弟封官晋爵。王太后问义姁："有子兄弟为官者乎？"义姁答道："有弟无行，不可。"看来，义姁了解自己的弟弟，不想让王太后封他作官。但是，王太后还是告知了皇上，提拔义姁的弟弟义纵当了官。后来，义纵成了西汉有名的酷吏，被司马迁写入《史记·酷吏列传》，其中也记述了义姁的事迹。

义姁生活的年代，是在公元前 2 世纪，比扁鹊晚约 300 年，而比华佗早约 300 多年。义姁是我国见诸于史书记载的第一位女医生。

鲍姑：广东人民怀念的仙姑

在广东，有一位被人们世世代代传诵的鲍仙姑。人们在风景如画的越秀山下的一座道观中，为她修建了鲍仙姑殿，殿中供奉着她的坐像。这位"仙姑"就是晋代著名女医家鲍姑，她是南海太守鲍靓之女，著名医家葛洪的妻子。

鲍姑的父亲鲍靓除了为官之外，对道术和医学也很有造诣。鲍姑从小深受父亲的影响，接触并从事了炼丹和医疗活动，日积月累，乃至掌握了高超的医术。后来，青年葛洪来到南海，师从鲍靓学习道术和医术。鲍靓对葛洪深为器重，就将女儿鲍姑许配给了葛洪。葛洪和鲍姑是一对志同道合的夫妻，在医学上都颇有建树。葛洪因撰著了《肘后备急方》等著名医籍而名垂中医史册，鲍姑则以自己的医术造福于当地百姓，受到人们恒久的称誉。

鲍姑的医术颇为精湛，她擅长针灸，尤以擅长治疣而远近驰名。她总结了前人治疣的经验，并就地取材，采用越秀山下遍地野生的红脚艾，进行灸疗，收到了良好的效果。史书称鲍姑用红脚艾治疗赘疣"效如桴鼓"，以此来形容鲍姑治疣之术的精妙。

从鲍姑成就的业绩可以看出，她是一位性格豪放、敢想敢为的女子，而且有着深切的仁爱之心。她一生行医采药，足迹遍及广东各地。她时常跋涉于高山丛林之间，大河小溪之畔，为人们治病除疾。岭南人尊敬而爱戴地称她为鲍仙姑。鲍姑生活于公元 4 世纪，距今已 1700 余年，但岁月的流逝并不能泯灭人们对她的怀念。在鲍姑足迹所到之处，至今仍可见到县志、府志的

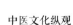

有关记载。历代人民还在各地为鲍姑修建寺庙，并将寺中开凿的水井冠名为鲍姑井，以表达对她的敬仰和缅怀之情。

胡愔：著述颇丰的唐代女医家

唐代，是中国封建社会的鼎盛时期，经济和文化在当时世界上都堪称高度发达。唐代统治者还采取了一些促进医学发展的举措，使医学理论、药物学、方剂学和临证各科得到了全面发展。在医学全面发展的大背景之下，亦有女医家脱颖而出，胡愔便是其中之一。

胡愔，唐代女医家，擅长内科与养生学。她一生撰著了丰厚的医学著作，在诸多史书和医籍中都有相关记载。据史书记载，胡愔著有《黄庭内景五藏六府图》一卷，撰于公元848年。她还著有《胡愔方》二卷，当是她本人的验方。此外，还著有《补泻内景方》《黄庭外景图》等著作。

由于历史年代的久远，人们对于胡愔的生平知之甚少。在《陕西省通志》里，记载着她是陕西华阴县（今华阴市）人。根据她著作的撰著年代，知道她生活于唐代末年。而从她丰厚的著作中，可以想见她是一位勤奋而多才的女子。像胡愔这样的女医家，对祖国医学的发展无疑是起到了推波助澜的作用。她们的功绩是不该被今人遗忘的。

顾德华：一梦醒来入医门

在历史上，深受封建礼教制约的女性们若要冲破藩篱，成就自己的事业，除了勇气和才华之外，有时还需借助于一些偶然的机缘。清代女医家顾德华的人生际遇，便是一个例子。

顾德华，字鬘云，江苏吴县（今吴中区）人，生活于清代道光、咸丰年间。幼年的顾德华是一个体弱多病的女孩儿。为给她看病，家人几乎请遍了吴中名医。在16岁那一年的秋天，她又患了伤暑证。医生们竭力为她医治，可她却病势日重，乃至神昏痉厥，濒于危境。

正值芳龄的顾德华被重病折磨了一个多月。在昏昏然之中，她也想到了死。她想，自己对死并不畏惧，只是怜惜慈爱的父母，怕他们过于伤心难受。于是，她开始彻夜地默默祈求。黎明时分，她微微出了些汗，梦见自己踏上了一座高楼的石梯。她在幽幻空灵之中沿石梯折曲而上，来到一处洁净无比的地方。这时，一位身穿青衣的人大声呼唤着"德华，德华"上楼来，说是有灵丹妙药带给她。顾德华连忙拜谢，又问能否赐给她让父母延年益寿的丹药。青衣人也应允了。顾德华极为欣喜。一梦醒来，她的神智竟然清醒了许多，只见父亲正在厅堂中为她祈祷，而慈母正守在她的床前哭泣。后来，又经过医生悉心诊治调理，她的病逐渐痊愈了。

病愈后的顾德华将女红绣事抛在了一边，潜心研读医书，立志献身医学。经过锲而不舍的努力，她终于成为吴中名医。跻身医林的顾德华以妇科见长，当时的许多士大夫都仰慕她的医名，竞相聘请她为家人诊治。她还著有《花韵楼医案》五卷。上面那一段关于她病中梦境的逸事，就是她在《花韵楼医案》自序中讲来的。

1926 年，裘吉生先生编纂《珍本医书集成》时，将顾德华的《花韵楼医案》收入其中，并称誉该医案"论治透彻，立方平善，洵是经验之作"，对顾德华的医学成就给予了高度评价。

谈允贤和她的《女医杂言》

《女医杂言》一书的作者——明代女医家谈允贤，也有一段传奇般的人生经历，读来颇为令人感慨。

谈允贤（1461—1556），明代无锡人。她的曾祖父学过医，祖父谈复继承家学成为医生，祖母茹氏也精通医术。但谈允贤父亲谈纲和伯父谈经都当了官吏，使得祖父的医术竟找不到合适的传人了。后来，祖父发现谈允贤是个聪慧的女孩，就决定让她弃女红，习医学。这时还不到 10 岁的谈允贤，跟随祖母茹氏学习医书，开始"昼夜不辍"地攻读医学典籍。

慈祥的祖母循循善诱地为谈允贤讲解医书大义。开始，年龄尚幼的谈允贤还不明白祖父祖母让她学医的深意。后来，她逐渐领悟了医学的奥秘，对医学也有了兴趣。在她从学习书本知识到临床实践的过程中，祖母茹氏都起了关键的作用。谈允贤是我国古代为数不多的接受过系统培训的女医家。但由于当时女子受到的禁锢，她不可能像男子那样外出拜师学医，而只能在家庭中接受医学教育。

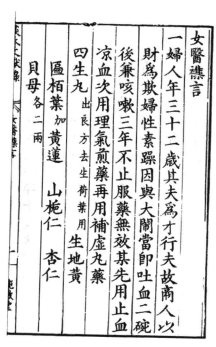

谈允贤《女医杂言》书影

谈允贤和祖母的感情是很深的。祖母去世后，谈允贤悲痛万分，竟大病了七个月。由于她久病不起，母亲都已经悄悄地在准备后事了。在昏迷中，谈允贤梦见了祖母。祖母对她说："汝病不死，方在某书几卷中。依法治之，不日可愈。汝寿七十有三，行当大吾术，以济人宜母。"谈允贤惊醒了，勉强起身检方调治，竟真的治好了自己的病。

谈允贤依照祖母的嘱咐，开始为人医病。一些女性患者，患了妇科或外科疾病，不愿让男医生诊视，就纷纷来找她医治。而谈允贤的医术相当精湛，每每获得奇效。到了谈允贤50岁时，想到离梦中祖母告诉她的"汝寿七十有三"已经过去了三分之二，便根据祖母传授的医理和自己的临证所得，写成了《女医杂言》一书。

《女医杂言》共收载病案 31 例，是中医史上较早成书的个人医案之一。该书主要记载的是妇科病案，因而又是我国古代很少见的专科医案书。《女医杂言》采用追忆的方式撰写医案，因而，每一医案的诊治过程都很清楚明晰。其中记录了一些十分成功的案例，很值得后世医家参考。由于当时女子不便抛头露面，所以《女医杂言》一书是由谈允贤的儿子杨濂抄写付梓的。

谈允贤享年 96 岁，她一生治愈的病人不可计数。在 50 岁以后，她的医术更臻精湛。可惜，她没有再写医书。她的儿子不幸早亡，她的孙子也因株连获罪而死。一位女子，在晚年遭受如此重创，自然也就无心著述了。

金韵梅：我国第一位女医学留学生

自 19 世纪中叶之后，西方医学开始大量传入中国。西方医学在中国的传播，主要采取建立诊所和医院、开办学校，以及吸引留学生出国等方式。

1881 年（清光绪七年），近代中国第一位女医学留学生金韵梅（1864—1934），辞别故土远涉重洋，随美国传教士赴美，就读于纽约某医院附属女子医科大学，获得博士学位。1888 年，学业有成的金韵梅回国行医。1907 年，她在天津出任北洋女子医院院长。此后，又担任了北洋女医学堂堂长兼总教习，培养医疗护理人员。

在学习和吸收西方医学的道路上，人们不应该忘记金韵梅——这位勇敢先行的女子。

冯敬与冯仰增：华北国医学院的女学生

自 20 世纪初至 30 年代，一些知名的中医学家为振兴中医，培养后继人才，在北京、上海等地开办了中医院校。施今墨先生创办的华北国医学院就是其中之一。这些中医院校成立后，为女子求学中医敞开了大门。然而，由于那时的社会状况，女子学医的道路依然是坎坷不平。

1932 年，华北国医学院的第二届学员入学，共有学生 30 余人，其中有女生6名。当时，华北地区战乱不断，农村也连年饥荒，使一些学生被迫退学。第二届学员于1936年毕业时，只剩下26人，其中女生只有1人（参见本书"施今墨创办的华北国医学院"一文）。这位在第二届学员中唯一坚持到毕业的女生，就是冯敬。

冯敬，字崇礼。据同学们介绍，她是一位"大大方方地待人、诚诚恳恳地做事"的女子，为人襟怀坦荡，颇为令人钦服。她擅长外科，对儿科和妇科也颇有研究。毕业前夕，同学们都希望她在中医界一展才华，为中医增光。

冯仰增亦是华北国医学院为数不多的女毕业生之一。1939年，25岁的冯仰增毕业于华北国医学院，是该院的第五届毕业生。毕业前，她写下了题为《解五苓散所主证治》的毕业论文。

自华北国医学院毕业后，冯仰增又参加了汪逢春先生开办的医学讲习会，成为讲习会的第一班学员。同为第一班学员的有赵绍琴、谢子衡等人。她还与谢子衡等人一起，参与了汪逢春先生医案的整理出版工作。

中华人民共和国成立后，冯仰增仍然活跃于中医界，曾在《中医杂志》上发表过介绍汪逢春先生医案的文章。

朱琏：投身革命的女医家

在战争年代，一部分女医家投身革命，加入了中国共产党领导下的革命队伍。这些女医家经历了枪林弹雨的洗礼，使她们的人生历程展现出璀璨夺目的光彩。朱琏就是投身革命的女医家中的一员。

朱琏，江苏溧阳人。1926年，年方17岁的朱琏开始学习西医，后在石家庄正太铁路医院任医生。1935年，朱琏加入中国共产党，历任八路军一二九师卫生部副部长兼野战医院院长、延安十八集团军总卫生部门诊部主任、华北人民政府卫生部第一副部长、华北卫生学校校长等职务。

1944年10月，朱琏向老中医任作田学习了针灸。此后30多年里，她一直坚持进行针灸临床和研究工作。

中华人民共和国成立后，朱琏历任卫生部妇幼卫生司副司长、中医研究院副院长兼针灸研究所所长、中共中央妇女委员会委员、南宁市副市长、南宁市针灸研究所所长等职务。在中医领域，朱琏为针灸事业的发展作出了卓著的贡献。1951 年，朱琏所著的《新针灸学》一书出版，在国内外都产生巨大影响。

中医心理学：
植根于传统文化沃土的医学奇葩

现代社会生活节奏加快，竞争激烈，人们的心理压力增大，心理疾病的发生率呈上升之势，医学心理学也愈来愈受到关注。提到医学心理学，人们往往想到现代西方的心理治疗理论。其实，古代中国乃是心理学治疗理论与方法的重要策源地；植根于中华传统文化沃土的中医心理学，是有待深入发掘和充分利用的一座博大的医学宝藏。

中医心理学的历史渊源

中医心理学这一概念的正式提出，是在 20 世纪 80 年代。而中医心理治疗理论与方法的历史渊源，却可以追溯到久远的年代。

东汉末年的杰出医家华佗，曾用心理疗法为一郡守治愈了疾病。这位郡守患病日久，华佗认为需要让病人盛怒才能治好他的病。于是，华佗没有急于为郡守治病，临走时还"留书骂之"。结果，郡守勃然大怒，吐出许多黑血，病却好了。

成书于春秋战国至汉代中期的《内经》中，已包含了颇为丰富的医学心理学内容。《内经》中说："人有五脏化五气，以生喜怒悲忧恐。"又说：

"五脏已成，神气舍心，魂魄毕具，乃成为人。"认为人的形成是先有五脏形体，而后有精神藏于心，才形成各种情绪心理。《内经》还主张"形神合一"，认为人的心理现象不仅依赖外界事物的刺激作用，而且要以脏腑气血等生理功能为基础。对于一些与心理异常有关的疾病，《内经》已经注意到寻找致病的情志因素，从诸如社会、个性、身心关系等多方因素去把握病机。

中医心理学是在中华传统文化的沃土之中形成和发展的，譬如儒家所提倡的中庸之道，道家所主张的"少私寡欲"，都对中医心理学产生了重要影响。孔子提倡中庸，认为"中和"是世间事物最完美的状态。他说："喜怒哀乐之未发，谓之中。发而皆中节，谓之和。"孔子在这里提倡的是一种平顺和谐的情绪状态，亦是符合心理卫生的健康心理状态。老子则要求人们把欲望减少到最低限度。他提倡"见素抱扑、少私寡欲"，并主张人们要"甘其食，美其服，安其居，乐其俗"。在心理养生方面，老子的这一主张确有可取之处。

自东汉到唐代，许多医家在中医心理学的理论与治疗实践方面作出过贡献。张仲景的《伤寒杂病论》中，包含了丰富的医学心理学思想。关于病因，张仲景提出了"内因、外因、不内外因"，为后世医家进一步研究致病的情志因素提供了启示。巢元方著《诸病源候论》，书中论及的心神症状达四五十种之多。

在宋代，中医的"七情学说"达到了成熟与定型的阶段。南宋陈无择（1311—1189）著《三因极一病证方论》，汲取了张仲景等前辈医家关于病因病机学说的精髓，将致病因素的"内因、外因、不内外因"中的内因归纳为七情，即"喜、怒、忧、思、悲、恐、惊"。这对中医心理学思想的发展是个重要的贡献。在对"七情"作出界定的基础上，陈无择指出了七情所致的各种病症，并认为七情过激可以破坏脏腑正常的升降气化功能，导致疾病的发生。

金元四大家（刘完素、张从正、李杲、朱震亨）的学术思想中，都不同程度地包含了医学心理学思想的内容。其中，刘完素以提倡"火热论"著称。他提出了"五志化热"的著名理论，指出："五脏之志者，怒、喜、悲、思、恐也……若五志过度则劳，劳则伤本脏，凡五志所伤皆热也。"

在明清时期，中医心理学思想有了进一步发展。其重要标志之一是对脑的认识较前人有了进步。明代李时珍《本草纲目》中有"脑为元神之府"的提法。清代王清任在其所著《医林改错》中，提出"灵机记性不在心在脑"的观点，并指出脑与各感官之间的联系及脑髓生长与智能发展的关系，结合临床论述了脑的生理、病理与心理障碍的关系。现代心理学认为，人的心理是人脑的功能。王清任对于人脑作用的研究与论述，是对中医心理学思想发展的一个重要贡献。

中医"七情学说"的广泛传播，使这一学说的运用遍及病因病机分析、诊断、治疗、预防及康复等方方面面，临床各科均有所涉及。在明清时期，出现了大量涉及中医心理学的文献。新安医家江瓘的《名医类案》专列"郁"案，收集前人治疗郁证的医案 9 例，其中有 4 例是以心理治疗为主。著名医家傅青主擅长妇科，他对妇女的心身特点很熟悉，认为妇女的情志病较多，尤其是在妇女"七七"49 岁左右的更年期阶段，情志致病更为多见。此外，在《医宗金鉴》《沈氏尊生书》等医书中，也收集了不少情志病验案。

清代陈士铎著《石室秘录》中，提出了许多颇具匠心的心理治疗方法，如"意治法""神治法""劳治法""逸治法"等。叶天士的医案中也有不少心理治疗验案，其中有单独使用心理治疗的，也有药物疗法与心理疗法相结合的。

历代中医学家以心理疗法为病人治病，留下了许多佳话。明代医家李瞻，擅长眼科。有一位性情暴躁的病人，患了目瞳火眼。李瞻对病人说："目病易愈，但客火将流毒于股，过十日必然暴发。"病人很推崇李瞻的医术，对他的话也深信不疑，便终日忧虑自己的"股"部。过了三天之后，李瞻只用一剂药就治愈了病人的眼疾。李瞻在解释自己的治法时说："性暴人患疾，每愈急则火上攻于目越盛，转移其意以忧下部即易治。"

刘菽为明代医家，很注重心理疗法的作用。刘菽本人曾因体弱多病，请一位医生诊治。医生让他独居一室，室内放一张木桌，桌子上放置了瓷瓶瓦罐之类的器具。然后，在室内关进一只鸡。鸡飞到了桌子上，踩碰着器皿，瓷瓶瓦罐摇摇欲堕地。刘菽遵照医嘱，不动声色。经受住这样的考验后，医生说："病可治也。"刘菽从中领悟到"精神进、志意定，故病可愈"的道理。此后，刘菽行医时，也用此法锻炼病人的意志。

李建昂为清代医家，早年曾习儒，后来因为家贫而学医。有一位姓王的病人，喜欢独居暗室，而且不能接近灯光。李建昂为王某诊视后，没有开药方，而是取过王某所做的文章，乱其句逗，朗声而诵。王某急忙制止，李建昂却继续往下念。王某把自己的文章夺过来，气愤地说："客非此道中人，不解句逗，何其狂妄！"说着就把文章拿到灯前看了起来，而忘记了怕光的毛病。李建昂趁势给他开了一个药方，治好了他的病。有人问李建昂医治此病的道理，李建昂说："此病郁也，得怒而郁解，故有此为。"

现代对中医心理学的发掘与研究

尽管中医心理学有着久远的渊源，但在漫长的历史进程中，却并未被作为一门学科来加以研究。直到 1980 年，中医心理学的概念才被正式提出来。因此，相对于中医学悠久的历史而言，中医心理学还是一门相当年轻的学科。

自 1980 年中医心理学概念被提出后，有关研究逐渐活跃起来。1982 年，成都中医学院成立了中医心理学研究组。1984 年，福建和江苏省分别召开了中医心理学专题讨论会。首届全国中医心理学学术会议于 1985 年召开，到 1994 年已举办了 7 届。1992 年，中国中医心理学研究会正式成立。1996 年 5 月，国际中医心理学学术研讨会隆重召开。2001 年年初，有关专家召开了"中医心理学学科建设论证会"，并通过了《中医心理学学科建设及发展规划（草案）》。与会专家认为，中医心理学学科的建设不仅将完善中医学科体系，还是对医学心理学的一大补充。2006 年 6 月，世界中医药学会联合会中医心理学专业委员会成立大会暨国际中医心理学学术大会在北京隆重召开，会议收集了来自中国、新加坡、美国、马来西亚、泰国、英国、日本、德国、韩国等十几个国家的近 300 篇论文。2015 年，第五届国际中医心理学学术大会召开。2017 年，第 24 届世界心身医学大会在北京召开，大会设有"中医心理学论坛"。

经过这些年来的发掘、整理、研究，中医心理学已逐渐建立起较为系统的学术体系，并出版了一批中医心理学专著。已出版的中医心理学专著包括：王米渠《中医心理学》（天津科学技术出版社，1985 年），马朋人、董建华《实用中医心理学》（北京出版社，1987 年），王米渠《中国古代医学心理学》（贵州人民出版社，1988 年），张伯华《中医心理学》（科学出版社，1995 年），聂世茂《黄帝内经心理学概要》（科学技术文献出版社重庆分社，1986 年），王米渠《中医心理治疗》（重庆出版社，1995 年），张子生《历代中医心理疗法验案类编》（河北人民出版社，1988 年），潘菽、高觉敷《中国古代心理学思想研究》（江西人民出版社，1983 年），朱文锋《中医心理学原旨》（湖南科学技术出版社，1987 年），王米渠、黄信勇《中医心理学计量与比较研究》（上海中医学院出版社，1993 年），王福顺、傅文青《中医情绪心理学》（中国中医药出版社，2015 年）等。以中医心理学为基础的心理养生方面的著作也已出版了多部，并产生广泛影响，如杨力著《杨力心理养生忠告》（北京科学技术出版社，2007 年），吴中云著《中医心理养生谈》（农村读物出版社，2008 年）等。

此外，在西医心理学的一些专著中，也介绍了中医心理学内容，如陈力《医学心理学》（北京大学医学出版社，2003 年）；关于心理障碍疾病的一些专著，如龚绍麟《抑郁症》（人民卫生出版社，2003 年），也介绍了中医心理学的理论和治疗方法。

中医心理学的理论体系

中医心理学理论最明显的特点，是强调整体性，以中医学整体观为指导，整体地看待人的心理现象、心理与生理的关系，以及心理现象与环境的关系。在此基础之上，中医心理学建立了"形神合一论""心主神明论""脏腑情志论""个性气质论"等基本理论。

"形神合一论"：心理现象与人体五脏的关联

身体与心理的关系，也就是"形"与"神"的关系，历来受到人们的关注。关于人的身体与心理的联系，可以从许多日常生活现象中得到启示。人们常常会有这样的感受：在心情愉悦的时候，身体也会感到舒坦；而身体的病痛，也会带来心理的苦闷。这些感受提示人们关注心理状态与身体状况的关联。又如，肝火旺的人，容易发脾气；而心情抑郁的人，则容易罹患胃溃疡等病症。这些常识告诉我们，心理问题与人的身体状况密切相关，特别是与人的多种脏器的功能和状况有关联。

根据上述的生活常识，我们不难认识到人的身体与心理之间确实存在着密切联系，那么，也就不难理解中医的"形神合一"论了。中医理论认为，人的身体与人的精神是一个密切关联的统一体。基于此认识，建立了"形神合一"的中医心理学理论架构。

在"形神合一论"中，"形"是物质的代名词，它不仅包含有形的物质（如人的躯体、脏腑），而且包括中医学独特的物质概念——无形之"气"。关于气的概念，后面将做介绍。

"神"与形相对，是指人体的生命现象，还可特指人的心理现象。

中医心理学的"形神合一论"，主要研究的是人的形体（包括人体五脏六腑、气血等）与心理现象的关系。形与神是相互依存的。明代著名医家张介宾曾精辟地指出："无形则神无以生，无神则形不可活"，概括了形与神的相互依存关系。

中医心理学认为，人的形体是心理现象的基础，即"神本于形"（形是神的基础）；另外，人的心理现象对于人体生理有重要的反作用，即"神为形之主"（神是形的主宰）。

"形神合一论"揭示了人的生理和心理的整体性，是中医心理学的基本理论。中医心理养生讲究"养形"与"养神"相结合，这是"形神合一论"在

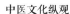

心理养生中的体现。从古代医家华佗创立的五禽戏，到今天仍然在普遍流行的太极拳，都体现了养形与养神相结合的理念。

"形"是心理活动的物质基础

中医心理学认为，人的形体是心理活动的物质基础。

人的五脏、气血、津液等物质及其生理机能，构成了人的形体（即"形神合一论"中的"形"），这个形体便是心理活动的物质基础。

《内经》认为，人的心、肝、脾、肺、肾等脏器都分别与一定的心理现象相关，说："人有五脏化五气，以生喜怒悲忧恐。"《内经》还进一步指出了五脏与心理现象的具体关联，譬如，"心藏神，主喜"，意思是说，心主持着人的神志，也就是人的精神思维活动，并且与喜悦情绪有特别密切的关系。

关于人的形体对于心理活动的影响，中医心理学注重五脏对于人的心理活动的作用，特别是"心"的作用；还提出了"气"对心理活动影响的独到见解，现分述如下。

（1）五脏与心理活动密切相关

中医心理学理论认为，人的心理健康状态依赖于五脏功能和气血运行等人体的整体健康状态，脏腑功能的正常与否与人的心理活动密切相关；五脏就像是人的心理活动寓居的住所，如果脏腑功能出现了异常，就像人们住的房子出现了裂缝，住在这种危房中的人能够平安吗？当然不能。

《内经》在《灵枢·平人绝谷》中，用如下论述来说明人体的整体健康状态与心理健康的关系："五脏安定，血脉和气，精神乃居"，五脏功能正常，血脉通畅了，就可以"精神内守"了。

《内经》关于五脏功能与心理活动关系的论述，除了前边已介绍的"心藏神，主喜"之外，其他脏器也各与一定的心理活动相关："肺藏魄，主悲；脾藏意，主思；肝藏魄，主怒；肾藏志，主恐。"这里，神、魄、魂、意、志是指人的精神、意识、意志等心理状态，喜、悲、思、怒、恐则是人的情绪、情感、思维等心理现象，它们都与五脏的功能和状态密切相关，如肺与人的悲伤情绪关系密切，而脾与人的思虑密切相关，等等。

在五脏功能与心理活动的关系方面，中医心理学特别重视"心"的作用，认为"心"对心理活动具有主持作用，这就是"心主神明论"的体现。

（2）"心主神明论"：中医心理学特别重视"心"在心理活动中的作用

现代心理学认为情绪情感等心理活动是由人的大脑主宰的，心理活动是人的大脑的机能。对此，中医心理学有不同的见解。中医学认为，主宰心理活动不单是大脑的功能，大脑没有"孤军作战"的本领，心理健康要依赖于人体的整体健康状态，包括脏腑功能和谐、精气充盛，以及气血津液畅达。

中医心理学也充分肯定了脑的作用。李时珍在《本草纲目》中指出"脑为元神之府"；王清任在《医林改错》中指出"灵机记性不在心在脑"。但中医又认为，脑的功能不是孤立的，脑与人体的其他脏腑是密切相关的。在中医理论中，脑属于"奇恒之腑"，主要由"髓"汇集而成，而"髓"源于肾脏所藏的"精"，肾精又与其他四脏，即心、肺、肝、脾的生理功能有关。因而，中医心理学认为，人的心理现象不仅与脑相关，而且与五脏相关。

中医心理学特别重视"心"在心理活动中的作用。《内经》说："心者，君主之官，神明出焉"，指出"心"对于"神"（即人的心理活动）具有主持作用。这里的"心"是指中医的脏象之心，是冠名以"心"的一个功能系统。

认为心理现象与"心"有直接关系，"心"对于心理活动具有主持作用，这是中国古代医学家的一个独特认识，称为"心主神明论"。而"心"在心理方面的作用，首先就是前述的"心藏神，主喜"；进而，心还有主宰其他脏腑的功能，并对其他心理现象产生影响。

中国古代医家把心看作"五脏六腑之大主"，对于五脏六腑起到统摄的作用。《内经》在《灵枢·口问篇》中说："悲哀忧愁则心动，心动则五脏六腑皆摇。"可见心作为五脏六腑之大主的重要地位。

（3）关于"气"在心理活动中的作用，是中医心理学独到的认识

"气"是中医学的一个颇为常用而具有神秘感的术语。对于中国人来说，

"气"这个字并不陌生。"气"与情绪有关，情绪不佳时，我们会生气、气恼、憋气；"气"与健康有关，我们把身体状况在容貌上的体现叫作气色，说某人气色好，或气色不好。而在中医理论中，"气"是一个有特殊意义的重要概念。

按中医理论，"气"是参与人体生命活动的一种无形的物质精华。气的生成是一个复杂的过程。简单地说，人们摄入的食物等，需要五脏六腑一系列的工作，将其变为一种有着很强活动力的物质精华，这就是"气"。气的运动是人体生命活动的一种表现形式，气的运动方式以升降出入来表示。气不是特立独行的，它存在于血中。血液承载着气；而气能推动血液的循环，促使血液的化生。气和血，谁也离不开谁；它们的生成和发挥作用都需要对方的密切参与，它们周流于全身，不断地运动，人体的各个部位都有它的存在。中医认为，人体的气血处于相对平衡状态，则生理功能正常，表现出来的就是健康的身体状态。

中医理论认为，"气"与人的健康有密切关系。《内经》说："百病生于气也。"可见"气"对于人体健康的作用是何等重要。气的运行出现问题，就会导致一些疾病（包括心理疾病）的发生；如郁证，就是由于气的运行受到阻滞而致病的。

人的情绪、情感也会影响气的运行。《内经》说："怒则气上，喜则气缓，悲则气消，恐则气下……"可见，人的心理状况对于气的运行状态可以产生显著的影响。这属于心理状态对于身体的反作用，是下面将要介绍的内容。

"脏腑情志论"：重视人的心理状态对身体的反作用

如前所述，中医心理学认为人的形体健康是心理健康的基础；与此同时，中医心理学也很重视人的心理状态对身体健康的反作用。

三国时期著名养生家嵇康在《养生论》一书中，将人的身体比喻为国家，而将人的精神（心理）比喻为国家的君主。他有如下的经典论述："精神之于形骸，犹国之有君也。神躁于中，而形丧于外，犹君昏于上，国乱于下也。"心理上的焦躁等不良情绪，就好比昏庸的君主导致国家混乱一样，会导致身体功能的紊乱。

那么，人的情绪、情感与人的身体之间，特别是与人的五脏六腑有什么具体的联系呢？

孙思邈《孙真人养生铭》（吴中云 书）

以"形神合一论"为基础，中医心理学深入探讨了人的心理现象与脏腑生理功能的相互依存、相互作用的关系，于是便有了"脏腑情志论"。脏腑情志论是中医心理学对于情志因素与脏腑功能之间关系的具体阐释，也是中医心理养生的基本纲领。

在中医学中，"情志"是情绪、情感以及思维、思虑等心理活动的总称。脏腑情志论认为人的情志活动依赖于人体脏腑的功能，情志活动以脏腑精气为物质基础；同时，又很重视情志活动对脏腑功能的反作用，即心理因素对于身体健康的影响。对于这些关系，脏腑情志论都做了具体探讨。

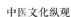

《内经》很重视心理因素对于身体健康的影响。关于心理活动对脏腑功能的影响，《内经》总结出一些基本规律，即"喜伤心、怒伤肝、思伤脾、悲伤肺、恐伤肾"，认为情志的过激状态会损害五脏的功能。

对于一些与心理异常有关的疾病，《内经》论述了其致病的心理因素。譬如，《内经》有这样的论述："脾忧愁而不解则伤意，意伤则悗乱，四肢不举，毛悴色夭"，是说人如果陷于忧愁思虑之中，就会损伤脾脏的功能，进而心神烦乱，心理平衡被破坏。脾与人体四肢、面色、毛发是有直接关系的，因而会出现四肢衰弱无力、面色萎黄衰弱，毛发脱落的症状。

心理问题会直接损害人的身体健康。《养生论》指出，心理问题与不良生活习惯的共同作用，会对人身体产生极其严重的后果："滋味煎其腑脏，醴醪鬻其肠胃，芳香腐其骨髓，喜怒悖其正气，思虑销其精神，哀乐殃其平粹。夫以蕞尔之躯，攻之者非一途；易竭之身，而外内受敌；身非木石，其能久乎？"其中，"滋味煎其腑脏，醴醪鬻其肠胃，芳香腐其骨髓"是指不良的饮食习惯，"喜怒悖其正气，思虑销其精神，哀乐殃其平粹"是指过激的情志状态。人的血肉之躯，受到心理问题和不良生活习惯的内外夹击，怎么能够承受得了呢？

由上述介绍可知，人的所思所想、心情如何，乃至心理活动的方方面面，都会影响脏腑的功能状态，中医心理学对此有全面的论述。心理状态和身体健康是密不可分的。中医心理学在这方面的一系列理论和治疗方法，是我国古代医家的宝贵经验，对防治心理疾病、保全健康有重要意义，应当努力发掘，使之为改善当代人们的身心健康状况发挥作用。

此外，中医心理学还重视各种不同情绪之间相互作用、相互制约的关系，譬如快乐的情绪可以化解忧愁的情绪（喜胜忧），这就是中医的"情志相胜"理论。

关于"个性气质论"

人的心理活动可分为两个方面，其一是心理过程，包括感知、情绪、欲

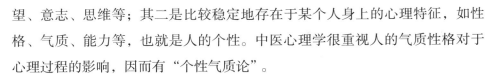

望、意志、思维等；其二是比较稳定地存在于某个人身上的心理特征，如性格、气质、能力等，也就是人的个性。中医心理学很重视人的气质性格对于心理过程的影响，因而有"个性气质论"。

一般认为，气质是个体心理活动的动力特征，主要体现在心理活动的强度、速度、稳定性、灵活性和指向性上。西方心理学关于人的气质有多种提法。按照巴甫洛夫的理论，并与古希腊的体液学说对照，人的气质可分为4种类型：兴奋型（相当于胆汁质气质）、活泼型（相当于多血质气质）、安静型（相当于黏液质气质）、抑制型（相当于抑郁质气质）。气质较多地依赖于人的神经类型。

性格是个性心理中最突出的方面，是一个人在社会实践中形成的稳固的态度特征，以及习惯化的行为方式。性格与气质是有关联的，例如，抑制型气质的人易于有多愁善感的性格。

中医心理学关于气质的分类主要来源于《内经》，有两种分类方法："五态人"分类法和"阴阳二十五人"分类法，两种分类方法是相辅相成的。

"五态人"分类法将人的气质分为"太阳之人""少阳之人""阴阳平和之人""少阴之人""太阴之人"。可以看出，中医关于"五态人"的气质划分，是按照阴阳来立论的。

现代对于中医心理学的研究指出，中医关于"五态人"的分类方法与西方心理学的4种气质类型有相对应的关系："太阳之人"表现出精力旺盛、兴奋性强而难以抑制的特点，与胆汁质气质近似；"少阳之人"表现出外向、兴奋性与灵活性强的特点，与多血质气质相似；"少阴之人"与黏液质气质相似；"太阴之人"与抑郁质气质相似；"阴阳平和之人"表现出谦逊而从容、尊严而和悦，适应性强，善于心理平衡而有适度的灵活，应是介于多血质和黏液质之间。

中医心理学的"个性气质论"对于心理养生也具有指导意义。在中医心理养生中，有"节阴阳""调刚柔"的方法，就是指陶冶气质、涵养性格（参见本书《中医心理养生的12种方法》一文）。

关注生活环境和社会因素对于心理的影响

《内经》在指出人的身体因素与心理的相互关系的同时，也重视生活环境（包括自然环境）、社会因素等对心理的影响。

关于自然环境因素的影响，《内经》有详尽的论述。《内经》将自然界中的风、寒、暑、湿、燥、火这六种自然现象称为"六气"。当"六气"的变化失常时，就会影响到人体，导致相应的五脏状况的变化。这是中医学"天人合一"观念的体现。自然因素影响五脏的功能，也会影响人的心理状况。例如，自然现象的"郁"可以导致人身体的"郁"，进而导致人的心理的"郁"。

关于其他生活环境因素，譬如人们的不良饮食习惯、生活习惯，也会影响身体健康和心理健康。前述《养生论》中的"滋味煎其腑脏，醴醪鬻其肠胃"，说的正是饮食习惯对健康的影响。其中，醴醪是指酒，"鬻"是腐蚀的意思。过于厚重的滋味（如过于油腻的食物）和过量饮酒，都不利于健康。

关于社会因素的影响，《内经》探讨了远古时人们的生活与心理状况。远古时的人们住的是巢穴，为了生存而在禽兽之间追逐，靠运动自己的身体来抵御严寒，躲在阴凉之处以避暑，采用的是刀耕火种的生产方式。那时的人们，还没有因为眷恋或思慕而劳累自己的精神，也没有为了追逐名利去奔波劳碌；他们与自然紧密接触，处在那种环境之中，人的精神是清净专一的（参见《素问·上古天真论》的相关内容）。

后来，由于社会的发展，人类文明的进程，导致人们生病的原因多起来，心理疾病和包含心理因素影响的疾病也产生了，人类的疾病也就变得复杂了。

综上所述，以《内经》为源头的中医心理学，明确指出了人的生物因素、自然环境因素、社会因素与心理因素四者的内在联系，这是中医心理学的基本理论框架，也是中医心理学的特色。

中医心理学的临床治疗方法

按中医学的病证分类，临床中常见的以心理障碍为主的病证，有狂证、癫证、痫证、郁证等。此外，还有与心理因素密切相关的病证，如心悸、眩晕、胃脘痛、呃逆、阳痿等。中医心理学的治疗方法多采用心理治疗与药物治疗相结合的方法。针对不同病证，有时以心理治疗为主，有时以药物治疗为主。

心理治疗方法

俗话说：心病还需心药医。采用心理治疗方法来治疗心理疾病，就是用"心药"来医治"心病"。

中医的心理治疗方法，有情志相胜疗法、移念疗法、语言疏导疗法、顺势利导疗法、内观静养疗法等。其中，情志相胜疗法是基于情志与脏腑功能的关系，利用各种不同情志之间的相互作用、相互制约来调节情志，可以在一定程度上对人体疾病产生治疗作用。情志相胜疗法包括：喜胜悲、悲胜怒、怒胜思、思胜恐、恐胜喜等。在具体治疗中，情志治疗方法又是灵活运用的，并不一定要拘泥于上述的"喜胜悲、悲胜怒"等。

清代名医徐灵胎《洄溪医书》中记载了这样一个案例。某新科状元及第后，告假返乡，半路上生了病，求治于一位名医。医生对状元说："疾不可为也，七日必死。可速归，疾行犹可抵里。"新科状元便哭哭啼啼，日夜兼程赶回家里。七天之后，新科状元却安然无恙。这时，仆人送上了医生留下的一封信，信中说："公自及第后，大喜伤心，非药力所能愈，故以'死'恐之，所以治病也，今无妨矣。"这正是"恐胜喜"的一个例子。值得注意的是，医生在这个案例中还为患者留下了书信，具体地讲明了治疗此病的道理，以消除患者的恐惧，这又是利用了"思胜恐"的方法。

移念疗法是改变病人心理活动的指向性，使病人关注的焦点从发病的位

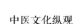

置转移到其他地方的一种治疗方法。本文在前文提到的李瞻为病人治疗眼疾的方法，就是移念疗法的一个案例。

药物治疗方法和其他治疗方法

药物治疗也是中医治疗心理病证的重要方法。常用的方剂类型有疏肝解郁剂、重镇安神剂、养心安神剂、清热泻火剂等。

此外，以中国传统音乐治疗心理疾病，也是中医心理学的研究范畴之一。运动疗法、饮食疗法也可用于心理治疗。

中医心理学在针灸治疗等临床实践中，有广泛的应用。

以中医心理学为理论基础的心理养生，更是中医心理学重要的应用领域（详见本书《中医心理养生的 12 种方法》一文）。

中医心理学的声名已经扩展到海外。在许多外国养生学家的学说和方法中，能够看到中国传统文化和中医心理学的影响。

可以预见，在中医界有识之士的不懈努力之下，中医心理学这一枝植根于传统文化沃土的医学奇葩，必将绽放出更加瑰丽的姿彩。

中医心理养生的 12 种方法

中医经典著作《内经》中有许多关于心理养生的论述和方法。古代许多中医学家秉承《内经》的教诲，注重修心养性，得以健康长寿；还有一些人士本身并非医家，但也了解并尊崇中医养生方法，通过修心养性维护身心健康。

注重心理养生、维护心理健康，也是现代人必须关注的问题，是预防心理疾病的最好方法。心理养生不仅可以防病，还可以提高人们的生活情趣，升华人们对于生活的感受。由中国传统文化与中医学理论结合而产生的中医心理养生方法，经历数千年的历史风云，汇集了众多医家和养生家的宝贵经验，至今仍然具有现实的意义。

本文介绍中医心理养生的基本方法。应该指出的是，由于每个人的气质、性格不同，所处的环境不同，适宜的心理养生方法也是会有不同的。人们可以在运用中自我体验、感觉，寻找更个性化的、更适合自己的心理养生方法。

按照《内经》等中医经典的相关论述加以归纳，中医心理养生可包括如下 12 种基本方法：

（1）提高品德修养；

（2）顺应自然，顺时调神；

（3）认知自我，悦纳自我；

（4）节制欲求：避免为物欲所扰；

（5）调节情志：保持情志的中节与和谐；

（6）清静养神：维护心境的稳定与安宁；

（7）培养和协调意志品质（即《内经》所说的和志意）；

（8）陶冶气质（即《内经》所说的节阴阳）；

（9）涵养性格（即《内经》所说的调刚柔）；

（10）饮食养生法；

（11）运动养生法；

（12）音乐养生法。

下面，对这些养生方法分别加以介绍。

一、提高品德修养

中国的传统文化历来重视品德修养，并且认为提高自身品德修养是心理养生的要义。具有良好道德品质有利于长寿，恰如孔子所说的"仁者寿"。庄子也说过"德全者形全"，"形"是指人的身体，意思是完善品德修养有利于健康。

提高品德修养，在中医心理养生中占有首要的位置。《内经》中说：高尚的人，具有淳厚的品德，可以有益于长寿（至人者，淳德全道，……盖益其寿命）。

儒家的"德"与道家的"德"

中医心理养生所涉及的"德"的含义是广泛的，其中包括儒家的"德"与道家的"德"。

（1）儒家的"德"是仁义之道

仁义是孔子心目中崇高的道德理想，也是儒家倡导人们遵从的道德准则。儒家的"德"就是儒家所尊崇的仁义之道。孔子提出"仁者寿""仁者不忧",认为仁德的人可以长寿,仁德的人可以没有忧虑,指明了仁义之道对于养生(包括心理养生)的作用。中医也很重视仁义之道对于心理养生的作用,杨上善在注释《内经》时就曾指出:"仁义教有益于身。德全者,血气和顺。"

儒家的仁义之道中,仁是指仁爱,义是指道义。尊老爱幼、与人为善、讲求诚信,都是仁义之道的具体体现。

（2）道家的"德"是开阔的胸襟和淳朴的情愫

儒家的"德"是仁义之道,道家的"德"则是开阔的胸襟和淳朴的情愫。老子说:最高的德行就像山谷一样渊深开阔(上德若谷);又说:长久地保持美德,能够回归到婴儿般的纯朴境界(常德不离,复归于婴儿)。

老子还主张"至虚极,守静笃",让人们的内心归于超脱和宁静。而超脱和宁静的极致,就是婴儿般的纯朴境界,那正是老子崇尚的美德。

儒家的"德"可以影响我们对于现实世界的情感和态度,道家的"德"则可以开阔、宁静我们的内心世界。两者都很重要。儒家的"德"与道家的"德"的兼容,对心理养生才更为有利。

健康长寿与道德修养

注重道德修养有助于健康长寿。

在中医历史上,许多著名医家能够健康长寿,首先就是由于他们注重道德修养。而医家的道德修养又具体地表现于医德上。譬如,唐代著名医家孙思邈的高尚道德品质,集中地体现在他提出的"大医精诚"的主张中,是我国古代医家医德风尚的崇高典范。

孙思邈所著《千金要方》中,以"大医精诚"为题,论述了医德修养问题。在这个流传千载的著名论述中,孙思邈提出了医生的行为准则:"凡大医治病,必当安神定志,无欲无求,先发大慈恻隐之心……"对于前来求治的病人要一视同仁,要把病人当作亲人一般,把病人的痛苦当作自己的痛苦,出诊时要不避路途的艰难险阻，也不顾及自身的饥渴劳累。具备这样高尚医德的医生，孙思邈认为"可为苍生大医"，若反其道而行之，则被孙思邈痛斥为"含灵巨贼"。

历代医家将道德修养与养生结合起来，是很有道理的。道德是个人与社会之间关系的纽带。良好的道德情操，不牟私利，不患得患失，可以创造和谐的人际环境，可免去许多焦虑和烦恼，使自己的心态清静安宁，都是有利于养生的。

道德修养可以从一点一滴的小事做起

在先哲们的经典中，"德"的境界是很高尚深邃的，作为普通人恐怕未必能够企及。但我们可以通过点点滴滴的小事做起，提高道德认识、升华品德境界。

尊老爱幼、扶贫济困、助人为乐，都是美好品德的具体表现。对于他人的理解、宽厚与包容，也是不难做到的。给灾区捐些衣物，给老弱病残以扶助，在公共汽车上给老年人让一个座位，甚至只是给身边的人一个友善的微笑，都是可以身体力行的道德行为。

道德行为的实施和道德修养的提高，对于心理养生具有重要意义。

美好、善良、宽厚的道德行为，可以对人的心理产生良性的作用，让人感受到内心的平和、安宁、顺畅。这样良性的心理体验又会作用于人的身体，有利于心理和身体的健康。反之，若一个人做了有悖良心的事，回想起来会常常感到痛苦、内疚、自责。这不仅是一种不良的心理状态，而且久之还会影响身体健康。

俗话说，善有善报。"善报"的意义，也与美好、善良、宽厚的道德行为所获得的良性的心理反馈有关。

需要指出的是，人们的生活并不总是沐浴在美好的阳光里。善良的人们在遭遇到生活中邪恶、不公正的事情时，会义愤填膺；这时，要善于将胸中的不良情绪适时宣泄，以免损害健康。

人们应该多学习一些道家的超脱，用洒脱、豁达的态度面对人生中的逆境。同时，在豁达的心态之下，冷静地、理智地思考应对生活中的负面事件方法。提倡儒家的"德"与道家的"德"的并用。

二、顺应自然，顺时调神

中医心理养生主张顺应客观规律，依据客观规律行事。在人与自然的关系上，中医心理养生主张顺应自然规律。顺时调神是中医心理养生的重要方法之一。

顺应天候规律，顺时调神养生

在一年的四季中，随着季节的变换，人们的身体和情绪也会发生相应的变化。明媚的春光会让人们欣喜，萧瑟的秋风会让人们伤感。我国古代医家早就观察到季节变化与人们身心的关系，并应用于心理养生。顺应四季变化，在生活起居中注意调整自己的精神情志，这在中医心理养生中被称为"顺时调神"。《内经》专设了一篇《四气调神大论》，对于四季的养生规律分别加以论述。

《四气调神大论》认为，春季的三个月是天地自然万物萌发的时节，此时人也会与天候相应而表现出勃勃生机；此时应保持心情愉快，可以清晨早起，散开头发，松衣宽带，使形体舒展，悠然漫步于庭院，让自己的情绪舒畅通达，不要自我压抑，以顺应春天的"生发"之势，这便是春天养"生"的规律（春三月，此谓发陈，天地俱生，万物以荣，夜卧早起，广步于庭，被发缓形，以使志生，生而勿杀，予而勿夺，赏而勿罚，此春气之应，养生之道也）。

夏季的三个月，自然界植物生长繁茂，人也应该与之相应；此时养生，应清晨早起，不要因天气炎热而厌烦，以免心境焦躁不安而易动怒，要使精神饱满、情志充实而欢愉，保持对外界事物的浓厚兴趣，这样可以使人体气机宣畅，通泄自如，以顺应夏天的"成长"之势，这便是夏天养"长"的规律（夏三月，此谓蕃秀，天地气交，万物华实，夜卧早起，无厌于日，使志无怒，使华英成秀，使气得泄，若所爱在外，此夏气之应，养长之道也）。

秋季的三个月，为收获的季节；但此时天气渐凉而秋风劲急，地面万物开始凋零；此时养生应早卧早起，保持情志的安宁，使神气收敛，并适当锻炼，以免秋凉之气伤及肺气，以顺秋天的"收敛"之势，这便是秋天养"收"的规律（秋三月，此谓容平，天气以急，地气以明，早卧早起，与鸡俱兴，使志安宁，以缓秋刑，收敛神气，使秋气平，无外其志，使肺气清，此秋气之应，养收之道也）。

冬季的三个月，是万物生机潜藏的季节；天气严寒，人们不要轻易扰动体内阳气，应早睡晚起，待天亮有日光照耀时起床为好；应使情志保持沉静，处于藏而不露的状态，就好像有了私情而隐匿不宣、得到渴望的东西而珍藏起来一样，这样可使人体气机内守而不得外泄，以顺应冬季阳气"伏藏"之势，这便是冬天养"藏"的规律（冬三月，此谓闭藏，水冰地坼，无扰乎阳，早卧晚起，必待日光，使志若伏若匿，若有私意，若已有得，去寒就温，无泄皮肤，使气亟夺，此冬气之应，养藏之道也）。

在每一季节中，人们都要使情志活动与时气的特点相应，这样，情绪活动与生理状态、与自然界的变化一致，才能有助于保养心神。

"顺时调神"还有一层含义，就是顺应一日之中的时间节律来调节心神。

按中医理论，在一日四时中，人体气机的升降沉浮，类似于一年四季中自然界万物的生长变化。《内经》在《灵枢·顺气一日分为四时篇》中说："以一日分为四时，朝则为春，日中为夏，日入为秋，夜半为冬。朝则人气始生……日中人气长……夕则人气使衰……夜半人气入脏。"

人的精神情志状态有随一日四时而变的规律性，故心理养生也顺应这种时间节律。清晨神气始生，精神清爽，应使情绪振奋；中午"人气长"，则应保持饱满的精神状态；傍晚，人体心身都渐趋疲乏，所以情志活动不宜过分激烈；夜间，人们困倦思眠，这时不要强使情绪兴奋，以免影响睡眠。总之，应顺应时间节律安排自己的生活与工作，使情志状态、生活起居方式与人体的外部环境（自然节律）、内部环境（生理节律）协调同步。

顺时调神法的现实意义

"顺时调神"的心理养生方法，体现了中医关于"天人合一"的理念。这一理念是具有科学内涵的。在几千年的历史上，"顺时调神"的心理养生方法受到历代医家和养生家的推崇和具体运用。时至今日，这一心理养生方法仍然具有重要的现实意义。

人生活在自然环境中，人与自然是一个整体。顺应自然界的变化规律来进行心理和身体的养生，无疑是一种明智的做法。春天的生发、夏天的成长、秋天的收敛、冬天的伏藏，古人对于自然规律及相应养生方法的这些归纳总结，都很有道理。如果违逆自然规律而行事，就可能对身心造成伤害。

需要指出的是，现代人的许多生活方式已经使人们远离了自然环境。在都市生活，在拥挤着汽车的街道和高楼大厦林立的环境中，难以呼吸到清新的空气，也看不到多少天然的绿色；在空调的房间中，人们无法鲜明地感受到四季的变化；爱美的女士们在冬天穿裙装，而白领的男士们在夏天也要穿西服系领带；此外，还有一部分现代人喜欢通宵达旦的夜生活，等等。这些都不可避免地要影响到人们的身心健康。对于显著地偏离了自然节律的现代人来说，古人的"顺时调神"心理养生方法是尤为值得重视的。

当然，现代人有自己的生活氛围、生活节奏，不可能完全照搬古人的做法。但在可能的条件下借鉴古人的理论和经验，对于现代人的身心健康是会很有裨益的。

顺时调神养生方法还有助于人们解决一些与季节相关的心理问题。

春天，要顺应万物生发之势，克服倦怠心理。

在春天，人们容易产生倦怠心理，即俗话所说的"春困"。然而，春天是万物生发，生机勃勃的季节，人要顺应自然，就应该心情愉快，让内心充满盎然的春意。春天的心理调养，重点放在一个"生"字上。就是说，要让自己的心绪与春光一起生发，保持乐观开朗的情绪，使得肝气顺达，起到防病保健的作用。穿轻盈的、富于朝气的春装，闲暇时到郊外去旅游，让春风拂面，春花养眼，感受春天的气息，这些都有助于调节情绪，让自己的心境与春天生机勃勃的自然环境协调同步。

夏天，要顺应万物成长之势，克服烦躁心理。

夏天，天气炎热，人们容易产生烦躁不安的心理。然而，夏天正是自然界万物繁茂成长的季节，人也应该顺应自然，让心态与夏天的繁茂成长之势相协调。古人早就提醒人们，不要因天气炎热而厌烦，要使精神饱满、情志充实而欢愉，对外界事物保持浓厚的兴趣，以免心境焦躁不安而易于动怒。在夏令暑蒸气耗的季节，若能自我调整出愉悦、舒畅的心情，显然是有利于身心保健的。《内经》还鼓励人们：顺应夏季的繁茂成长之势，可以使内心世界的精华上升到瑰丽秀美的境界（使华英成秀）。这些，对于现代人都是很有启迪意义的。需要指出的是，现代人如果整天在空调的环境中、喝着冰镇的饮料，是体验不到夏天的繁茂成长之势的。留出适当的时间去真正地感受夏天，这样才能与自然和谐，也才能有机会践行古人的夏季心理养生之法。

秋天，要顺应万物收敛之势，克服抑郁心理。

秋季的三个月，呈现出萧瑟的景象，由初秋的凉风到深秋的落叶，人们容易产生抑郁的情绪。古诗中，有许多"悲秋"的诗作，现代人对此也有心理的共鸣。然而，秋天是自然界万物成熟而平定收敛的季节。顺应自然，人们在此时应保持情志的安宁，使神气收敛，以顺应秋天的"收敛"之势。保持神志的安宁，可以减缓秋天的萧瑟之气对于心理的负面影响，避免抑郁心理。此外，多从美好的一面看待生活现象，也有利于克服抑郁。秋天是成熟的季节、收获的季节；成熟与收获，都是很美好的。所以，古人也有"霜叶红于二月花"的诗句，以积极的心态迎接秋天。

冬天，要顺应万物伏藏之势，保持沉静心态。

冬天，是万物蛰藏的时令，也应该在条件允许的情况下，实行相应的心理养生方法。古人认为，冬天要讲究"伏藏"，应该避免过度的劳作，所以提出"待天亮有日光照耀时起床"（早卧晚起，必待日光）。当然，对于今天的上班族而言，要在冬天"待天亮有日光照耀时起床"是不可能的。但是，要做到让心情尽可能保持沉静，还是有可能的。现代医学研究表明，冬季是心脑血管疾病高发的季节。从预防心脑血管疾病的角度，让心情尽可能保持沉静也是有益的。

一日四时的情志变化规律，对于现代人的心理养生也有重要的指导意义。

在当今，相当一部分人的生活起居偏离了正常的时间节律。特别是夜间过度兴奋的情志状态，包括经常性的彻夜上网、过度的夜生活等，对于身心健康都是不利的。

顺时调神养生的应用实例

顺时调神法的具体应用，古今都有许多实例。

清代曹庭栋所著的《老老恒言》中，对于老年人的顺时调神养生有具体的说明。曹庭栋提出，在春光明媚或秋高气爽之时，老年人可以与家人、友人到大自然的环境中，亲近自然，陶冶性情，颐养身心。他在《老老恒言》中写道："春探梅，秋访菊，最是雅事。风日晴和时，偕二三老友……安步亦可当车。"这也是作者本人养生实践的总结。《老老恒言》还指出了老年人在不同季节午睡须注意的事项，将顺时调神养生的理念应用到了午睡中。

顺时调神养生方法可用于抑郁症的预防。元代医家丘处机著《摄生消息论》分述了四时养生法，他在《春季摄生消息论》中说："春日融和，当眺园林亭阁虚敞之处……以畅生气；不可兀坐，以生他郁。"

再来介绍现代一位中医大夫的养生实例。他曾患有肺结核、慢性肠炎、高血压和严重的失眠，每晚需服安眠药才能入睡。后来，他开始注重养生，身体慢慢地好了起来。进入 21 世纪，他近 80 岁了，耳聪目明、步履轻健，看上去就像 50 多岁，旧有的病症逐渐消失，安眠药也不用了。他退休后每周仍出六个半天的门诊，接诊 120 多个病人，都不感觉疲劳。这位中医大夫采用了什么养生方法呢？他采用了多种养生方法，其中之一就是顺时调神。

他长期坚持顺时调神，真正奉行了《内经》提出的养生方法，譬如在春季"夜卧早起，广步于庭，被发缓形，以使志生"。在"广步于庭，被发缓形"的过程中，他让自己全身放松，做深呼吸，吐故纳新。此外，他还坚持练习太极拳，以及叩齿、咽津、梳发、摩面等养生保健活动。

这位中医大夫还很注重品德修养，他认为，为社会多做一些有益的事情，少一些对于名利的追求，可以"求心所安"，让自己内心安宁、心胸开朗。作为医生，他为了解除病人的痛苦而尽心竭力地工作，这也是"求心所安"。

这位中医大夫的养生方法是将内心的宁静与形体的运动结合了起来，做到了"心静体动"。他从救治病人和淡泊名利中，感受到内心的安宁，又在"广步于庭，被发缓形"等身体运动中，进行身心的调理，到达"以使志生"（让自己的情绪舒畅通达）的目的。对于运动量的掌握，则以《内经》所说的"形劳而不倦"为尺度。这位中医大夫的养生实践，对于现代人的心理养生是很有借鉴意义的。

顺应自然理念的拓展

顺时调神的养生方法体现了顺应自然的理念。而中医心理养生关于顺应自然的理念，还可以进一步加以拓展。

顺应自然的理念可以拓展到情绪、情感方面，拓展到对于人性和人生的认识。

人在生活中，应该让自己的喜怒哀乐都顺其自然，让情绪、情感有自然宣泄的渠道。强行压抑自己的痛苦，或者强颜欢笑、曲意逢迎，都是不利于心理养生的。

人性之美，美在淳厚率真；人生之美，也美在心绪、情感都能自然抒发。

按照中医心理养生关于顺应自然的理念，人应该活的自然一些、潇洒一些，尽可能活出真实的自我。

需要指出的是，心理养生中顺应自然的理念并不意味着放任自流或者听凭自己欲望的膨胀。顺应自然意味着顺应客观自然的规律，其目的是要达到和谐、平衡的理想心态，并不是让人们放任自流、放纵欲望。

三、认知自我，悦纳自我

悦纳自我，就是欣然地接受自己。一个人，如果自己都不能欣然地接受自己，又如何能够被社会的其他成员所接受呢？现代心理学认为，能够悦纳自我是心理健康的标志之一。因而，让人们欣然地接受自己，是心理养生的重要目标。

与其羡慕别人，不如悦纳自我

在现实生活中，人们经常会倾向于羡慕别人，而不是悦纳自我。个子矮的人会羡慕别人身材的高挑，相貌平平的人会羡慕别人的美貌，生活拮据的人会羡慕别人的富有，学历低的人会羡慕别人的高深学问，等等。这就涉及一个自我认知的问题。

《内经》在讲养生之道时说："美其食，任其服，乐其俗，高下不相慕，其民故曰朴。"其中，"高下不相慕"就是不必羡慕别人；"美其食，任其服，乐其俗"是质朴的风尚，也是悦纳自我的生动表现。《内经》还说："圣人者……以恬愉为务，以自得为功。"这里所说的"恬愉、自得"，就包含着悦纳自我的意思。《内经》以"圣人"为楷模，来倡导人们悦纳自我。

人的能力有高低之分，人生际遇也不相同，这就导致人的生存状况会有相当大的差异。但是，无论能力高低、际遇如何，人们都应该自信自强。自信自强者对自己的能力有适当的估价，确定适合自己的人生目标，对自己充满自信，这样才能发挥自己的最大潜力。反之，一个人如果连自己都不喜欢自己，又如何能够得到其他社会成员的喜欢、欣赏，并且使自己很融洽地融入社会呢？

多从积极的角度认识自我

那么，怎样才能悦纳自己呢？前面所说的摆脱攀比心理，是实现悦纳自

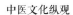

我的重要途径和方法。实现悦纳自我的另一个方法，就是要多从积极的角度认识自我。

从积极的角度认知自我，是许多卓有成就的人士的思维方式。像杜甫的"飘飘何所似，天地一沙鸥"，称自己如同飘然于天地之间的沙鸥；陆游的"零落成泥碾作尘，只有香如故"是对于高洁人格的赞许，都是他们身处逆境之中，对自己做出的积极认知。

普通而平凡的人们，通过从积极的角度认知自我，也可以从平淡中看到光彩，从不利中看到有利，从平凡中看到希望。

需要指出的是，积极地自我认知也要符合个人的实际条件，不能靠凭空想象，不能脱离客观现实。悦纳自我要以理性的自我认知为基础。因而，积极的自我认知同时也是理性的自我认知，其目的恰是在于让人们乐于接受现实的自我。

除了从积极的角度认识自我之外，人们还应该保持努力进取的心态并付诸行动，让自己经常有所进步、有所收获。进步与收获不分大小，有收获就是快乐。任何一点一滴的收获都有助于让人们悦纳自我，保持良好的心态。

四、节制欲求：避免为物欲所扰

节制欲求是我国古代养生家们很注重的问题。自《内经》始，到历朝历代的医家和养生学家，都重视"节欲"在养生中的作用。但是，欲求本身乃是人类的一种正常需求，真正需要节制的，只是过度的欲求。

欲求体现了人们的物质、精神需要

关于欲求，孟子有一段著名的论述："鱼，我所欲也，熊掌，亦我所欲也；二者不可得兼，舍鱼而取熊掌者也。生，亦我所欲也，义，亦我所欲也；二者不可得兼，舍生而取义者也。"在这里，孟子首先肯定了人们对于鱼、熊掌、生存、道义等的欲求，都是正常而合理的。然后，他又在各种欲求不可能兼得的情况下，根据自己对于这些欲求的价值（或层次）的认知，在不同欲求之间进行了取舍。

"欲求"体现了人们的各种物质、精神需要。在现代心理学理论中，将人们在生理方面和社会生活方面的需求称为"需要"，并且认为，"需要"是个体行为积极性的源泉。人们对于"需要"的主观体验就是欲望或欲求。欲求是人类的一种正常需求，具有重要的积极意义。应该节制的是过度的欲求。

现代心理学中的马斯洛学说，将人的"需要"分为 5 个层次：生理的需要、安全的需要、归属与爱的需要、尊重的需要、自我实现的需要。其中，生理的需要（如食物、睡眠、求偶）是最低层次的、基本的需求，是人类生存所必需的；而自我实现的需要（指追求自我理想的实现、个人才能的发挥）是最高层次的需求。

尽管欲求（或"需要"）是个体行为积极性的源泉，但人们由于受到自身条件、生活环境的限制，或者受到自然规律的制约，或者是由于各种社会规范的约束，人的欲求能够顺利满足的，只能是有限的一部分。当欲求得不到满足时，人们在心理上就会产生失落感，进而可能产生焦虑、抑郁、紧张等情绪。此时，适当地节制欲望，可以有效地调整心身状态。此外，即使客观条件允许，过度的纵欲也是有害身心健康的。从这两个方面讲，节欲对于心理养生都是有重要作用的。

《内经》倡导"志闲而少欲"

中医心理养生的原则之一是"中节"。人们对于自己的欲望，也要讲求"中节"。

《内经》倡导"志闲而少欲"，这就是要人们节制自己的欲求，保持较为超脱的心态。杨上善在注释《内经》时也强调指出："安人之道，莫大怡神；亡神之灾，无出情欲。"不为物欲所扰，保持恬淡心境，可使人达到身心健康；而过度的欲望，则会造成身心的莫大灾难。

人们需要以淡泊心态对待名利。诚然，要让人们完全放弃名利，那通常是不可能的。但如果放任自己的欲望膨胀，恐怕就永远没有满足的时候。所

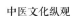

以，对于名利的追求，要讲求"中节"。

在各种欲求中，中医养生也很注重对于性欲讲求"中节"。清代名医徐灵胎说："精之为物，欲动而生……强制者有害，过用者衰竭，任其自然而不勉强，则自然之法也。"徐灵胎主张对于性欲既不过分抑制，也不过分放纵；他的"自然之法"，其实就是讲求中节适度。

节欲与中医心理养生提倡的"清静养神"密切相关。人们适当节制自己的欲望，才能达到内心的清静，实现清静养神。

欲望与情绪、情感的关系

欲望与情感的关系是心理学讨论的重要命题，对于心理养生也有重要意义。

一方面，情感、情绪会影响人们的欲求，人们通常会对自己喜欢的东西产生欲求。杨上善在注释《内经》时指出：情感所喜爱的，就是人的欲望（情之所喜，谓之欲）。杨上善还指出：没有愉悦爱慕的情感，就不会产生相应的欲望（无愉悦爱慕之情，欲之不生也）。

另一方面，人们的欲望（或"需要"）能否得到满足，也会影响人们的情绪、情感。《内经》认为，如果人的欲望得到顺利满足，就会产生欢喜愉悦的情绪；如果欲望的满足受到阻碍，就会产生忧愁的情绪（顺欲，达愿则生喜乐；逆欲，违愿则生忧愁）。因而，在可能的情况下满足人的欲望，可有助于产生愉悦的情绪。

这里所说的满足人的欲望，与前述的节制欲望，看起来是有矛盾的，其实并不矛盾。现分析如下：

其一，《内经》关于满足欲望可产生愉悦情绪的论述，是对于人们的心理现象的客观描述。欲望满足而产生的愉悦情绪，并不一定就有利于身心健康。《内经》中指出："今时之人……以酒为浆，以妄为常，醉以入房，以欲竭其精，以耗散其真……务快其心，逆于生乐，起居无节，故半百而衰也。"这样的纵欲行为，虽然感受到了快乐的情绪，却是不利于身心健康的。

其二，《内经》认识到满足欲望对于情绪调节的积极作用。因而，中医心理养生提出，对于欲望要保持"中节"适度，不赞成过分地压抑人的欲望，也不赞成纵欲。包括性欲，也是如此。另一方面，过度膨胀的欲望常常是得不到满足的，同样会带来沮丧的情绪。从这个意义上讲，保持欲望的中节适度，也是明智的。

其三，中医心理养生关于"节欲"的主张，是主动地、自觉地实施的。这样主动实施的"节欲"行为，可以有助于达到内心的清静，进而产生愉悦的感受。这与过度膨胀的欲望受到客观因素的限制而得不到实现，不得不压制自己的欲望，因而产生焦虑或抑郁的情绪，并不是一回事。

现代人应该节制自己的欲求吗？

现代社会是物质生活高度丰富的时代，人们讲求享受生活，讲求休闲娱乐。社会的发展，就是要让人们的生活更加美好。享受生活的美好，并没有什么错。那么，现代人还有必要节制自己的欲求吗？

如果对于生活的享受，能够有利于人们的身心健康，这样的享受当然是无可非议的。但是，事实并非总是如此。人们的一些欲求，往往背离了有利健康的原则。

（1）对于名利的欲求

现代社会，财富的积累达到了极度的丰盈，而传媒的发达又为人们提供了广阔的展示舞台。于是，现代人对于名与利的欲求，便空前地膨胀了起来。对于现代人来说，如何正确处理名利欲望与心理养生的关系，是很值得探讨的问题。首先应该承认，对于名与利的追求，是社会发展的一个动力，也是人的正常欲望。对于名利等欲求的过度压制，会使生活变得苍白而沉闷。完全禁绝名利欲望不仅是不可能的，而且也是不利于社会发展进步的。但是，从心理养生的角度看，如果任凭名利欲望的过度膨胀，显然也不是一种健康的心态。所以，关键的问题，是把对于名利的欲望放到一个适度的位置上。

中医心理养生讲究中节适度，对于名利的态度也要如此。如孙思邈所主张"于名于利，若存若亡"，对于名利持"若存若亡"的态度，是很有利于心

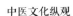

理养生的。这样的态度，对于今人也很有意义。譬如对于财富的态度，就应该达观一些。在财富和地位方面，人与人是不可能完全平等的；但在健康快乐上，却是有可能人人平等的。每个人都可以在自己所拥有的条件下追寻快乐。生活在小康中的人们，应该安心享受属于自己的那一份幸福与宁静；富有阶层的人们，如果想到致力于慈善事业，也是有利于求得心理平衡的。

（2）对于饮食的欲求

人们对于美味佳肴的欲求，几乎是无法克制的。但是，现代人经常吃高脂肪、高热量的食物，对健康不利。古人早就认识到饮食对于健康的影响，三国时期医家嵇康指出，不良的饮食习惯与情志因素共同作用会对人身体产生极其严重的后果，人的血肉之躯，受到不良饮食与情志因素的内外夹击，怎么能够承受得了呢？如果人们能够养成健康的、合理的饮食习惯，则是有利于身体与心理养生的。本文在后面将专有一节，介绍饮食养生法。

（3）视觉、听觉等感官方面的欲求

现代人生活在电子技术创造的五彩斑斓的世界中，丰富多彩的娱乐方式可以极度地满足人们视觉、听觉等感官的需求。不可否认，休闲娱乐对于调节心境是有重要作用的。但是，对于视觉、听觉等感官的欲求也要有所节制。譬如，现代电视媒体日益臻于完美，为人们提供了最方便的信息渠道和休闲娱乐方式，也形成了吃完饭后就蜷缩在沙发上看电视的"电视一族"。古代虽然生活简陋、物质贫乏，但古代医家以其睿智和预见，从维护健康出发，对于类似这样的生活习惯提出了自己的见解。《内经》在《素问·宣明五气》中说："久视伤血，久卧伤气，久坐伤肉……"这是很中肯的告诫。根据中医心理学"形神合一"的理念，身体的损伤也带来相应的心理问题。需要指出，除了"久视伤血，久卧伤气，久坐伤肉"之外，观看电视进行休闲娱乐还是一种被动的消遣方式。现代的人们应该把看电视、上网等休闲方式置于适度的范围内。同时，适当多进行更积极的休闲娱乐，譬如旅游、体育锻炼、唱歌、跳舞，或者发展诸如摄影、绘画、书法等爱好。多进行户外的休闲娱乐，多亲近自然，多与人交往，对于心理养生是很有好处的。

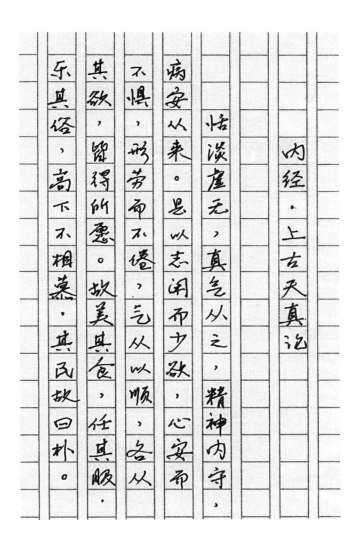

《内经·上古天真论》（节选）（吴中云 书）

　　人们应该给自己创造一个机会，尝试按新的生活模式来生活，体验新的生活模式带来的愉悦感，并把新鲜的感受与原有的生活感受进行对比，或许就会发现，新的生活模式更适合于自己。

五、调节情志：保持情志的中节与和谐

　　中医心理养生讲求的中节适度与和谐的原则，即"中和之道"，体现在心

理养生的诸多方面，对于情绪、情感等情志状态的调控，也要讲究中节与和谐。

人在生活中，谁都会有喜怒哀乐，适度的喜怒哀乐是正常的心理状态。但是，如果喜怒哀乐过分了，就会损伤身体。所以，中医心理养生很重视情志的调节。人们如果善于调节情志，使情志抒发适度，就不会有损于心神。但如果七情过激，伤害了相关的脏腑功能，使脏腑平衡遭到破坏，就会引发相关的疾病。

现将中医心理学对于情志的调节方法介绍如下。

调节方法之一：恬淡心态

《内经》说"恬淡无为，乃能行气"；"恬淡虚无，真气从之，精神内守，病安从来"，表明了恬淡怡然的心态对于身心健康的作用。

现代人经常会感受到沉重的心理压力。在这样沉重的压力下，人们易于产生焦虑或抑郁的情绪，一些疾病也会乘虚而入。为了疏解心理压力，人们应该使心态尽可能地恬淡怡然，从而使心境达到"中节"的状态。

使心态恬淡怡然的具体方法有很多，听轻松舒畅的音乐、读高雅的或怡情的书籍，到大自然中沐浴清风、阳光，都是可行的途径。就像唐代诗人韦应物的诗中所写的："林中观易罢，溪上对鸥闲"，诗人在山林中观览了《周易》之后，悠闲地漫步溪边，看着水中的鸥鹭，是何等惬意的心境啊。

老子崇尚自然界的水所象征的品德修养，他由衷地赞美道："上善若水。"老子的时代已经很遥远，但今人仍然可以从一片清澄的水面，感受内心的宁静和怡然。愿意寻求这份宁静的人，或许并不需要走很远的路，就能找到这样一片水面，然后，一个人在水边静静地坐着，看着水从身边流过，听水声潺潺，任思绪随水波流淌。这通常能让心情平静下来，完全沉浸在自己与水的交流中，在这恬静的时光里不再理会外界的纷杂。有时候，看着那或急或缓的流水，还会平添出许多人生的感悟……

应该指出的是，现代人生活在快节奏的、紧张的氛围中，像古人那样过隐士的生活，对于现代人并不可行。对于现代人，一方面要在短暂的闲暇时光中尽可能放松自己的心情，另一方面也要在日常工作生活中保持心胸坦荡、眼界开阔，达观地看待自己所身处的大千世界。这样，即使置身于纷繁的事务之中，内心仍然可以有一份坦然宁静。

调节方法之二：梳理心结

郁积在人们内心的苦闷，常常难以舒解，又难以对人表白，就像骨鲠于喉，又像壅塞的门户一样，是许多心理问题和心理疾病的根源。如果能够以适当的方式将内心的郁闷讲出来，让心结得以解开，使情绪得以顺畅，对心理问题的解决是有重要作用的。这就是《内经》所说的："闭户塞牖，系之病者，数问其情，以从其意。"

梳理心结具体方法是多种多样的，首先是可以向朋友倾诉。互相倾诉与倾听，是朋友情谊的重要体现。现代心理研究提倡人们建立心理的支持系统，朋友之间的相互沟通就是支持系统的主要作用之一。

梳理心结的方式，要晓之以理，动之以情。其中，"动之以情"尤为重要。情感层面的问题，有时是难以用说理的方式解决的。这时，采用情感的、感觉的、直觉的方式，可能会更为有效。

向心理医生诉说，也是梳理心结的有效方式。明代医家吴琨在注释《内经》时说："七情之病，有非针砭药石可愈者，故问其实情，以顺其意，则病者情志舒畅而得愈也。"意思是说：与情志相关的疾病，往往非药物治疗所能够奏效，医生要问清实情，理顺心结，让病人心情舒畅，病就可以治愈了。有心理问题的人可以找心理医生，寻求心理疏解和指导。

将心中的郁闷写出来，也是梳理心结的一个办法。以宋词为例，相当多的宋词表达了那个时代的人们（主要是文人）内心感受。那时的文人们，敢于坦诚地直面自己的内心世界，在词作中表达了无尽的惆怅和感伤，表达了千回百转的缱绻情愫。这样的作品，在宋词中俯拾即是。比如苏轼的"长恨此身非我有，何时忘却营营"；晏殊的"无可奈何花落去，似曾相识燕归来"，等等。把感受写出来，心里会顺畅一些，也相当于找到了一个心理的支

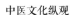

撑点。写的过程，也就是梳理的过程。

在当今的网络时代，沟通的渠道增多。人们可以通过微信、微博、电子邮件等诸多方式进行交流。网络是一个很宽阔的交流空间，应该加以充分利用。

调节方法之三：用喜悦战胜忧愁

用喜悦战胜忧愁，是情志调节的重要途径。《内经》提出"喜胜忧"，喜悦的情绪可以改变忧愁、忧郁的情绪。

让人们感受快乐，可以有多种途径。其中，改变看问题的角度，是感受快乐的途径之一。关于这一点，有个很经典的故事。一位老婆婆有两个女儿，两个女儿分别经营着自己的生意：大女儿卖遮阳伞和布鞋，小女儿卖雨衣和雨鞋。老婆婆很少感受过快乐，每天都忧心忡忡，因为下雨时，她担心大女儿的遮阳伞和布鞋没有人买；晴天时，她又忧虑小女儿的雨衣和雨鞋生意不好做。后来，有人劝老婆婆换一个角度看问题：在下雨时，庆幸小女儿生意兴隆；在晴天时，为大女儿而高兴。这样一来，老婆婆就每天都能感受快乐了。

换个角度看问题的方法可以适用于很多人。改变了思维方式，人们就会发现，其实幸福和快乐就在我们身边。感受快乐的途径还有很多。譬如看一本有趣的书，与朋友们一起讨论共同感兴趣的话题。人们应该设法增加对于生活的正面感受，在平淡的生活中发现新的快乐元素。

快乐可以调节人的情绪，有利于身体健康。快乐还可以使人长寿，长寿的老人大多是乐观的。

调节方法之四：宣泄法

《内经》在《素问·六元正纪大论》中说"火郁发之"，意思是说，对于心中的郁结，应该采用发散、宣泄的方法治疗。

采用宣泄的方法，可使人内心的压抑和郁闷得到疏泄，汇聚的情感能量得到释放，襟怀得以舒展，身心得以畅快。

孔子曾经对自己采用过宣泄的方法。孔子有一次患病，在去诊病的路上，看到山川雄奇秀美，处处鸟语花香，又想到世事的昏暗和自己的理想抱负无法实现，就即兴吟了一首诗。诗中表达了孔子愤世嫉俗的情怀和变革世界的决心。吟罢诗，宣泄出心中的不满，心情畅快了，病也就好了许多。

现代人生活节奏紧张，心理压力大，常常会产生严重的心理郁结。通过宣泄法，将心里的郁闷发泄出来，对于心理养生无疑是有好处的。看足球等体育比赛、唱歌跳舞等娱乐活动、游泳登山等运动锻炼，都具有宣泄的作用。像孔子那样写一首诗来宣泄，当然也不错。

发怒也是一种宣泄。将心中的愤懑或郁闷通过发怒的方式宣泄出来，如果不是过于激烈的暴怒，对于缓解心理压力是有益的，甚至有助于医治疾病。

战国时期医家文挚，曾采用发怒宣泄的方法为齐闵王治病。文挚诊视了齐闵王的病后认为，"非怒则王疾不可治"。于是，文挚想方设法激怒齐闵王。他不脱鞋就登上齐闵王的床，踩着齐闵王的衣服问诊，还向齐闵王讲陋词粗话。齐闵王怒不可遏，继而呕吐出许多浊物，病就好了。

清代医家何梦瑶在注释《内经》时说："怒而不得发者发之。怒而屡得发者平之。"意思是说，人的心中有了怒火而得不到发泄者，应该让他采用适当的方式发泄出来，不要闷在心里；但是，对于经常发怒的人，就要设法平复、安定他的情绪，不能让他总是这样发怒。这就是提醒人们，在通过发怒来宣泄时要把握必要的尺度，不可以过分。"怒而屡得发者平之"也是在提示人们，对于经常发怒者，要采用适当的方法来节制怒火。

宣泄法和节制法，都是平复过激情绪的方法，可根据不同情况，侧重于某一种方法，也可以两者结合使用。

调节方法之五：移神法

人们在生活中，常常会陷入某种情感、情绪之中，难以自拔。譬如生活中的重大变故引发的悲痛、忧郁等情感，对于家庭、婚恋或健康等问题的忧虑，等等。长期沉浸在负面情绪的旋涡中不能解脱，会带来巨大的精神痛

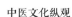
苦，乃至身体伤害。

"移神法"又称"移念法"，是中医心理学的一种治疗方法，也可以用于心理养生。"移神法"的作用是改变心理活动的指向性，即转移注意力，使人的关注焦点发生转移。"移神法"是排解负面情绪的一种可供选择的方法。若能"移神"于他人、他事、他物，则可使负面情绪得到缓解，消除或减弱对于原有关注对象的专执情绪，代之以其他关注对象，产生出新的积极情绪。

改变生活环境是"移神法"的一种途径。比如外出旅游，可以帮助人们转移注意力。当然，旅游的时间毕竟是有限的，回到原有的生活环境中，仍然可能会旧情复发。可以尝试改变自己的生活环境、生活习惯或者生活节奏。包括培养新的兴趣爱好、结交新的朋友，等等。必要时，可以寻求心理医生的指导。

六、清静养神：维护心境的稳定与安宁

清静的心态，是心境的稳定、安宁状态。中医心理学关于清静养神的养生方法，是心理上保持平衡、情绪保持稳定的一种心理养生方法。这种养生方法受道家的思想影响较多。由于现代人普遍存在的焦虑心理，使清静养神的心理养生方法颇具现实意义。

道家的主张与《内经》的论点

怎样才能使人保持清静呢？老子主张"见素抱朴，少思寡欲"，"致虚极，守静笃"。"少思寡欲"是使人们的欲望减少到最低限度，这样人们才能"甘其食，美其服，安其居，乐其俗"。

《内经》接受了道家节欲、清静的观点。《内经》所说的清静，是一种良好的心态，也指实现这种心态的养生方法，即清静养神法。但与道家不同的是，《内经》主张的清静养神，是一种积极主动的防病养生方法。

《内经》重视清静对于心理养生的意义，《素问·痹论》中提出了"静则神藏，躁则消亡"的论点；《素问·上古天真论》也指出："恬淡虚无，真气

从之，精神内守，病安从来。"恬淡，就是心情清静安闲；虚无，就是善于排除杂念。能做到"恬淡虚无"，则可以心神不躁，情绪安定，真气顺畅，可以起防病保健的作用。

"清静"不是绝对的静止，而是静与动的平衡

《内经》所说的"清静"，并非是绝对的静止不动，而是静中有动。在自然界中，动与静是一对矛盾，在相互依存中达到平衡。《内经》倡导人们，要顺应客观世界的自然规律来调节心态，在心理上形成一种理想的"阴平阳秘"的动态平衡。

清静养神的心理养生方法，并不是要求人们什么都不去思考，也绝不是刻意的追求安静。"心之官则思"，人活着，就要有思想、思虑，就要有七情六欲。但是，在人的心理活动中，"静和动"是要保持某种平衡的。清静养神，是指避免过度思虑、力求恬淡心态、保持精神内守，这都是中医心理养生的基本原则，其真正的含义是告诫人们，要有意识地调节控制自己的情志活动。

中医学养生防病的经典理论，以及从古代到现代的医家们的实践经验，都无可辩驳地表明，养生防病的大前提，是使精神经常处于稳定、安宁的状态。用最简约的语言来解说，这种心理的稳定状态就是胸怀宽阔、内心安宁，不患得患失。

清静养神的现实意义

在现代社会，焦虑是人们经常会感受到的一种心态。据最近的一项调查显示，焦虑已成为现代人的一种生活常态。比如大学毕业生找工作不顺利会产生焦虑，白领阶层经常性地加班加点会引发焦虑，下岗失业的人们对于生活前景的担忧会产生焦虑，官员的腐败、社会的不公等问题也会在民众中引发焦虑，等等。种种的焦虑感汇集在一起，已形成了一种社会性的焦虑心态。

作为社会成员的人们，如何在目前社会性焦虑心态的氛围中，将焦虑、

浮躁等这些心理上的负面情绪排解掉呢？中医心理学关于清静养神的现实意义就在于此。清静养神对于排解焦虑、浮躁的情绪，具有重要的作用。

通过清静养神，使人的心神得到养护，可以使心脑血管系统和神经系统得到休养，对防止心脑血管疾病有好处。

现代生活的快节奏，使人们不可能像古人那样做"只在此山中，云深不知处"的隐者。在现代生活中运用清静养神的心理养生方法，不是让人们千方百计地处于"静"的状态，那样是行不通的，而是更应该强调心理上静与动的平衡。譬如，不在意身边的琐事，保持宽广的心胸，从容地应对复杂多变的生活。《内经》所说的"清静"，也并非是绝对的静止不动，而是静中有动，是动与静的平衡。

清静养神，还可以达到积极进取的心态。通过清静养神，汇聚身心的能量，发挥在学习、工作和生活中。俗话说"养精蓄锐"，说的就是这个意思。

现代人进行清静养神应该注意什么

现代人对于清静养神的心理养生方法的具体实施，应注意如下问题：

第一，要胸怀坦荡、眼界开阔，力求内心安宁。在纷繁的社会生活中，对于名利、物欲、得失、升迁等，不要看得过重。胸怀开阔一些，眼光放远一些，就可以少一些烦恼，就可以在纷繁的社会环境中尽可能为自己的内心保留一个相对宁静的空间。

第二，今人没有那么多时间来"静以养神"，但是，在繁忙的工作、学习之余，抽出少量的时间，进行"静以养神"，应该还是做得到的。如果养成习惯，在闲暇时让自己的内心享受片刻的宁静，在短暂的时光中，让身心放松一下，对于心理健康也是有好处的。在这片刻的宁静中，可以想象自己置身于清澄的泉水边，也可以想象一种轻风拂面的舒适快意的感觉……

第三，清静养神要注意形神兼养，要"心静体动"，配合身体的锻炼。

第四，清静养神应该是自觉的行为，不是做给别人看的。只有发挥自觉性，才能长期坚持，收到理想的效果。

第五，古人倡导"御神有时"，这意味着要"顺时调神"，就是按照不同季节和不同时间的规律来进行心理养生。关于顺时调神，已经做了介绍，可以参阅。

清静养神的具体方法

清静养神有如下具体方法，可以根据自己的情况酌情选用。

（1）改变环境法

环境对于心神的影响是很直接的，如果利用年假或者休息日到青山绿水之间休闲度假，可起到宁静心神、调节心境的作用。

当然，现代人不可能经常放情于山水间，所以，以下介绍的可以日常进行的养神方法，很有实用意义。

（2）静坐法

在日常工作和生活中，静坐法是宁静心神的有效方法。我国当代一位著名学者，年轻时患有严重的神经衰弱症，心悸胸痛，失眠健忘，读书时看了后页就会忘记前页，头脑昏聩不堪。后来，他采用静坐方法调节自己的心神，每天静坐两次，不到两个星期就取得了显著的效果。这位学者的经验很值得我们借鉴。

静坐法的要点，可归纳如下：

姿势：端坐，头部要直对前方，眼、唇微闭，牙关不要咬紧，双手放膝上，两腿放松。

呼吸：缓慢而深，以自然为宜。

意念：让自己无念无想，或者想一件美好的事或美好的景物，以一念代万念。

时间：宜在饭后1—2小时进行，静坐5分钟即可。也可以根据自己的情况适当延长时间。

静坐结束时，可以搓热双手摩面。

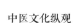

（3）散步法

散步是让身心都放松的养生方法，可以达到体动而心静的效果。长期坚持散步，对于宁静心神很有好处。

此外，阅读优雅的书籍、听音乐、参与书法绘画等活动，都有宁静心神的作用。

和志意、节阴阳与调刚柔，也是中医心理养生的方法，都出自《内经》。其中，"和志意"是指对于意志品质的培养和协调，"节阴阳"是指陶冶气质，"调刚柔"则是指涵养性格。在对于和志意、节阴阳与调刚柔进行具体介绍之前，先讲一个扁鹊"换心"的故事。

扁鹊是我国春秋时期的著名医家。鲁国的公扈、赵国的齐婴两人患了病，一道去请扁鹊为他们诊治。扁鹊在为他们治病的时候，发现两个人在心理素质方面各有优势和弱点，就分别告诉了二人。扁鹊先对公扈说："你有远大的抱负，又善于思考和筹划，但不足的是气质较为柔弱，在关键时刻会优柔寡断（汝志强而气弱，故足于谋而寡于断）。"接着，扁鹊又对齐婴说："你正好与公扈相反。你对未来缺乏长远的打算，为人处事少用心计，然而气质却很刚强，喜欢独断专行（志弱而气强，故少于虑而伤于专）。"扁鹊提出："如果把你们两个人的心互相交换，则气质性格都能得到改善（若换汝之心，则均于善矣）。"这个故事表明，我国古代医家已经认识到，人在意志品质、气质性格方面会存在某些偏执的状况。对这些偏执的状况进行协调，可以使人在意志品质、气质性格方面得到改善。这就是扁鹊对公扈、齐婴两人所说的"若换汝之心，则均于善矣"的含义。

中医所主张的"和志意、节阴阳、调刚柔"，恰是从培养与协调意志品质、陶冶气质、涵养性格方面，提出的心理养生方法。

七、培养和协调意志品质

中医心理学的"志意"，大致相当于现代心理学的意志。意志，是人们自觉地确定目标，并且有意识地支配行为，通过克服困难而实现预定目标的心理过程。

（1）意志的统摄作用

关于意志，可以举荀子《为学》中的贫僧与富僧作为例子来说明。在蜀国偏僻的地方，有一位贫僧和一位富僧，他们都想去东海朝拜佛教的圣地。富僧想"买舟而下"，但一直没有能够成行；贫僧仅有"一瓶一钵"，却实现了自己的愿望。人的意志是通过行为表现出来的，而意志行动总是与克服困难相联系的。人的意志品质也是通过克服困难的过程而体现的。贫僧有坚韧的意志品质，能够克服困难，实现目标；富僧则刚好相反。

意志对于其他心理活动是具有重要影响的。中医心理学认为，意志对于其他心理活动具有统摄作用。《内经》在《灵枢·本脏》中指出：意志可以驾驭人的精神，收摄人的魂魄，使人能够适应寒暑气候的变化，还能调节人的喜怒情绪（志意者，所以御精神，收魂魄，适寒温，和喜怒者也）。现代心理学也认为，意志不仅可以调节支配人的行动，而且能够调节人自身的心理状态。譬如，在危难的时刻，意志可以使人保持镇定的情绪，克服恐惧和紧张的心理。

由于意志对于心理活动的上述重要作用，所以是中医心理养生关注的重要内容，对此，中医经典提出了"和志意"的主张。

（2）"和志意"的关键就在"和"字

"和志意"的论述，最早是由《内经》提出的。《内经》说："志意和则精神专直，魂魄不散，悔怒不起，五脏不受邪矣。"意思是说：保持意志的和谐，精神就能够专注，心理活动正常而不致涣散，就不会因为外界刺激而产生懊悔或愤怒，这样，就可以使五脏免于遭受邪气的侵害。

"和志意"，关键就在于一个"和"字。在"和志意"中，"和"是和谐、调和、适度的意思。通过"和志意"而达到精神专注、情绪和谐的状态，使身体免受损害，对于养生当然是很有意义的。在这里，精神专注是思想清静、心神得以内藏的意思；而要达到这种专心执著的精神状态，就既要避免萎靡消沉，也要避免浮躁狂妄。

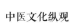

（3）"和志意"的作用

"和志意"，意味着调节人的意志品质。人的意志品质是品德修养的重要组成部分。意志品质包括自觉性、果断性、坚韧性、自制力等方面。一个人是否有积极进取的精神，也与意志品质有关。不同的人，其意志品质是有差异的。譬如，有的人缺乏自信，没有主见，表现为随波逐流、人云亦云，易于接受别人的暗示和诱惑；也有的人属于另一个极端：刚愎自用、独断专行，连别人的正确意见也听不进去。而具有良好意志品质的人，首先应该是自信的，遇事有自己的主见，同时又乐于接受别人的正确意见，及时修正自己的错误。对生活的态度是积极主动的，既不优柔寡断，也不独断专行。

基于对意志品质的上述认识，人们可以通过"和志意"来调节自己的意志品质。今人对于"和志意"的运用，是可以从这里入手的。

杨上善在注释《内经》关于"和志意"的论述时说：如果人的意志中没有不切实际的期求，其行为目标都是必要和正当的，那么，就不会后悔（志无异求，志意所为必当，故无悔矣）。现代人也经常会遭遇到后悔还是不后悔的心理矛盾，后悔的情绪常常会使人们经受心理折磨。常言道：覆水难收。世界上的很多事情，一旦发生就难以挽回。《内经》关于"悔怒不起"的论述，以及杨上善的相应解释，对于人们是很有益的忠告，也是"和志意"的作用之一。

现代社会快节奏、高压力的生活，易于产生心理上的疲惫或者情绪的失控，促使人们作出错误的抉择，进而产生懊悔的情绪。"和志意"也寓意让人们通过意志的调和来达到情绪的协调、平衡，提高心理的承受能力。

意志与情感、情绪的关系

从意志与情感、情绪的关系上，也可以看到中医心理养生所主张的"和志意"的必要性和重要作用。

（1）情感、情绪可以成为意志的动力或阻力意志与情感、情绪是有密切关系的，情感、情绪可以成为意志的动力。例如，强烈的爱慕或仇恨情绪，可以激励着人们为实现自己的目标进行顽强不懈的努力。另一方面，情感、情绪也可以成为意志的阻力。人们在参与不感兴趣的活动时，就会发生这种情形。兴味索然，当然就会缺乏自觉性和忍耐力。此外，人在从事虽然有兴趣但却又感到很棘手的工作时，也可能发生这种情形，外部的困难会引起消极（如困惑、焦虑）的情绪，进而成为意志的阻力。

（2）意志可以调节情绪、情感

情感、情绪可以成为意志的动力或阻力，另一方面，意志也具有调节情绪、情感的作用。譬如，在人们完成某项任务的过程中，如果当事人的意志力薄弱，就可能助长消极情绪，导致其行动半途而废；反之，如果当事人意志坚强，则可以克服不利情绪的干扰，把行动贯彻始终。

在人们的行动中，情绪所起的作用可能是鼓励，也可能是阻碍；但由于意志具有调节心理状态（包括调节情绪、情感）的功能，所以，意志也可以助长或克服某种情绪的影响。换言之，人们的情绪与意志实际上是处于相互制约的关系之中。

（3）意志与情感的和谐、兼容

中医心理养生所主张的"和志意"，蕴含着意志与情感的和谐、兼容。"和志意"有刚柔相济、促进心理平衡的含义：既要有为实现目标而积极进取的意志，又要调动情绪，同时还要发挥思维的力量。

人们应该尽量使情感成为意志的动力，而不是阻力。譬如在选择职业的时候，在可能的条件下选择自己喜欢的职业。如果从事的职业是自己没有兴趣的，那就设法培养兴趣。人的兴趣是可以培养的。当情感成为意志的动力时，生活就会变得更加丰富多彩。

八、陶冶气质

中医心理养生所主张的"节阴阳"，是指陶冶气质。气质，就是人们通常所说的性情、秉性。

现代心理学认为，气质与人的生物学素质有关，较多地依赖于人的神经类型；气质主要表现为心理活动的动力和方式（包括心理活动的强度、速度、稳定性、灵活性等），而不涉及心理活动的内容。因而，人的气质没有好坏之分，任何气质都有积极方面和消极方面。

（1）气质的分型

中医心理学关于气质的分类主要来源于《内经》，有两种分类方法："五态人"分类法和"阴阳二十五人"分类法，两种分类方法是相辅相成的。其中，"五态人"分类法将人的气质分为"太阳之人""少阳之人""阴阳平和之人""少阴之人""太阴之人"。中医关于"五态人"的分类方法，与西方心理学的4种气质类型有相对应的关系（参见本书《中医心理学：植根于传统文化沃土的医学奇葩》一文的相关内容）。

（2）气质的陶冶

气质是具有稳定性的个性心理特征，这就是俗话所说的"江山易改，秉性难移"，即气质具有稳定而不易改变的特点。但是，在生活环境和教育的影响下，人的气质在一定程度上是可以发生某些变化的。此外，每个人都可以尽量发挥自己气质中的积极方面，克服消极方面。这些，都属于气质的陶冶。不同气质的人，都可以取得事业的成功和人生的幸福。

中医心理养生很重视气质的陶冶。《内经》说："人之生也……有阴有阳。"《内经》又说："智者之养生也……节阴阳而调刚柔。"这里，"节阴阳"就是指陶冶气质。

陶冶气质并不是刻意地改变气质，而是在彰显某一种气质特征的积极作用的同时，设法融入具有反差的其他气质特征，达到"阴阳"的协调，丰富、平衡人们的气质特征。

例如，"太阳之人"表现出精力旺盛、兴奋性强而难以抑制的特点；"太阴之人"表现为处事谨慎，喜怒不行于色，易于压抑情绪。对于这两种不同气质，都可以加以陶冶。"太阳之人"另一方面可以着力发挥自己精力旺盛的特点，从事一些相应的工作（如组织社会活动、商业营销等），一方面也要注意丰富自己的内涵修养，增加一些稳重的气质。而"太阴之人"则一方面可以发挥自己处事谨慎的优势，从事相应的工作（如文字工作、会计工作等），另一方面也要积极参加社会交往，让生活增加一些亮丽的色彩，给自己的气质中注入兴奋性和活力。

当人的气质中的阴与阳达到相互平衡、和谐的时候，那就是《内经》中提出的"五态人"中的"阴阳平和之人"了。按《内经》所说，"阴阳平和之人"的特征是：生活安然宁静，淡泊个人欲求；因为内心安宁而远离恐惧感，因为淡泊欲求而不会过度惊喜；婉然地顺应自然规律，不与人进行无谓的争斗，懂得适应时代的变化，与时俱进；身居尊贵的地位而能表现出谦逊的态度（居处安静，无为惧惧，无为欣欣，婉然从物，或与不争，与时变化，尊则谦谦）。

这样的"阴阳平和之人"，真的是具有理想品格气质的人了。从《内经》关于"阴阳平和之人"的描述，可以看出"节阴阳"所要达到的理想境界。"阴阳平和之人"的特征，对于现代人的心理养生也是有启迪意义的。现代人可以根据自己的气质特点和所处的环境，借鉴中医心理养生关于"节阴阳"的主张。

九、涵养性格

性格是个性心理中最突出的方面，是一个人在社会实践中形成的稳固的态度特征，以及习惯化的行为方式。性格与气质是有关联的，例如，抑制型气质的人易于有多愁善感的性格。

（1）性格的差异

性格是在社会实践中形成的，与个人成长的家庭及社会环境、受教育的情况等都有关系。性格一旦形成了，就有一定的稳固性。

《内经》说："人之生也，有刚有柔。"《内经》按五行学说提出了"五行人"的分类，"五行人"具有不同的体质与性格，譬如"金型人"具有性急的

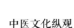

特征。明代医家张介宾在注释中指出，"金型人"心性刚强，而心性过于刚强的人经常会发怒（金性刚也……心刚，刚则多怒）。性格的偏颇是不利于心理健康的，所以，《内经》提出："智者之养生也……节阴阳而调刚柔。"其中，"调刚柔"就是指涵养性格。

人的先天禀赋不同，成长中受到的家庭、社会影响不同，受教育的情况不同，都能影响性格。人的性格会有很多差异，譬如有人性格刚强，有人性格柔弱。性格过于刚强的人易于怒火焚心，性格过于柔弱的人则易于忍气吞声。调节性格中的刚与柔，使得刚柔相济，对于心理养生是颇为有益的。

需要指出的是，人的性格往往是复杂的，不是单一的。楚霸王项羽性格强悍，却有惜别虞姬的缱绻柔情；而李清照作为柔弱女子，也能写出"生当作人杰，死亦为鬼雄"的豪放诗句。人的性格的复杂、多面性，为心理养生提供了可以运用的空间和渠道。性格的涵养和调节，除了提高修养之外，也是在发掘自己内心隐匿的另一面的性格。

（2）性格的涵养

中医心理养生注重性格的涵养。

《内经》中，提倡人们要"善附人""好利人""尊则谦谦"。其中，"善附人"是指善于团结人、善解人意、具有亲和力；"好利人"是指助人为乐、与人为善、愿意成全别人；"尊则谦谦"则是指地位尊贵但为人谦逊。这既是倡导人们要建立良好的人际关系，也是倡导人们培养良好的性格。

现代心理学认为，人的性格中的态度特征，首先是对于他人、集体、社会的态度，其次是对于自己的态度。《内经》的"善附人""好利人""尊则谦谦"，就是在对待他人的态度上，提倡富于同情心的、助人为乐的态度；在对待自己的态度上，提倡谦虚、有自知之明的态度。这些，与中医心理养生注重品德修养的原则是一致的，对于现代人的心理养生也颇有意义。

十、饮食养生法

可用于心理养生的方法，还有饮食养生法、运动养生法和音乐养生法，分述如下。

中医关于饮食与饮食心理的论述

进食是生命赖以延续的基本条件，美味的饮食是人生的乐趣之一，而饮食与人的健康（包括心理健康）又密切相关。饮食养生对于心理养生有重要意义，在这方面，中医典籍中有深入的探讨。

《内经》认为：饮食是人类生活中的一件大事，与人的身心健康有着直接而密切的关系。《内经》在《灵枢·五味》《九针论》《营气》及《素问·脏器法时论》《宣明五气》等篇目中，不但对食物、食疗有很精细的研究，而且对生活中的饮食心理也有细致的论述。

《内经》认为，在生活中，人们会因"消谷"而产生饥饿感，且"饥则心烦"，因而"喜食""愿得其食"，或"从欲"择食。人们在进食后，又会因为"五味"的不同而产生不同的味觉；因为解除了饥饿感而产生满足的感觉、"饱"的感觉，或因为食物美味可口而产生快乐感。这些，都属于饮食心理。

食物有酸、咸、辛、苦、甘五味，各有其特点和作用。《内经》论述了"五味"对身体的作用，如辛味具有发散的作用，酸味具有收敛的作用（辛散、酸收）。进而，对五味与身心健康的关系做了分析，"五味之入于口也，各有所走，各有所病"，提出"五味"的食用要有节制，不能过量，过量偏食五味中的某一味都会影响健康。

《内经》还关注人们进食时的情绪，提出不宜在发怒的情绪下进食。

《内经》在《灵枢·平人绝谷》中，还具体地说明人体的消化过程与心理活动的关系，指出：正常的人吃进去的食物在肠胃中消化吸收的过程，是一个虚实更替的过程；肠胃的运动状态正常，吸收精华排泄糟粕，使得气在身体内上下周流顺畅，五脏、血脉功能和谐安定，人的精神才能安稳（平人……胃满则肠虚，肠满则胃虚，更虚更满，故气得上下，五脏安定，血脉和气，精神乃居，故神者，水谷之精气也）。消化过程的正常与否，对于心理健康是有重要影响的。

饮食养生及其与心理养生的关系

中医历来重视饮食养生。《内经》在《素问·脏器法时论》中提出："五谷为养，五果为助，五畜为益，五菜为充，气味合而服之，以补精益气。"主张营养均衡，以谷物食品为主，辅以水果、蔬菜和肉类等，是对于饮食养生的全面论述。其中提到的"气味合而服之"，有合理搭配、平衡营养的含义。

《素问·痹论》指出"饮食自倍，肠胃乃伤"；宋代医家张杲在《医说》中提出"节满意之食，省爽口之味"，都是饮食养生的至理名言。其中，"饮食自倍，肠胃乃伤"是提倡人们要节制饮食，以防肠胃受伤；肠胃受伤会影响气血的生成乃至整体健康水平，也必然会有损心理健康。而美味的食物最具诱惑力，容易导致饮食过量，所以要"节满意之食，省爽口之味"。

著名医家孙思邈提出了《孙真人养生铭》，全文如下：

> 怒甚偏伤气，思多太损神。神疲心易役，气弱病相侵。勿使悲欢极，当令饭食均。再三防夜醉，第一戒晨嗔。亥寝鸣云鼓，寅兴嗽玉津。妖邪难犯己，精气自全身。若要无诸病，常当节五辛。安神宜悦乐，惜气保和纯。寿夭休论命，修行在本人。若能遵此理，平地可朝真。

从《孙真人养生铭》中可以看到，"当令饭食均""再三防夜醉""常当节五辛"都是关于饮食养生的注意事项，其他则是心理养生的注意事项。从"勿使悲欢极，当令饭食均；再三防夜醉，第一戒晨嗔"等并列的警句中可以看出，孙思邈是将饮食养生与心理养生紧密地联系在一起的。

心理养生与饮食的关系，要注意如下两点：

（1）要注重营养平衡，进食不要过量，进食要有助于心理保健

《内经》主张营养均衡，以谷物食品为主，辅以水果、蔬菜和肉类等；提出对于"五味"的食用要有节制，不能偏食。如果营养失衡、偏食"五味"，或者进食过量，就会伤及五脏，影响人的身心健康。

食物的品种选择，要关注其对于心理健康的影响。

根据中医文献的记载，有数十种食物有心神保健的作用，包括：芝麻、大枣、核桃等。例如，大枣补脾和胃、养血安神等作用，适用于脾胃虚弱、虚劳烦闷、精神不安等。要注意的是，食物养生要根据自身情况进行，例如，有痰湿、积滞的人，不适宜吃大枣。

现代研究也很重视饮食与心理健康的关系。譬如对于抑郁症的防治，现代研究结果表明，减少糖的摄入、限制淀粉摄入、保证足够蛋白质、适当多吃鱼类、保证足够的新鲜蔬菜、水果和豆制品，都有益于抑郁症的防治。

（2）要注意就餐过程的心理状态

就餐中和就餐后要尽可能心情舒畅，愉快的情绪有助于肠胃的消化吸收，还可增进食欲；反之，愤怒的情绪则会影响消化功能，所以，古人说："怒后不可便食，食后不可便怒。"就餐环境的整洁、气氛的轻松愉快，都有利于身心健康。

就餐时还应该把各种思虑抛开，也不宜边看书报边吃饭。古人主张吃饭时要专心致志，不要有过多的思虑，这是很有道理的。

十一、运动养生法

中医心理养生主张清静养神，同时也很重视运动在养生中的作用，两者结合起来，就是"心静体动"。近代学者谢利恒在《中国医学源流论》中说："养生法，心神以静为贵，躯体以动为主。吾国之言养生者均动静并重。"

中医将养神与养身（或称"养形"）联系在一起，不仅主张通过"养神"来"养形"，而且提倡通过"动形"以"怡神"。这就体现出形神兼养的理念。其中，"动形以怡神"是通过运动促进心理健康，是运动养生法在心理保健中的应用。

常见的运动养生法，有气功、导引、舞蹈、散步等，均可通过形体练习而达到怡情畅神，增强心理功能的效果。

东汉末年华佗发明的五禽戏："一曰虎，二曰鹿，三曰熊，四曰猿，五曰鸟"，就是一种运动养生术。当心情不畅时，做"一禽之戏"，就可"怡而汗出"，产生心情舒畅，形体轻快的效果。

散步也是一种运动方式，不仅舒筋活络，还怡悦心神。《老老恒言》对此曾有一段生动描述："散步者，散而不拘之谓，且行且立，且立且行，须得一种闲暇自如之态。"这种闲暇自如之态，正是心神恬静愉快的表现。

太极拳是颇为普及的强身健体、怡情悦性的运动方式。太极拳练习中不仅要求练习者活动形体，而且要求心神宁静，使身心在运动中舒展、放松。若长期坚持练习，便能增进心理平衡和身体健康。

人们可根据自己的条件，选择适宜的运动方式。

十二、音乐养生法

音乐具有愉悦心神、陶冶性情的作用。用中国传统音乐进行心理保健和心理疾病的辅助治疗，也是中医心理学的研究范畴之一。

中医经典用天人合一的理念来阐释人与音乐的关系。《灵枢》中说，"天有五音，人有五脏，天有六律，人有六腑……此人之与天相应也"，指出了五音六律与人体脏腑的相互关联。

金代医家张子和的《儒门事亲》中提到："忽笛鼓应之，以治人之忧而心痛者。"清代医家吴师机也主张"看花解闷，听曲消愁，有胜于服药者矣"。宋代大文学家欧阳修通过学习弹琴，治好了自己的"幽忧之疾"。

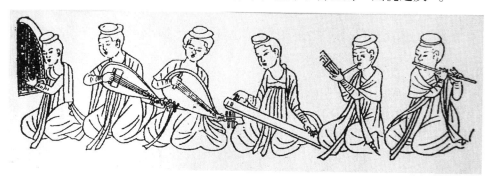

唐代乐伎演奏图

近年来，对中国传统音乐的治疗作用有了进一步的研究。据研究，南北朝时名曲《幽兰》表现出幽远静谧的意境，有若深山幽谷中散发出阵阵清香的兰花，能给人以宁静之感，对于烦躁、过度兴奋的人可产生良好的影响。二胡独奏曲《病中吟》《空山鸟语》、古筝曲《平沙落雁》也有类似的安神宁志作用。表现百鸟和鸣的《百鸟朝凤》、古曲《流水》等，则可用于消除悲哀、忧思、抑郁等不良情绪。

多种养生方法的综合运用

本文共介绍了中医心理养生的 12 种基本方法。看完这 12 种方法后，读者有可能会产生这样的感觉：中医心理养生的方法较为复杂，涉及面较广，难以一一把握。

确实，注重整体调养是中医心理养生的特色。人的心理世界是多层次、多方面的统一体，中医心理学全面地探讨了这个复杂的统一体，并通过整体调养的方法来达到平衡心态、保养身心的目的。如若采用"头痛医头，脚痛医脚"的方法，固然较为便捷，甚至能立竿见影；但是由于人的内心世界的复杂多样性，也就难免发生"按下葫芦浮起瓢"的情况。中医心理养生是对于身心的全面调养，注重整体性，可以收到治本的效果。可以说，中医心理养生是要"釜底抽薪"，而不是"扬汤止沸"。此外，中医心理养生讲究"不治已病治未病"，讲究未雨绸缪。

归纳起来，中医心理养生主要以"形神合一""天人合一"这两个理论为基础，有品德修养、顺时调神、悦纳自我、节制欲求、调节情志、清静养神、调节个性特征等方法，而在总体上展现出顺应自然、中节和谐的理念。了解中医心理养生的总体脉络，是有助于掌握其方法的。

实施中医心理养生的方法，关键是要把握住顺应自然、中节和谐的理念，进而把中医心理养生的方法融入日常的生活之中。当这些养生方法成为人们生活的常态，成为习以为常的行为的时候，就不会感觉复杂了。

实施中医心理养生，可以长期涵养与短期调节相结合。譬如，品德修养需要长期的涵养，而情志的调节可以在短时间内奏效。根据"形神合一"的理论，中医心理养生要把"养神"与"养形"结合起来，做到形神兼养，才能收到良好的效果。

中医心理养生强调整体性，同时也注重针对性，提出了许多针对具体心理问题的实用养生方法。人们可以在某一阶段以一种养生方法为主，以其他方法为辅，着重解决某一具体的心理问题。但若着眼于长期的养生，还是应该根据自己的具体情况，有所侧重地选用中医心理养生的若干种方法，从多个方面综合调节自己的身心状态。

实施中医心理养生的方法要循序渐进，不能期望一蹴而就；要持之以恒，不要一曝十寒。

与医学的其他门类相比，医学心理学是更具社会及文化特色的。以中医心理学为基础的心理养生方法，对于中国人和有类似文化背景的人们，具有特殊重要的意义。作为中国人，我们应该充分利用中医心理学和中医养生方法的优势，用于心理养生，让我们更多地沐浴在心理的阳光之下。

中医时辰医学浅谈

为了介绍中医时辰医学，先看一个医案。有一个女孩患了奇怪的病症，每天晚上在夜半的时候都要发痴发迷。现代名医岳美中诊治了这个病例，认为患者证属阴阳气不相顺接。为了调和阴阳，让患者在子时（23—1 时）服柴胡汤。采用此法，女孩只服了一剂药就痊愈了。这个案例，岳美中在诊断和治疗中都运用了中医时辰医学的方法。

西方医学的时间药理学和时间治疗学是在 20 世纪 50 年代之后才迅速发展起来的。而中医药学在两千多年前就已经确立了时辰医学的思想。

中医时辰医学的法则："因时制宜，时人相应"

中医时辰医学在先秦至东汉时期已基本形成，以《内经》《伤寒杂病论》这两部经典巨著为代表性的文献，是中医时辰医学发展的第一个高峰。在那个时期形成的中医基本理论和临床基本理论，综合了古人对人体的研究认识水平、古代天文历法的发展水平和古人天人相应的哲学思想，已经奠定了中医时辰医学的基础，并一直延续影响至今。此外，中医时辰医学早期的代表性文献记录还见于《五十二病方》和《养生方》，它们来自在湖南出土的马王堆西汉古墓。

中医学的经典理论认为：人体与自然界是一个整体，自然界的春生夏长、秋收冬藏是一切生物生命运动的总规律，人是自然界生物中的一员，所以人的生命运动也是按这一总规律来进行的（可参阅本书《中医心理养生的12种方法》一文中"顺时调神"部分的相关内容）。在临证治疗上，《内经》与《伤寒杂病论》有关篇章，扩展了战国以前医家提出的疾病因时发生发展的现象及其相应防治措施。尤为重要的是揭示了正常人体在季节的更替、月亮的盈亏、太阳的升落等外在自然环境的影响下所出现的多种节律性变化。人体会随四时变化而呈现出阴阳的消长，因而中医学经典理论强调在治疗中必须遵循"因时制宜，时人相应"的法则。

中医时辰医学考察的人体生理活动的节律性变化，包括年节律、季节律、月节律、日节律。而疾病的发生发展亦有周期性变化，这种变化与季节、昼夜、月相及人体自身经脉循序传变有关。《内经》反复强调五脏精气各有旺衰之时，后世医家更进一步认识到五脏精气随季节、时辰所发生的周期性消长盛衰的动态过程，五脏都随季节和昼夜的变化而循环不已，周而复始。人体气血的运行，随着时辰先后的不同，阴阳各经气血的盛衰，如同海洋潮汐有涨有落。

中医时辰医学在诊断方面重视了疾病发生发展的节律性变化，在疾病的治疗上也体现了择时的法则。由于人体脏腑功能的盛衰与季节和昼夜的变化密不可分，"因时制宜"是中医时辰药物治疗学的关键。择时服药是在天人相应思想的指导下，着眼于人体阴阳消长的时辰变化规律，选择合理的服药时间，诱导紊乱的人体节律恢复正常，以提高药物疗效，防止或减少药物不良影响。

中医时辰医学来源于长期的医疗实践，是历代医家经验的结晶。

"因时辨证""时重舍证"与"择时服药"

中医时辰医学讲究"因时辨证"。有一位 38 岁的女性患者，患经血漏下，经中西医多次诊治无效。后求诊于岳美中，施以治血漏的古今方数剂，仍然无效。岳美中详细询问其漏血的具体时间。患者说只在上午漏血，其他时间没有漏血。白昼属阳，上午为阳中之阳。考虑是阳气虚，无力摄持阴血，所以上午即行漏下。故处以四物汤加炮姜炭、附子炭、肉桂。患者服药三剂，经漏即止，追访多年未复发。岳美中按时辰辨证，以阴阳节律学说为指导，确认此证为阳气虚所致漏下，用炒炭法炮制的温性药等治疗，收到良好疗效，这正说明了因时辨证的重要性（处方参见《岳美中老中医治疗月经病的经验》，山东中医杂志，1981 年 1 期）。

中医在对待证候与时令因素时，还讲求"证重舍时，时重舍证"。清代医家雷少逸所著的《时病论》中载有一个医案：时值初秋，暑热没有退去，时而还雨水绵绵。农民王某割稻归来，正要吃晚饭时，突然昏倒。在雷少逸为病人诊治时，还有另一位医生也在场。这位医生见病人脉沉细，苔白滑，就诊为中寒，欲施治以四逆汤。雷少逸注意到病人发病于初秋多湿之时，而中寒为冬令病，当时又无过寒之气，遂诊为中湿，处方为宣窍导痰药，治愈了该患者。倘若误诊为中寒，施以大温大热之品，病人的病情就会恶化。这个案例，就是"时重舍证"的一个例子。"证重舍时，时重舍证"，差之毫厘，失之千里。

中医时辰医学还根据时间节律让患者择时服药。有一壮年男性患者，患遗精，病史长达 6 年。他的发病特点是上半年无遗精，下半年有遗精。曾服温阳固涩方药百剂以上，但并不见效。后来，遵医嘱将同样的方剂在夏天连服 20 剂，同年秋冬，遗精没有发作，后随访两年，亦不见复发。此病的治法，也可称为"迎病服药法"。

中医医家根据月亮盈缺的节律，对一些病症进行因时辨证和择时治疗，收到事半功倍之效。例如，有一位 17 岁男孩，患嗜睡一年余，每月阴历初一发病，除吃饭、解大小便时醒来，其余时候喊都不起，一周后醒来又如常人一样了。该男孩经中西医常规治疗无效，后来病情发展到每月阴历二十五发病，下月阴历初十仍不醒，吃饭、解大小便也喊不起。经友人介绍，到郑宣伦大夫处诊治。郑大夫据其发病的时间特点，辨证为阴中之阳衰，用麻黄汤

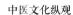

加味治疗。患者服药三剂后，能自己醒来吃饭，解大便，后继服五剂，病告痊愈，并继续以"迎病服药法"巩固疗效。

也有不少验案是根据疾病发作的年节律，进行择时治疗的。郑宣伦大夫在某年立春前诊治过一老年男性病人，该病人患老年慢性支气管炎40余年，病情逐年加重，入冬即咳喘胸闷，痰多清稀或呈泡沫状，气候越冷病情越重，服用中西药仅能缓解症状。经郑大夫诊断辨证，属于阳虚寒饮内留，用温阳化饮的小青龙汤化裁的处方，治疗后症状消失。继而采取春夏养阳、冬病夏治法，从立春日开始服温经散寒、养血通脉的药剂；到夏至时则改用益气壮阳，散寒利湿强心的处方，获得了良好的疗效。

清代温病学家叶天士，在临床上重视因时、因地制宜。他很关注自然界四季变化、昼夜变化等对人体的影响，以及外界不正常气候容易致病的特点，并以此分析辨证、确定治则。叶天士在临床上广泛灵活地运用分时用药的方法，对后世产生很大的影响。据有关人士统计，在《临证指南医案》中，载有二百余则反映这方面内容的案例。

子午流注：时辰针灸学

我国古代，针灸治疗疾病中应用时辰医学的方法，称为子午流注针灸法。子午流注针灸法是在《内经》"天人相应"理论的基础上，研究在不同的时辰里人体的脏腑气血的规律性变化，并在用针灸治疗疾病时，按照这一规律按时开取（针刺）有关的腧穴（穴位）。人体脏腑气血的规律性变化就像自然界的潮水涨落，而按时开取特定的穴位就如同顺水推舟，可以增强临床上的治疗效果，这就是子午流注的含义和作用。

具体到临床的应用，又有若干种基本的开穴方法，如纳子法、纳甲法和养子开穴法。其中，纳子法是将一日的十二个时辰对应人体的十二经脉。而气血的流注，是按时辰顺序每个时辰流注一经。例如，酉时（17–19时）气血流注肾经，辰时（7—9时）流注胃经，等等。针刺时，又可以根据病情的需要选择补法或泻法。子午流注的开穴方法，还包括灵龟八法和飞腾八法，可参阅相关书籍。

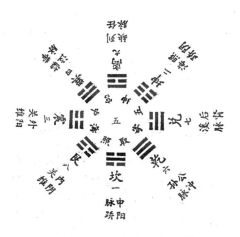

"灵龟八法"之"九宫八卦八穴图"

有一位年逾六旬的农民，某日中午突然跌倒在地上不省人事，急送医院，半日仍昏迷不醒。入夜后，患者仍然昏迷，呼吸声粗，喉中痰鸣，牙关紧闭，双手紧握，面赤，舌红苔黄，脉弦有力，血压210/110毫米汞柱，诊为中风闭证。病由肝肾阴虚，水不涵木，肝阳上亢所致。医生参照子午流注针灸法为该病人治疗，以晚上7点（酉时）为肾经当旺，故先针刺相关的穴位以补肾水；继而针刺肝经、心包经、督脉的有关穴位。当针至"中冲"穴时，病人呻吟起来，头微微自转。当晚，病人有儿子陪护，儿子睡到半夜醒来，病床上却不见了父亲，便大声呼叫，值班医生护士急忙到处寻找。终于找见了。黑夜中，只见患者正在医院的院墙处倚墙而立，问其由，始知患者要解小便……

西方医学的时间医学（包括时间药理学和时间治疗学）是在20世纪50年代之后才迅速发展起来的，到70年代才传入我国。而中医药学早在两千多年前就已经确立了时辰医学的思想。中医时辰医学能够在两千多年前问世，是因为它是以我国古代对人体的研究认识水平、古代天文历法的发展水平和古人的天人相应的哲学思想为基础的。由此，也可以看到中医学与传统文化的密切关系。

历代诗人的医学建树

中医学是世界上历史最悠久的自然科学学科之一，也是与中国传统文化息息相关的学科。在我国历史上，有相当多的文化人都兼通医学。这其中也包括一些著名的诗人，他们不仅以瑰丽的诗篇而名垂文学史册，而且在医学领域也有所建树。探讨这些著名诗人的医学建树，可为阐释中医学与中国传统文化的密切关系提供一些生动的例证。

苏轼：我国历史上第一家公私集资医院的创办者

苏轼（1036—1101），字子瞻，号东坡，宋代眉州眉山（今属四川）人。苏轼于 1057 年（嘉祐二年）考中进士，此后仕途坎坷，屡遭贬谪。苏轼是杰出的诗人、书法家和画家，也兼知医药，并在医学领域颇有建树。

苏轼对气功、养生之术颇有造诣。早在孩提时代，他就开始拜师学习气功养生。到晚年谪居于惠州，他仍然在向道士学习气功。有一次，苏轼的弟弟子由因饮酒过度而患肺疾，苏轼便告之以炼气修养之道："寸田可治生，谁劝耕黄糯，探怀得真药，不得君臣佐。初如雪花积，渐作樱珠大。隔墙闻三咽，隐隐如转磨。"其中前 4 句是讲气功的妙用，后 4 句的"雪花积""樱珠大""闻三咽"等，则是形容练功时的感受。苏轼一生中搜集整理了不少前人的练功经验，并结合自己的体会写下了多卷练功笔记，其中著名的篇章有《天庆观乳泉赋》《养生论》《续养生论》《上张安道养生诀论》等。苏轼写的《上张安道养生诀论》，介绍了唐宋时代的静功锻炼方法，是气功史上珍贵的文献资料。苏轼还是流传于民间的"苏氏养生法"的创始人。

苏轼对方剂学亦有研究，著有《苏学士方》《医药杂说》等医书。后人将苏轼的《苏学士方》与沈括的《良方》合为一书，名为《苏沈良方》，此书后盛传于世。

1089年（元祐四年），苏轼任杭州知府。当时正值杭州遭遇大旱，饥荒与瘟疫肆虐。苏轼多方设法救济灾民。次年，苏轼又捐出自己的五十两黄金，加上库府纹银，创办了一所病坊（即医院），取名为"安乐坊"。这所病坊收治贫苦病人，三年间治愈的病人数以千计。苏轼创办的"安乐坊"，是我国历史上第一家公私集资合办的医院。

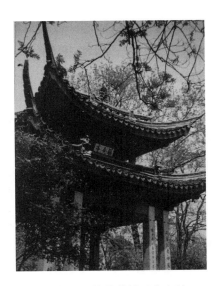

常州舣舟亭，相传是苏轼系舟之地

苏轼一生中曾11次到过常州，并终老于常州。他晚年自南方流放地回到常州，居住于常州顾塘桥北的孙氏馆。他曾在孙氏馆内亲手栽植紫藤一棵，紫藤旁有个洗砚池，是诗人的洗砚之处。南宋时，常州人为了纪念苏轼修建

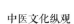

了舣舟亭，相传此处是苏轼来常州时系舟之处。

常州人对苏轼怀有深厚的感情，在常州地区至今仍流传着苏轼所创立的"苏氏养生法"。"苏氏养生法"为内养功，又称香泉功、苏子术，由于功法简便、实用、效果显著，在民间久传不衰。近年，常州的几位作者编写了《气功医疗经验录》一书，由人民卫生出版社出版，书中对"苏氏养生法"做了详细的介绍。

公元 1101 年 7 月，苏轼终老于常州孙氏馆。临终前，他对儿孙们留下遗言："吾生不恶，死必不坠，慎勿哭泣以恒化。"这位伟大的诗人以"吾生不恶，死必不坠"来总结自己的一生，说明他对自己的一生充满了自信。确实，苏轼一生不仅为后世留下了不朽的诗篇，而且为人民做了那么多的善事、好事，包括他所创立的"安乐坊"，他的《苏学士方》和"苏氏养生法"，人民将会永远景仰他。

陆游：驴肩每带药囊行，村西行药到村东

陆游（1125—1210），字务观，号放翁，南宋山阴（今浙江山阴县）人，是宋代杰出的爱国诗人，同时也兼通医学。陆游自幼就遭遇丧乱之世，他才华超逸却报国无门，因而曾致力于医学研究。陆放翁乐善好施，常常为穷苦百姓治病送药，在民间传为佳话。

1175 年（南宋淳熙二年），陆游任成都府路安抚司参议官时，正逢成都流行瘟疫。他目睹了穷苦百姓染病后奄奄待毙的惨状，便慷慨解囊，在街头设置药缸，还亲自配制汤药供病人服用，使许多病人转危为安。

陆游晚年闲居于山阴，生活境况颇为拮据，但他普济苍生之心依然不减当年。老诗人经常骑着一头毛驴，驴背上驮着药囊，往来于村庄之间为村民们施药治病。他曾在诗中写道："村西行药到村东，沙路溪流曲折通；莫问梅花开早晚，杖藜到处即春风。"诗人走沙路，涉溪水，妙手回春地为百姓治病的情景跃然纸上。陆游所到之处，受到村民的盛情欢迎，人们把陆游当作了自己的福神和救星，有诗云："驴肩每带药囊行，村巷欢欣夹道迎。"又

云："耕佣蚕妇共欣然，得见先生定有年。打扫门庭拂床几，瓦盆盛酒荐豚肩。"一些村民为感谢陆游的救命之恩，还把自己的儿子取名为"陆"，以表世代不忘之意，这就是《山村径行因施药》一诗中所写的："共说向来曾活我，生儿多以陆为名。"

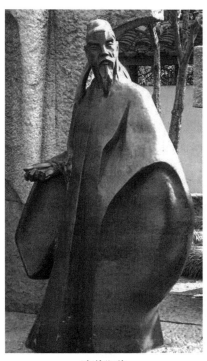

陆游塑像

陆游喜爱并通晓医药，也是受到其家族渊源影响的。他的唐代先祖陆贽曾编写过《陆氏经验方》。陆游幼年时就曾阅读过许多医书。晚年闲居山阴时，他开垦了药圃，亲自执锄种植草药，配制丸丹。他还广泛收集秘方、验方，编写了《陆氏续集验方》一书，于56岁那一年刊行于世。

王勃：到盛产草药的虢州去当参军

王勃（649—676），字子安，唐代绛州龙门（今山西稷山县）人。王勃是唐高宗时代的文坛"四杰"之一，著有《王子安集》十六卷。他曾在《送

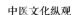
杜少府之任蜀州》一诗中，写下了"海内存知己，天涯若比邻。无为在歧路，儿女共沾巾"这样感人至深的诗句。

王勃不仅擅长诗文，对经学、历算也有研究，还精于医药之学，是很有才华的英杰之士。然而，他的仕途并不得意。麟德初年（664年），经人推荐，年仅15岁的王勃拜为朝散郎。乾封初年（666年），又被召为沛王府修撰。但因为他所写的一篇文章得罪了皇室，于是被逐出王府。钟爱医药的王勃听说虢州盛产草药，主动要求到虢州去当参军。在虢州，他又被认为是"倚才陵借"，因而"为僚吏共嫉"。后来，王勃因事坐罪被除名，他的父亲也受到牵连，被贬为交趾令。

王勃研修医学，是缘起于"人子不知医，古人以为不孝"的思想。少年王勃曾在长安拜医家曹元为师，经过15个月的学习，得到了老师医术的真传。后来，又经过5年的潜心研修，王勃对医学的领悟达到了"升堂睹奥"的境界。他还撰著了《医语纂要》等医书。在王勃撰写的《黄帝八十一难经·序》中，他在回顾了学医的经历之后，满怀信心地认为自己已经可以用医术普济苍生了。

可惜的是，命运并没有给王勃留下以医济世的充裕机会。那一年，王勃到交趾看望父亲，途经南昌时，应邀写了《滕王阁序》，留下了"落霞与孤鹜齐飞，秋水共长天一色"的千古名句。后来，他在渡海时不幸溺水而亡，年仅28岁。

陶渊明：采菊东篱下，撰著《陶潜方》

陶潜（365—427），字渊明，东晋浔阳柴桑（今江西九江西南）人，是东晋著名的大诗人。陶渊明出身于官宦之家，曾祖陶侃曾当过大司马，祖父陶茂做过武昌太守。但到陶渊明长大成人时，家境已经衰落。为使年迈的双亲免受贫寒，陶渊明曾出任祭酒、参军等小官，但因为不堪吏职，不久就辞官归隐了。407年，陶渊明出任彭泽县令。不久，郡里派了一个督邮来县。县吏叫陶渊明束带迎接，陶渊明说："吾不能为五斗米折腰，拳拳事乡里小

人邪。"遂交出官印，回归故里，过起"采菊东篱下，悠然见南山"的田园
生活。

陶渊明作为我国古代的著名诗人，对后世文坛产生了极大的影响。这位大
诗人也兼知医药，著有《陶潜方》一书。由此可以看出，不愿为五斗米折腰的
陶渊明，对于人民大众的疾患之苦还是颇为关心的。《陶潜方》在唐代曾远传
于日本。遗憾的是此书今已佚，人们无缘一睹这位杰出诗人的医学著述了。

元好问：身处战乱中，舍身护医籍

元好问（1190—1257），字裕之，号遗山，太原秀容（今山西忻县）人。
身处国破家亡的乱世，元好问写作了大量反映现实的诗歌抒发自己的悲愤情
感，是文学史上卓有成就的诗人。从元好问的诗作中，可以真切的感受当时战
争的残酷、亡国的悲哀和人民的苦难。如《癸巳五月三日北渡三首》："道傍
僵卧满累囚，过去舻车似水流。红粉哭随回鹘马，为谁一步一回头。""白骨
纵横似乱麻，几年桑梓变龙沙。只知河朔生灵尽，破屋疏烟却数家。"

元好问与金元四大家之一的李杲是亲密的朋友（关于李杲，可参阅本书
"医林撷英"一文）。1232 年的壬辰兵乱之后，元好问与李杲一同离开汴梁，
辗转于聊城、东平，相随达六年之久。元好问对李杲的医术深为钦服，还为
李杲的《脾胃论》写了序言。在序言中，元好问记述了壬辰之变后，五六十
日之间，百万人因饮食劳倦所伤而死亡的惨烈景况。当时的一些医生误以伤
寒论治，贻误了病人，元好问称之为"壬辰药祸"。元好问认为，李杲脾胃学
说的广泛传播，可以避免"壬辰药祸"的发生。

元好问的家庭是有医学渊源的。他家里珍藏着一些著名的医书，这些医书
是他家的传世之宝，有不少还是出自先人的手迹。元好问珍爱这些医书，他决
不能让宝贵的医书在战乱中佚散。在流离迁徙的旅途中，在《癸巳五月三日北
渡三首》所描述的惨烈境况下，元好问舍生忘死地保护了这些医书。

后来，元好问将他保存下来的医籍中摘录出曾经亲验的方剂，编成《集
验方》一书。这是一部何等宝贵的医书啊。

医林巨擘的诗意情怀

在本书"历代诗人的医学建树"一文中，从诗人行医这一侧面，探讨了中医学与中国传统文化的关系。事实上，历史上和现代的许多中医大家，也都兼具深厚的文学功底。他们中的一些人，还写过才气横溢的诗作。这又是从另一角度，对中医学与中国传统文化密切关系的诠释。

傅青主：题联晋祠，赋诗崛围

傅青主（1607—1684），名傅山，山西阳曲人，是明末清初著名的医学家，著有《傅青主女科》《傅青主男科》等传世之作，在当时有"医圣"之名。

傅青主又是一位杰出的文学家和书画家，还颇具忠贞不渝的气节。明朝灭亡后，傅青主为反清复明进行了不屈不挠的斗争。事败后，他隐居于太原晋祠等地。在晋祠，傅青主留下了多副著名的楹联。

晋祠的静宜园，是傅青主与好友饮酒品茶、研讨学问之处。他曾为静宜园题写对联一副："茶七碗，酒千盅，醉来踏破瑶阶月；柳三眠，花一梦，兴到倾倒碧玉觞。"这幅对联借饮酒品茶的描述，抒发了作者内心难以克制的澎湃情感，展示出他欲酬壮志的豪迈气概。在晋祠的云陶洞洞门上，悬挂着傅青主题写的另一副对联："日上山红，赤县灵金三剑动；月来水白，真人心印一珠明。"这副对联，直接表达了傅青主反清复明的思想和愿望。在晋祠同乐亭也挂着傅青主的一副对联："万竿逸气争栖凤，一夜凌云见箨龙。"对联中，作者以竹的纯洁高尚的品格激励自己，读来令人有蓬勃向上之感。

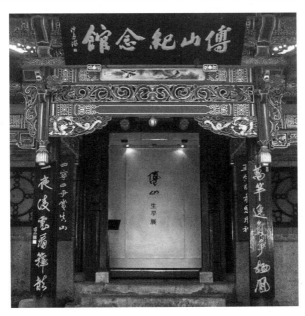

晋祠内的傅山（青主）纪念馆

在太原西北约50里处，有一座崛围山。崛围山之巅的多福寺，亦曾为傅青主隐居之地。位于多福寺后面的霜红龛，是傅青主读书赋诗的处所。每到秋天，红叶满山，傅青主携其子傅眉，就在这红叶环抱的霜红龛中，写下了诸多瑰丽的诗篇。后来，傅青主的诗文作品刊行，书名就命名为《霜红龛集》。

何其伟：治病与作文，其道本一贯

清代医家何其伟，是著名的何氏医学世家的第23代传人（关于何氏医学世家，可参阅本书"何氏800年医学世家"一文）。何其伟居住在北簳山下，号竹簳山人。青年时代的何其伟曾致力攻读儒学，擅长诗词文章，著有《簳山草堂小稿》。后来，他继承家学，成为著名医家，仍然喜爱赋诗作文。他认为，作文与行医，内在道理是一致的。

何其伟曾赋诗论医：

> 治病与作文，其道本一贯；
>
> 病者文之题，切脉腠理现。
>
> 见到无游移，方成贵果断；
>
> 某经用某药，一味不可乱。
>
> 心灵则手敏，法熟用亦便；
>
> 随证有新获，岂为证所难。
>
> 不见古文家，万篇局万变。

何其伟的好友林则徐曾送给他一副对联："橘井活人真寿客，簳山编集老诗豪"，是对何其伟医术和诗才的赞美。何其伟逝世后，林则徐赋挽诗一首，起始的两句是"先生精医不言医，酒醑耳熟好论诗"，仍然没有忘记医家的诗才。

金子久的问松堂与朱正立的茅屋园圃

清末民初医家金子久，1870年出生于临近杭州的大运河之滨。金家世代为医，父亲金芝石是内、儿科医生。金子久20岁时，父母相继去世，他矢志医学，发奋攻读，成为知名医家。前来求治者，"北抵齐燕，南及闽粤"。1915年，金子久悬壶上海，成为沪上名医。

金子久居住的地方取名为"问松堂"，金子久的医案也取名为《问松堂医案》，是取唐诗"松下问童子，言师采药去，只在此山中，云深不知处"之意境，充满了诗情画意。

清代合州医家朱正立的家园，也是诗意盎然。据《合州志》记载，朱正立喜爱花木，经常亲自栽培灌溉。每当春夏之交，朱正立的家园"落红盈池，新绿竞秀"，美不胜收。而医家则在茅屋园圃之中，举酒吟诗，怡然自乐。

清代著名医家徐大椿，字灵胎，早年曾习儒，在年近30岁时，因家人多病而致力于医学。为研修医学，徐灵胎焚膏继晷，博览群书，进而精通医理。程门雪曾写过一副对联"徐灵胎目尽五千卷，叶天士学经十七师"，将徐灵胎博览众家之书与叶天士博采众家之长相提并论，可见徐灵胎的学识在医界是享有盛名的。由于精通医理，徐灵胎临证能洞明病因，用药精审，对于至重至危之疾，都能妙手回春。徐灵胎著述颇丰，今存者有《难经经释》等多种。

晚年，徐灵胎隐居于洄溪，那里是小桥流水，松竹滴翠，登高可眺望太湖奇峰。徐灵胎在青山秀水之间吟诗赋词。临终前，他还自题了墓门对联："满山芳草仙人药，一径清风处士坟。"

施今墨：改革医学是我志

施今墨（1881—1969），祖籍浙江萧山，为著名中医学家，北京四大名医之一。施今墨先生还曾于1932年创办华北国医学院，为中医教育事业作出过杰出的贡献。施先生不仅医术高超，南北驰名，而且擅长诗文和书法，一生写作了不少诗文作品。

1964年元旦，83岁高龄的施先生写作了一首长诗。在这首长诗中，施先生开门见山地表明："改革医学是我志。"接着，他又就传统中医遗产宝库的发掘等问题，深刻地坦言自己的主张。此诗全面而翔实地展示了一代名医施今墨先生的学术思想和人生追求，在今天读来仍发人深省，颇有启迪作用：

> 改革医学是我志，利用自然科学兴。
> 现代化并工业化，尖端科学乃诞生。
> 遗产宝库任发掘，原始材料之一宗。
> 精华渊源不可测，亦有糟粕糅其中。
> 时代知识所限制，发明创造欠恢宏。
> 要当辨别美与恶，批判接受纯精英。
> 病理新奇古未有，现代学说来补充。
> 光电声波同位素，也应采取入医经。
> 纵然知新由温故，奈何恋故忽新萌。
> 虽蕴宝藏不配套，中西睽隔偏畸零。

> 人体秘密更重要，潜在脏腑何由明。
>
> 岂无解剖与体检，死活器质原不同。
>
> 诸般镜械放射法，气血运转难追踪。
>
> 面貌指纹人异相，腹腔亦具各类型。
>
> 细胞组织联表里，巩如堡垒匪易攻。
>
> 病种何殊恒河沙，病毒虫菌包重重。
>
> 付出辛劳不计数，战胜困难足为凭。
>
> 竭脑涸力苦研钻，集体智慧胡可轻。
>
> 自来重劳必重获，造就奇迹天人惊。
>
> 肌膝经络髓筋骨，一旦豁然胥贯通。
>
> ……

施今墨生前曾多次受到毛主席等党和国家领导人的接见，并受到周总理、邓颖超同志的亲切关怀。1969年春，施今墨病危时，口述了一份几千字的改革中医建议书，呈送毛主席、周总理。他还让子女搀扶着坐起来，用颤抖的手写下一首诗，嘱咐家人在他去世后献给周总理和邓颖超同志，这就是施老先生一生中最后的一首诗：

> 大恩不言报，大德不可忘。
>
> 取信两君子，生死有余光。
>
> ……

萧龙友：指头有生活，随意画梅花

萧龙友（1870—1960），四川雅安人，为北京四大名医之一，还是中医界第一位学部委员。萧龙友自幼就聪颖过人，熟读经史诸子，同时研习书法。他还读遍了家中的医书，为日后学医打下了基础。

20多岁时，萧龙友到成都尊经书院读词章科，学习成绩经常名列前茅。有一次，老师以《海赋》为题考试，要求全文避免用"水"旁。当时，正值西学东渐，萧龙友也接触了一些新学，他即以新学入赋，但又保持了古赋的韵味，读起来铿锵上口。萧龙友的这篇《海赋》句句与海有关，却没有一字有"水"旁，令人叹为观止，遂被老师评为压卷之作。

萧先生成为名医后，依然以诗文、书画自娱。其书法造诣很深，真、草、隶、篆无一不精。向萧龙友求医的人很多，求字的人亦不少。更有一些患者将萧先生开的药方装裱成册，作为书法珍品保藏。

萧先生还擅长用手指作画，经常在扇面上一面画梅花，一面题诗写字，诗情画意，跃然纸上。他曾写过一首诗，描述自己的指画雅兴：

> 人老半身麻，带病度年华。
>
> 指头有生活，随意画梅花。

萧龙友写的医学论述，亦颇具文采，有的读来好似优美的散文。

秦伯未：为中国医学院院歌作词

秦伯未（1901—1970），当代最杰出的中医学家之一。秦先生在 18 岁时考入上海中医专门学校，是丁甘仁的得意门生。他以对《内经》的深入研究著称于世，被海内外中医界称誉为"秦内经"。在 26 岁那一年，秦伯未与王一仁、严苍山等人共同在上海创办了中国医学院。

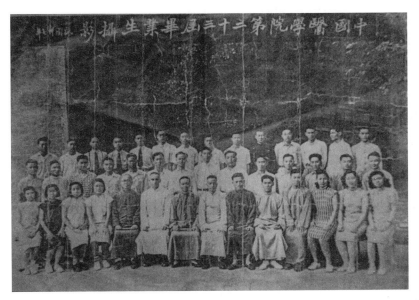

中国医学院师生合影

除了中医学之外，秦伯未先生还擅长书法、绘画和诗词。在诗歌方面他早年曾加入柳亚子等创立的南社，与柳亚子、胡朴安等时有唱和。在他40岁时，刊行了《谦斋诗词集》7卷，载有诗词344首。

曾担任中国医学院院长之职的秦伯未亲自为学院的院歌写了歌词。歌词如下：

> 春风暖，桃李开，吾院何多才。启迪炎黄绝学，灿烂散光辉。
> 如琢如磨更栽培，前程共期千里，独步国医坛。
> 讲座设，弦歌扬，桔井长流芳。阐发轩歧垂训，富丽复堂皇。
> 如切如磋费商量，前程共期无限，永峙春申江。

1941年6月，中国医学院第14届学生毕业前夕，秦伯未为毕业同学写了一篇临别赠言，肺腑之言，感人至深。其结尾是：

> 行远始知迩，登峰必造巅；传道贵真朴，立志务高骞；天下具慧眼，人间有真诠；获兔莫遗蹄，得鱼毋忘筌；语短心郑重，别矣共勉旃。

与秦伯未同为丁甘仁学生的程门雪、章次公、严苍山等人，也都颇具诗才，经常在一起赋诗联句，相互唱和。严苍山还擅长绘画，与著名画家潘天寿等交谊甚密。"文革"中，潘天寿受到冲击，严苍山曾赋诗慰之："艺坛名宿令人钦，风大树高易受惊。旭日高悬云影遁，还君清白勿忧心。"

历代名医留下的文学作品，展示了名医的思想品格和精神风貌。作为中医大家，他们的医学造诣与文化修养是相互依托，相映成辉的。

作者附记：

2020年适逢萧龙友先生诞辰150周年暨逝世60周年，又是秦伯未先生逝世50周年。而2021年将是秦伯未先生120周年诞辰，施今墨先生140周年诞辰。重温前辈医家的诗作，亦是对诸位医林宗师的缅怀。

略谈古代医家的社会地位

在我国古代，曾有"不为良相，便为良医"之说。将"良相"与"良医"相提并论，看起来医生的地位似乎是很高的。但其实却不然。对于"良相、良医"之说的进一步解释是："达则为良相，不达则为良医。"原来，行医与做官还是很不同的。

"习儒"与"业医"

在古代的医家中，有许多人在早年曾经"习儒"，希望通过科举走上仕途。一部分学子因为"举业"屡屡受挫，才转而学医。这一普遍存在的现象，从一个侧面反映了古代医生社会地位的低下。

明代医家江瓘（著名的新安医家），年轻时命运多舛，14岁时母亲就去世了。他刻苦习儒，却在科场屡屡失利。为了谋生，他开始经商，又因劳累过度而患了呕血证。后来，他发奋自学医术，以医为业，并撰著了《名医类案》一书。另一位新安医家汪机，少年时熟读经史，在受挫于科场后，才随父学医，以医济世。

李时珍的父亲李言闻是当地名医。李时珍自幼就喜欢阅读医药书籍，但由于当时医生社会地位低下，李言闻不愿儿子以医为业，希望他走科举道

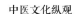

路。公元 1532 年，李时珍 14 岁时考中了秀才，但后来在 17 岁、20 岁、23 岁时三赴武昌参加考试都不中。此后，李时珍便潜心于医药学，以毕生的努力，完成了《本草纲目》这一巨著。

医生治病救人的崇高使命和重要作用，与医生低下的社会地位形成了极不对称的对照。明代医家袁仁曾经直言："医，贱业。可以藏身济人。"寥寥数语，倒是极具概括性：说医生是低贱的职业，却又是很好的退隐之所，而且还是救人活命的仁义之举。确实，古代的许多医家把在民间行医等同于退隐，在这个退隐之所，他们把自己的医学知识和仁慈博爱，可以毫无保留地奉献出来。

史书与医家

从历史的角度看，自唐代以来，随着经济文化的发展，统治者采取了一些促进医学发展的措施。例如，隋代和唐代设立了太医署，是国家的医学教育机构。明代设立了太医监，后又改称太医院，是国家医药行政机关。这些措施，对医学发展起了一定的作用。

但同样从历史的角度看，也可以看到医家地位的卑微。卷帙浩繁的《二十四史》记载了中国历史数千年的兴衰变化，其中的"传记"部分，包罗了社会各个层面的数以万计的人士，然而介绍的医家却寥寥无几。被后世尊为医圣的东汉名医张仲景，在《后汉书》《三国志》中竟无一字提及。成就卓著的医家，却不被正史的编纂者所关注，这恰是医家地位低下使然。

古代介绍医家事迹的专书也很少。清代以前的此类著作，流传下来的有两部，为宋代周守忠所著《历代名医蒙求》和明代李濂所著《医史》。两书介绍的医林人物，总共不足 200 人。古代医家在史书上的地位，与医家创造的辉煌业绩相比，实在是太不相称了。

统治者的暴虐

在古代，有名的医家常常会被皇帝或王公贵族"召入宫中"，成为皇家医生。成为御医可以给医家们带来高官厚禄。但统治者的暴虐仍然使医家们时时如履薄冰。

明代医家朱林，为太医院医官。公元 1564 年，宋世宗的妃子甘皇妃怀孕3 个月，患了疟疾，召朱林入宫"跪脉"。朱林只用了 3 剂药就治好了甘皇妃的病。后来，在端午节那一天，甘皇妃与宫女"步金桥，戏龙舟"，不慎流产。甘皇妃不敢将实情禀告皇帝，竟然归罪于医官朱林。世宗皇帝勃然大怒，将朱林处死。连与此事毫无关系的另一位御医万宁也受了杖刑，并被流放。

在历史上，名医被君主杀戮和迫害的事件不胜枚举。著名医家华佗被曹操杀害。西汉名医淳于意（仓公）受人诬告，被押往长安，即将处以肉刑，幸亏小女儿缇萦向皇帝上书，才免了父亲的死罪。

明代医家钦谦，曾任太医院判。宣宗皇帝数次召见钦谦，向他索要房室秘药。钦谦叩头说："陛下承祖宗洪业，宜兢兢保爱圣躯。臣死不敢奉诏！"宣宗恼羞成怒，命人用席子裹住钦谦的头，押进监狱。

战国时医家文挚，曾经为齐闵王治病。文挚诊视了齐闵王的病后认为，"非怒则王疾不可治"。于是，文挚想方设法激怒齐闵王。他不脱鞋就登上齐闵王的床，踩着齐闵王的衣服问诊，还向齐闵王讲陋词粗话。齐闵王怒不可遏，继而呕吐出许多浊物，病就好了。病愈后的齐闵王却不肯宽宥文挚，非要用鼎把文挚生烹了不可。幸亏太子和王后说情，文挚才免于一死。

也有不少的医家为君主治好病后，得到了升迁和赏赐。明代医家吴杰，曾经为武宗皇帝治好了病，因而晋升为御医。此后，吴杰又多次为武宗治好了病，每治好一次，就得到一次升迁和赏赐。但是，吴杰的地位仍然是卑微的。正德末年（1521 年），武宗打算南巡。吴杰好意劝告说："圣躬未安，不宜远涉。"武宗却大发脾气，命人将吴杰轰了出去。

许多医家在担任了一段时间的御医后，往往借口年老或有病，辞去御医的职务，回到家乡，过清贫而舒心的生活。元明之间医家刘勉，曾任元朝太医，后因母亲有病而"乞归"。在明朝初年，刘勉又被召至京师。后来，因为年老有病而被"放归"。一次"乞归"，一次"放归"，医家的卑微地位已一览无余。

民众的景仰

说古代医家社会地位低下，是从官方角度，或从所谓上流社会的角度而言的。在民众中间，凡是热心治病救人的医生，都受到拥戴和景仰。从民众的角度看，医生的地位并不低下。

战国时杰出的医家秦越人（扁鹊），精通内、妇、儿、五官、针灸各科，在几十年的行医生涯中，到过邯郸、洛阳、咸阳等地，因医术和医德而博得群众的深切爱戴和尊敬，声名传遍天下。扁鹊死后，许多地方修建了扁鹊庙，以祭奠这位卓越的医家。直到今天，各地仍然留存有不少扁鹊庙，如河北内丘县神头山的扁鹊庙。晋祠内的三圣祠，祠内原供奉有扁鹊像。其他许多著名医家，如华佗、李时珍、孙思邈、张仲景等，也受到了人们世世代代的推崇和怀念。

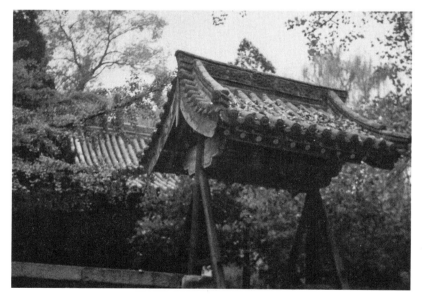

晋祠内的三圣祠，祠内曾供奉有扁鹊像

在民间，群众拥戴医家的事例很多，也很感人。

清代医家王广运，河南商水县人，素重医德。当地有一户姓柴的穷苦人家，夫妇只有一个女儿，非常钟爱。柴女患了急症，请王广运诊治。王广运诊视后说："此证九死一生。度尔家贫，无力服药。即服药，亦恐罔济耳。"柴氏夫妇痛哭流涕，跪在地上恳求。王广运被感动了，就自己花钱买来良药为柴女治病。由于柴女患的是危重病，王广运每天两次来到柴家，随时根据病情变化调整处方。医治两个月，王广运为柴女花费的药费竟达五十金之多，终于治好了柴女的病。柴氏夫妇万分欣喜，他们感念医家的恩德，却无力回报，就让女儿拜王广运为父。

著名诗人陆游喜爱并通晓医药。他晚年闲居于山阴，经常骑着一头毛驴，驴背上驮着药囊，往来于村庄之间为村民们施药治病。陆游所到之处，受到村民的盛情欢迎，有诗云："驴肩每带药囊行，村巷欢欣夹道迎。"一些村民为感谢陆游的救命之恩，还把自己的儿子取名为"陆"，这就是《山村径行因施药》一诗中所写的："共说向来曾活我，生儿多以陆为名。"

清代医家吴立法，浙江遂昌县人。他精通内科，擅长治疗肝病。吴立法的医名远播到周边地区。那时，交通不便。龙泉县（今龙泉市）的人为了求治于吴立法，竟专门用石块铺了一条到遂昌县的路。

清代医家钱经纶，浙江秀水县人，精通医理，秉性正直。贫苦的病人请他看病，虽然付不起诊费，钱经纶仍会欣然前往诊治。外地的富人重金相请，钱经纶却回绝道："以此重币，不难致他医，何必就我？余邻里孤穷疾病者待我诊治，安能舍之他适哉！"钱经纶去世后，乡里人修建了一座小祠祭祀他。

明代医家李增，江苏丹徒县（今丹徒区）人，擅长针灸，为当地许多民众治好了疑难病症。李增去世时，当地数千贫民为他送葬，莫不痛哭流涕。

文人、官吏与医家的交融

在唐代，已有一些文人表现出对于医学的浓厚兴趣。到了宋代，更多文人进入了医学家的队伍。这一历史现象的社会背景，是宋代为了巩固中央集权，大力发展文官统治，扩大了隋唐的科举制度，设立了包括律学、算学、医学在内的各类学校。科学文化的发展为一部分文人进入医学家的队伍创造了条件。

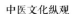

自唐宋以后，文人介入医学乃至成为医家，就逐渐成为一种常见的现象。

著名诗人苏轼，在医药领域颇有建树，还创建了我国历史上第一家公私集资合办的医院，是文人行医的一个典型的例子。陆游的晚年也曾热心为村民施药治病。此外，宋代医家朱肱、许叔微都是进士出身；金代医家成无己、张元素是著名的儒医；元代医家朱丹溪初为理学家，戴启宗曾为儒学教授。

在新安地域，有相当一部分文化人投身医学，渐渐成为一种群体意识，于是便孕育出了中医史上成就卓著的新安医学。

也有一些官吏喜爱并通晓医学，有的还加入医学研究或行医者的行列。著名的《外台秘要》的作者王焘，本身就是一位官吏。写《医史》的李濂，也是官吏。

明代王纶，为进士，曾任御史巡抚湖广，颇有政绩。王纶早年因父亲有病而学习过医学。为官后，他是"朝听民讼，暮疗民疾"，白天处理诉讼案件，晚上还要为民众治病。王纶还撰著了《名医杂著》《本草集要》《医论问答》等医书。

明代贾汝栋，精通儒学，又兼通医术。他在担任陕西灵台县令时，公务之余时常配制药剂。与王纶的"朝听民讼，暮疗民疾"有所不同，贾汝栋每天升堂，总是"先发药剂，后理县务"。县令如此关心民众的健康，遂被人呼为"慈母"。

除了文人和官吏介入医学，一些医家被授予官职，也有不少医家精通诗文，跻身于文人的行列。文人、官吏与医家的相互交融，对于提高医生的社会地位起了一定作用，但并不明显。许多学子仍然是在屡试不第时，才选择学医；许多文人也仍然将行医作为退隐的途径。

我国古代医家的社会地位问题，是中医文化产生和发展的社会背景之一。了解这一社会背景，对于全面客观地理解中医文化发展史中一些现象，是必要和有益的。

医家箴言

医生·医德

九死之病，可以试医。

——清·魏源《默觚·治篇》

释义：面对九死一生的危重病，可以衡量医生医术的高低。

医者意也。得其方而不得其意，为庸医，其害可以杀人；得其意而不拘其方，为良医，其功足以济世。

——明·周济

天下有同此一病，而治此则效，治彼则不效，且不惟无效，而反有大害者，何也？则以病同人异也。

——清·徐大椿《医学源流论·病同人异论》

不求识证之真，而妄议用药之可否，不可与言医也。

——清·吴瑭《温病条辩·凡例》

医，仁术也。

——清·喻昌《医门法律·问病论》

未医彼病，先医我心。

——宋·刘昉《幼幼新书·自序》

释义：医生先要具备高尚的医德，然后才可以为人治病。

入国问俗，入家问讳，上堂问礼，临病人问所便。

——《灵枢、师传》

释义："问所便"，医生要全面了解病人情况，包括饮食、起居、生活习惯等。

医非博不能通，非通不能精，非精不能专，必精而专，始能由博转约。

——清·赵彦晖《存存斋医话稿》孙垓序

医者废学则误人，吾甚惧也。

——清·顾宏礼

养生·保健

上善若水，下愚如火。

——金·刘完素《素问玄机原病式·六气为病》："形神劳则躁不宁，静则清平也，是故上善若水，下愚如火。"

释义：善于养生者，心境如水一般清平；不善养生者，则躁动不安。

习闲成懒，习懒成病。

——北齐·颜之推《颜氏家训·养生篇》

体欲常劳，食欲常少，劳无过虚。省肥浓，节咸酸，减思虑；损喜怒，除驰逐，慎房室。春夏施泻，秋冬闭藏。

——东汉·封君达

注：封君达为东汉道士，精通医术。魏武帝曾问其养生之道，封君达回答了如上的话。魏武帝行之，有效。

饮食自倍，肠胃乃伤。

——《素问·痹论》

节满意之食，省爽口之味。

——宋·张杲《医说》

饱食即卧，乃生百病。

——唐·孙思邈《千金要方·道林养生》

久视伤血，久卧伤气，久坐伤肉，久立伤骨，久行伤筋。

——《素问·宣明五气》

五谷为养，五果为助，五畜为益，五菜为充，气味合而服之，以补精益气。

——《素问·藏气法时论》

人之身如国。神如君，君良则国治；气如民，民聚则国强；精如财，财蓄则国富。

——清·徐文弼《寿世传真·修养宜宝精宝气宝神》

身安不如心安，心宽强如屋宽。

——清·石成金《传家宝》

注：石成金为清代医家，著有《养生镜》等医书。

纵耳目之欲，恣支体之安者，伤血脉之和。

——汉·枚乘《七发》

（注：支体，即肢体。）

297

中医史上的"第一"

　　我国见诸于史书记载的最早的医案——《史记·仓公传》中记载的淳于意（仓公）的"诊籍"。淳于意（约公元前215—前150年）为西汉医家。他受人诬告，被判了死刑。幸亏小女儿缇萦向皇帝上书，才免了父亲的死罪。后来，汉文帝召见淳于意，询问其治病始末。淳于意依照他素日所录的"诊籍"（即医案），列举了20多个案例来回答文帝。淳于意的"诊籍"是我国现存最古老的较为完整的医案。

　　已发现的最早的医学文献——马王堆医药简帛。长沙马王堆汉墓出土的大批简帛医书，最早的可能成书于春秋时期，对研究先秦时期的医学发展状况具有极高的价值。

　　我国现存最早的药物学专著——《神农本草经》是众多医药学家对药物资料不断搜集整理的成果，直到东汉才最后成书。

　　我国医学史上最早的全身麻醉术——华佗的"麻沸散"。华佗采用"麻沸散"进行全身麻醉，施行剖腹手术。这种全身麻醉术在我国医学史上是空前的，在世界麻醉学和外科手术史上也占有重要地位。故华佗被后世尊为外科鼻祖。华佗创"五禽戏"，开创了我国医疗体育的先河。

　　我国现存最早的针灸学专书——皇甫谧的《针灸甲乙经》。皇甫谧

（215—282），魏晋时期医家。他在《素问》《针经》和《明堂孔穴针灸治要》（已佚）的基础上，结合自己的临床经验，写成《黄帝三部针灸甲乙经》，后世称为《针灸甲乙经》。该书为历代医家所推重，是我国现存最早的针灸学专书。

我国现存最早的脉学专书——王叔和的《脉经》。王叔和为西晋医家。《脉经》系统论述并总结出 24 种脉象，确立了寸口诊法，并对诊脉的临床意义首次作了较为系统的总结。《脉经》为中医脉象确立的规范，不但在医学史上有重大意义，对今天的中医诊断学也仍有实用价值。《脉经》诞生后不久就流传到国外，对阿拉伯国家以及日本、朝鲜、越南等国的脉学形成和发展产生了深远的影响。

历史记载的第一位女医生——义姁。义姁为西汉年间人，是我国见诸史书记载的第一位女医生，详见本书"杏林才女"一文。

我国第一部药物炮制学专著——《雷公炮炙论》。南北朝时，雷敩总结了我国五世纪前药物炮制的经验，撰成《雷公炮炙论》一书。该书成书于南朝刘宋时期（420—479），其中的一些炮制方法至今仍在沿用。

最早提出医学教育的人——秦承祖。秦承祖是南北朝刘宋时期的医家，他精于方药，为人耿直。对待病人，不论贫富，他都精心医治，多获良效。公元 443 年，秦承祖上奏请求设置医学，以广教授。在晋代以前，我国并没有设置医学教育，中医仅以师传家承的方式培养传人。秦承祖是我国历史上最早提出官办医学教育的人。他还编写了教学用书。到了 484 年（魏孝文帝太和八年），北魏官制中已明确设有太医博士、太医助教，负责教授医学知识。隋代正式设置了太医署，为全国最高的医学教育机构。

我国历史上影响最大的国立医药院校——唐代太医署。唐代太医署建立于公元 624 年，分为医学和药学两个部分，又分设医科、针科、按摩等科目。学生通过考试入学，入学后每月、每季、每年都有考试。各科学生除理论学习外，还有临证实习。我国在公元 7 世纪已经有了较完善的医学学校，这在世界医学史上也是较早的。

世界上第一部由国家颁布的药典——《新修本草》。唐显庆二年（657年），医家苏敬提出了编修一部新的中药学专书的建议。《新修本草》由长孙无忌等主持，苏敬等20多人集体编写，于公元659年完成，由唐政府颁行全国。

我国第一部外来药的专著——《海药本草》。《海药本草》为李珣（907—960）撰著，详见本书"回族医学：祖国传统医学的瑰宝"一文。

我国现存最早的伤科专著——蔺道人的《仙受理伤续断秘方》。蔺道人为唐代长安人，佚其名。他出家云游，在乡间搭建草庵，自己种谷粟，过着自给自足的生活。蔺道人与同村的彭翁经常往来。彭翁的儿子从高处堕地，摔成骨折，蔺道人为其医治，很快就平复如初。自此，村人们才知道蔺道人精于医术，纷纷求治。蔺道人将秘方传授给了彭翁。后来，有人刊刻此方，是为《仙受理伤续断秘方》一书。

我国历史上第一家公私集资医院的创办者——苏轼。苏轼（1036—1101）创办的"安乐坊"，是我国历史上第一家公私集资合办的医院。详见本书"历代诗人的医学建树"一文。

最早的性激素——《苏沈良方》中的"秋石"。《苏沈良方》是后人将苏轼的《苏学士方》与沈括的《良方》合并而成的一部书，书中记载的以人尿炼制"秋石"之法，是最早的成功提取性激素的记录。

我国第一部文图并用的验舌专书——《敖氏伤寒金镜录》。宋元间医家敖继翁，依据张仲景有关舌诊的论述撰著了《金镜录》一书，载有"验舌法"12条，未刊刻。元代医家杜本（1276—1350），增订敖继翁《金镜录》一书，将原书中12舌苔图增为36图，并列出了治法方药，于1341年撰成《敖氏伤寒金镜录》并刊刻于世，为我国第一部文图并用的验舌专书。

我国现存最早的食疗学专书——《食疗本草》。作者孟诜（621—713），为唐代医家（参见本书《医林撷英》一文）。《食疗本草》记述了100多种食物的食性、功能和主治等。

我国现存最早的营养学专书——《饮膳正要》。《饮膳正要》为元代医家忽思慧所著。忽思慧曾任饮膳太医，他根据自己十几年的经验，广泛选取有营养补益作用的谷、肉、果、菜等，参照诸家本草、名医方剂，撰著了《饮膳正要》一书。

我国第一部中医全科医案专著——《名医类案》。《名医类案》为明代医家江瓘（1503—1565）所著，参见本书《源远流长的新安医学》一文。

我国医学史上第一个民间医学学术团体——"一体堂宅仁医会"。这个首开先河的民间学术团体的发起人和创办者，是明代新安医家徐春圃（1520—1596），参见本书《源远流长的新安医学》一文。

最早的中医综合学术期刊——《吴医汇讲》。唐大烈主办的《吴医汇讲》是我国最早的中医杂志，于1792年刊出第一卷，至1801年共出11卷，每卷合订为一册，共刊出106篇文稿，其中有一些是流芳后世的著名医学论著。由叶天士口授，门人顾景文记录的《温热论》，就是在《吴医汇讲》上首先刊出的。

我国最早的针灸刊物——承淡安创办的《针灸杂志》。承淡安（1899—1957），江苏人，精通内外各科，尤以针灸见长。1933年，承淡安创办了我国最早的针灸刊物——《针灸杂志》。他还创办了针灸学研究社、中国针灸专科学校。中华人民共和国成立后，承淡安曾任全国政协委员、中华医学会副会长等。

医林轶事

秦鸣鹤：敢在天子头上放血

唐代医家秦鸣鹤，担任过唐高宗的侍医。有一次，唐高宗患头痛眩晕，目不能视，难以忍受，急召秦鸣鹤前来诊治。秦鸣鹤说："圣上的病因是风毒上攻，只要用针刺头部，出一点儿血，就会好了。"皇后武则天在垂帘的后面听到了秦鸣鹤说的话，勃然大怒，呵斥道："你这样说话就应该杀头！天子的头上，难道是可以出血的地方吗？"秦鸣鹤赶忙叩头向高宗请命。高宗倒还是个明白人，说："医生商讨病情，按道理是不该论罪的。况且，我头痛已经到了不能忍受的地步，眼睛也看不见东西了，出一点儿血未必不是好事。你就给我扎吧！"秦鸣鹤为高宗针刺了百会、脑户穴，出了血。即刻，只听高宗喊道："我眼明矣！"高宗的病治好了，武则天也很高兴，她从垂帘的后面走出来，对秦鸣鹤说："你可真是天赐给我们的医师啊。"还亲手将金银、锦缎等赐赠给了秦鸣鹤。

陆养愚智救朱如山

明代医家朱如山和陆养愚，都是湖州人，皆为当地名医。朱如山是陆养愚的师兄，二人交谊深厚。朱如山医术高超，为人正直，不肯趋炎附势，因而得罪了当地的县令。县令恼羞成怒，找了个莫须有的罪名把朱如山抓了起来，还要将其杖毙（乱棍打死）。地方上十多位乡绅联名为朱如山说情，县令就是不肯放人。朱如山的妻子奔走呼号，找到陆养愚。陆养愚也一时无计可施。

正巧，这时有一位按台大人前来巡湖，患上了疟疾，看了大夫，却医治无效。按台大人慕名召陆养愚诊治。陆养愚大喜："救朱如山的机会来了！"朱如山给按台大人治病，治好了十之六七之后，就对按台说："您的病还余邪未尽，恐怕今后会复发。我有一个师兄叫朱如山，医术比我高百倍。如果能请朱如山来诊治，就万无一失了。"按台忙问："朱如山现在何处？"陆养愚答："他得罪了县令，在监狱里关着呢。"按台马上派人前往监狱，把朱如山释放出来。朱如山接替陆养愚为按台治病，只一夜工夫，就完全治好了他的疟疾。

关于朱如山，还应该说说他的遗嘱。晚年，朱如山患病不起，自知不久于世，便将他的朋友们请到身边，留下了自己的遗言。朱如山拱手对朋友说："诸公凡有病，勿轻药尝试之。……徐观其证数日，进剂未晚也。数十年相知，愿以此赠。"这位名医为数十年相知的朋友们留下的遗言，虽是一家之言，亦可供参考。

深夜叩门者

干良椿，号双亭，为清代医家。道光年间，疫疠流行。干良椿不顾个人安危，为患者施药调治，拯救了许多人的生命。

干良椿为人治病不图钱财，过着清贫的生活，居住在破旧的屋子里。有一天深夜，干良椿已经就寝了，忽然听见有人在砰砰叩门。他认为是病人深夜求诊，急忙披衣起身开门。就在干良椿走出屋门的那一瞬间，他那间破旧的屋子在他身后轰然倒塌了。

是谁在深夜叩响了医生的屋门？无人知晓。人们都说，这是他的仁义和医德感动了上苍。

这个故事，也是大众对医德高尚的医家的礼赞。

王天星千里探母

清代医家王天星，四川万县人。他幼年丧父，母亲为生活所迫，改嫁到了湖北巴东县。王天星自幼孤苦伶仃，幸而得到周围乡亲们的关照和周济，生活才有了保障。长大后，他刻苦研修医学，不管寒冬酷暑，持之以恒，终于技艺纯熟，临证处方颇有疗效。王天星以医术为乡亲们治病，回报乡亲们的关爱之恩。由于医名渐盛，前来求治者络绎不绝。

人到中年的王天星，深切地思念自己的母亲。他离开了家乡，一边行医，一边寻访母亲，走遍了夔州府各县。后来，王天星终于找到了母亲。此后，王天星不避千里之遥的路程，不畏江河山岳的险阻，每年都要去探望母亲。一路上，王天星仍然要为沿途的百姓看病。

从此，三峡上下，传遍了医生的美名。

傅青主轶事

傅青主年轻时，因才华和人品出众，深得山西督学袁继咸的器重。袁继咸的鼓励，也促使傅青主更加发奋努力地学习。

1636 年（明崇祯九年），督学袁继咸遭到巡按史张孙振的诬陷，被捕入狱。

傅青主步行千里，到京城为袁继咸申诉。巡按史张孙振得知消息后大发雷霆，派人到处搜捕傅青主。傅青主冒着生命危险，辗转藏匿，终于到达京城。由于傅青主的申诉，使袁继咸的冤案得到昭雪，傅青主也因其仗义勇为，不畏权势而闻名四方。

袁继咸出狱后，在南方当了大官。他多次盛情邀请傅青主到南方来，傅青主都婉言谢绝了。

后来，清军南下，袁继咸被清兵俘虏，押解到京城。傅青主获悉，马上赶到京城，伺候袁继咸的生活起居。袁继咸被处死后，傅青主收藏起袁的遗稿，凄然离去。

傅青主与袁继咸的这段轶事，体现了傅青主高尚的道德情操。

赵履鳌巧治失眠

赵履鳌是清末医家，治愈过许多疑难病症。有一富家弟子，患失眠症已有好几个月，到处寻医问药都没有治好。赵履鳌为他诊视后，说："我有一个秘方，不出三日，就可治好你的病。"赵履鳌将"秘药"装在一只小口袋里，又将小口袋放在富家弟子的枕头下边，嘱咐病人不要看小口袋里的东西，在床上躺三天，不能闭眼，到时候自有神人相救。

富家弟子三天三夜没有睡觉，到第四天则鼾声大作，沉沉入睡。家人打开小口袋，只见"秘药"是一张纸，上面写着："久耽安乐，日夜无节，邪气袭逆。今以疲劳之法，以治疲劳之疾。"众人都惊叹赵履鳌治法之妙。

豆腐渣的故事

清代医家张汉槎，曾为一位官府幕僚看病。病人食欲不佳，吃不下东西。张汉槎为病人配了一种丸药，说是可以药到病除。幕僚吃了药丸，果然病好了，就问张汉槎给他吃的什么药，何以如此灵验。张汉槎笑着说："君病因肠胃肥腻，吾思去脂垢者莫若豆腐渣滓，故以为丸，是以偶中耳。"幕僚问何以不早说。张汉槎答："倘使君先知，肯服欤？"

张锐：不辞而别

张锐，宋代郑州人，曾任职于太医院，是知名的医家。有一人家的老母亲患了重病，急忙来请张锐。张锐赶到病家时，病人已经不行了。张锐想进屋去看看病人，病人家属却以为他是想要钱，就说："你的往返路费，我会给你的。不必麻烦你进去了。"张锐说："有的病人'死'了一夜都能复生，我进去看看又有何妨？"说罢就进了病人的房间。诊视后，张锐发现病人还没有死，就急忙出来配药，让病人家属给患者灌下去，嘱咐说："仔细看护着病人，如果到半夜病人能够大泻，就可以救活了。"到了半夜，守护者听到了声响，病人果然排出了大量污秽之物。家人万分惊喜，连忙敲客房的门，招呼张锐。张锐答道："明天才能吃药呢。"到第二天早晨，张锐留下一张处方，就悄然离去了。

张锐在自尊心受到伤害时，能够认真为患者医治，表现了医生的职业道德。他在救治了病人后，不要任何报酬就不辞而别，则是不满于患者家属对他的"求钱之疑"。

无钱回家

清代医家陆瀚，是名医陆以湉的哥哥，浙江桐乡县（今桐乡市）人。陆瀚因自幼体弱多病而攻读医书，后就精通了医术。陆瀚曾担任化县县令，年老辞官后，却连回家的路费都没有，只好在会城悬壶应诊，以业医糊口。

顺德县（今顺德区）县令徐某的儿子，在夏天患了泄泻，因医治不得法，病情竟愈来愈重。徐某请陆瀚为儿子医治。陆瀚一剂药下，病情就减轻；连服数剂，孩子的病就痊愈了。徐某大喜，倾囊厚赠陆瀚，还向同僚借了钱，为陆瀚凑足了回乡的路费。陆瀚全家高高兴兴回家乡了。

这段轶事中，陆瀚在当县令期间显然是个清官，连回家的路费都没有攒够。徐县令看来也是个清官，自己倾囊相赠，居然也不够陆瀚的路费。

孙天骐：殁之日，身无以殓

孙天骐是清代江苏人。他年轻时博览群书，喜欢吟诗作文。到了晚年，家道中落，他只好习医以求生活能够自给。孙天骐日夜研读《内经》等经典，以及金元四大家和清代医家的著作，逐渐精通了医术。找孙天骐看病的人很多，以至于他家门庭如市。但孙天骐不以行医牟利，到他死的时候，竟连丧葬费用都没有（殁之日，身无以殓）。

作者附记：

阅读历代医家的生平事迹，那时很多的医生不以医牟利，看病收费很少，甚至不收费。古代医家生活在农耕经济时代，生活容易自给自足，看病收费少，生活还是能够过得下去的。阅读这些医家的事迹，不可以忘记其时代背景。在农耕时代，医生们救死扶伤，同时自己过着自给自足、清贫宁静的田园生活，他们的医德值得今人崇敬；他们的人生取向也应该得到今人的理解。但像孙天骐"殁之日，身无以殓"，就充满悲剧色彩了。

从另一个角度看，医生在治病时付出的心血劳碌，应该有相应的价值和物质回报。完全无视乃至根本否认医生劳动价值和物质回报的观点，即使出现在农耕时代，也是不可以被认同的。

没有医德的医生

段某是宋代的医生，医术虽然高超，但贪图钱财。有一次，段某为一个富人看病。本来是几付草药就能治好的病，段某索要五十两银子作为酬谢。富人希望诊费能够减半，段某竟拂袖而去。富人只好答应了五十两银子的诊费，还另外出五十两银子作为药费。段某却又索要一百两银子的药费。富人答应了，段某才开方施药。

作者附记：

在古代，庸医和虽有医术却缺少医德的医生为数并不少。许多中医名家当初就是因为父母有病被庸医误治，才走上学医的道路的，可见那时的庸医很多，危害是很大的。孙思邈称庸医和道德沦丧的医生是"含灵巨贼"，对庸医和道德沦丧的医生充满了愤恨。然而，庸医和道德沦丧的医生是很少能够被载入典籍的。历史很快就遗忘了他们。所以，今天我们翻开医史，翻开地方志，看到的绝大多数都是医术高超又医德高尚的大夫。像段某这样的事例，大约也是古人作为反面教材而特意保留下来的。历史总是公正的。秦太医

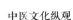

令李醯因为"自知伎不如扁鹊"而指使人杀死了扁鹊。像李醯这样的卑鄙小人能够被史书记载，也仅仅因为他杀死的是伟大的扁鹊吧。

黄帝与岐伯的传说

黄帝，名轩辕，是传说中的华夏民族的祖先。他最初是部落首领，后来击败蚩尤，统一了中原，被拥戴为部族联盟首领。在古代文献中有黄帝与其臣民雷公、岐伯讨论医学、创立医道的记载。《黄帝内经》一书，即是托名黄帝与岐伯、雷公等讨论医学的记录。

岐伯，相传为黄帝之臣，黄帝的太医，又是向黄帝传习医药的师长。传说黄帝曾让他品尝草木，收集治病经方，才有了传世的"本草""素问"等书。

后世称中医学为"岐黄之术"，称医家为"岐黄传人"。

壶翁的传说

壶翁，传说为汉代人，佚其姓名。壶翁是卖药的老翁，他在市场上悬挂一只壶，白天卖药，晚上就跳进壶中。往来的人没有看见，却被一位叫费长房的汝南人在楼上看到了。一天，费长房拜见老翁，向他请教，老翁就将医术传授给了费长房。

根据这个传说，后世就将中医大夫开业行医称为"悬壶"。

主要参考文献

[1] 李经纬，林昭庚. 中国医学通史：古代卷 [M]. 北京：人民卫生出版社，2000.

[2] 史兰华，等. 中国传统医学史 [M]. 北京：科学出版社，1992.

[3] 何时希. 中国历代医家传录 [M]. 北京：人民卫生出版社，1991.

[4] 李云. 中医人名词典 [M]. 北京：国际文化出版公司，1988.

[5] 周一谋. 历代名医论医德 [M]. 长沙：湖南科学技术出版社，1983.

[6] 孙文奇. 中国历代名医集录 [M]. 太原：山西科学技术出版社，1992.

[7] 吴中云. 中医文化谈 [M]. 北京：北京广播学院出版社，2002.

[8] 陈克正，等. 叶天士诊治大全 [M]. 北京：中国中医药出版社，1995.

[9] 罗元凯. 中医妇科学 [M]. 上海科技出版社，1986.

[10] 郭怨舟. 晋祠轶事 [M]. 太原：山西人民出版社，1992.

[11] 钱远铭. 李时珍史实考 [M]. 广州：广东科技出版社，1988.

[12] 毛德华. 万全生平著述考 [M]. 武汉：华中师范大学出版社，1998.

[13] 宋·宋慈. 洗冤集录 [M]. 姜丽蓉，译注. 沈阳：辽宁教育出版社，1996.

[14] 周一谋，等. 中医史话文选 [M]. 北京：人民卫生出版社，1981.

[15] 清·王清任. 医林改错 [M]. 北京：中国中医药出版社，1995.

[16] 吴中云. 感悟人生：硬笔书法古诗文集锦 [M]. 北京：知识产权出版社，2012.

[17] 董建华. 中国现代名中医医案精华 [M]. 北京：北京出版社，1990.

[18] 李向明，等. 中国现代医学家传略 [M]. 北京：科学技术文献出版社，1984.

[19] 赵洪钧. 近代中西医论争史 [M]. 合肥：安徽科学技术出版社，1989.

[20] 俞慎初. 中国医学简史 [M]. 福州：福建科学技术出版社，1983.

[21] 朱潮. 中外医学教育史 [M]. 上海：上海医科大学出版社，1988.

[22] 徐友春. 民国人物大辞典 [M]. 石家庄：河北人民出版社，1991.

[23] 史全生. 中华民国文化史 [M]. 长春：吉林文史出版社，1990.

[24] 当代北京大事记 [M]. 北京：北京出版社，1992.

[25] 何足道. 中医存亡论 [M]. 北京：华夏出版社，1996.

[26] 上海文史资料选集·海上医林 [M]. 上海：上海人民出版社，1991.

[27] 李经伟. 中医人物辞典 [M]. 上海：上海辞书出版社，1988.

[28] 韩光，张宇舟. 中国当代医学家荟萃 [M]. 长春：吉林科技出版社，1989.

[29] 中国中医研究院. 中医大辞典 [M]. 北京：人民卫生出版社，1995.

[30] 黄树则. 中国现代名医传 [M]. 北京：科学普及出版社，1985.

[31] 王英，等. 张山雷在中医文献整理研究上的贡献 [J]. 中医文献杂志，1997（4）：33.

[32] 颜永潮，等. 杏林巨匠 一代宗师 [J]. 中医文献杂志，1997（6）：36.

[33] 张山雷. 张山雷医集 [M]. 北京：人民卫生出版社，1995.

[34] 杨杏林，楼绍来. 丁甘仁年表 [J]. 中医文献杂志，1997（1）：37.

[35] 丁甘仁. 丁甘仁医案 [M]. 上海：上海科学技术出版社，1960.

[36] 丁甘仁. 丁甘仁医案续编 [M]. 上海：上海科学技术出版社，1989.

[37] 沈仲理. 丁甘仁临证医集 [M]. 上海：上海中医药大学出版社，2000.

[38] 郑洪. 中西医汇通派研究概述 [J]. 中医文献杂志，1996（4）：38.

[39] 刘非，等. 鲁迅传 [M]. 北京：中国社会科学出版社，1981.

[40] 尚恒其. 科技名家 [M]. 北京：中国社会出版社，1998.

[41] 索延昌. 京城国医谱 [M]. 北京：中国医药科技出版社，2000.

[42] 杨杏林，唐晓红. 上海中国医学院院史 [M]. 上海：上海科学技术出版社，1991.

[43] 周耀辉，等. 近代江南四家医案医话选 [M]. 上海：上海科学技术文献出版社，1998.

[44] 中医研究院. 岳美中论医集 [M]. 北京：人民卫生出版社，1978.

[45] 任应秋. 中医各家学说 [M]. 上海：上海科学技术出版社，1980.

[46] 中国科学家辞典编委会. 中国科学家辞典 [M]. 济南：山东科学技术出版社，1984.

[47] 山东中医学院学报编辑部. 名老中医之路 [M]. 济南：山东科学技术出版社，1981.

[48] 吴中云. 我的父亲吴兆祥 [J]. 文史精华，2001（增刊）：41.

[49] 梅莉，晏昌贵. 关于明代传染病的初步考察 [J]. 湖北大学学报 (哲学社会科学版)，1996(5)：80-88.

[50] 陈大舜，等. 中医临床医学流派 [M]. 北京：中医古籍出版社，1999.

[51] 童光东，等. 新安医学研究缘起与价值取向 [J]. 中医文献杂志，1997（3）：1.

[52] 李艳，等. 徽商与新安医学的文化成因初探 [J]. 中医教育，1996（2）：43.

[53] 李济仁. 大医精要——新安医学研究 [M]. 北京：华夏出版社，1999.

[54] 张俊智，等. 回族医药学体系概述 [J]. 中国民族医药杂志，1997（3）：7.

[55] 丘树森. 中国回族大词典 [M]. 南京：江苏古籍出版社，1992.

[56] 郑金生. 明代女医家谈允贤及其医案《女医杂言》[J]. 中华医史杂志，1999（3）：153.

[57] 张伯华. 中医心理学 [M]. 北京：科学出版社，1995.

[58] 聂世茂. 黄帝内经心理学概要 [M]. 重庆：科学技术出版社重庆分社，1986.

[59] 吴中云. 中医心理养生谈 [M]. 北京：农村读物出版社，2008.

[60] 谢华. 黄帝内经释译 [M]. 北京：中医古籍出版社，2000.

[61] 吴中云. 孙思邈的心理养生思想与方法 [C]. 第三届海峡两岸中医心理学论坛暨 2013 年中国中医心理学高峰论坛论文集. 2013：50–54.

[62] 祝恒琛. 中医时辰治疗学 [M]. 北京：华夏出版社，1998.

[63] 清·雷丰. 时病论 [M]. 影印本. 北京：人民卫生出版社，1956.

[64] 漆浩，董晔. 子午流注灵龟飞腾八法大全 [M]. 北京：中国医药科技出版社，1993.

[65] 张安莉. 子午流注开穴指南 [M]. 南昌：江西科学技术出版社，1994.

[66] 陈可冀. 中国传统医学发展的理性思考 [M]. 北京：人民卫生出版社，1997.

[67] 裘沛然. 中医名言词典 [M]. 长沙：湖南科学技术出版社，1992.

[68] 吴中云. 中医科普的历史、现状及其在社区科普教育中的作用 [C]. 中国科普理论与实践探索——2009《全民科学素质行动计划纲要》论坛暨第十六届全国科普理论研讨会文集. 2009：418–420.

后 记

　　这本《中医文化纵观》，是在我于 2002 年撰著出版的《中医文化谈》的基础上写成的。所以，先要从《中医文化谈》的写作过程说起。

　　1975 年，当我离开内蒙古生产建设兵团回到北京时，父亲刚好从同仁医院退休。退休后，父亲主动提出到街道"红医站"为慕名求医的患者看病。我在家无事，便也到"红医站"，为父亲写方子。这是我对于中医学最初的接触。那时，我时而听父亲提起他的老师施今墨和汪逢春先生，还有江南名医丁甘仁、恽铁樵。父亲擅长妇科，因而也很推崇女科名医王慎轩。

　　后来，我到基层单位从事医务工作。父亲对中医事业的执著热爱深深地感染了我，让我认为中医学是值得自己毕生钻研的一门科学，我渴望能有机会进行深入的学习。然而，我面对的现实却是希望渺茫。继承中医的愿望得不到理解，更得不到学习的机会。我当时认为有关部门应该采取措施，加快对中医人才的培养。心中的看法如鲠在喉，于是在夜深人静之时，提笔给《北京日报》写了封信，一吐为快。数周后，我收到了报社的回复，将登载了我的来信的内部情况通报寄给我一份。由此，我又看到了希望。

　　进入 20 世纪 80 年代，振兴中医教育的工作有了令人欣慰的进展。我先是参加了北京中医经典著作进修班，后来又得到了接受中医高等教育的机会。作为老中医子女，这是我梦寐以求的。为完成学业而又不耽误工作，我走过了一条很艰苦的业余学习之路。全部学习时间都是我上夜班后的休息时间，以至由于长期的疲劳损伤了身体。还有令我痛心的是在毕业考试前几天，我经历了父亲逝世的巨大悲痛。

是祖国医学的博大精深引领我克服困难迈步向前。中医药学作为伟大的科学文化遗产著称于世，就在于它有着渊博的内涵（包括文化内涵）和不可抗拒的魅力。在学习的过程中，我了解到在中医药学发展史上，有许多杰出的医家为祖国医学的发展作出了划时代的贡献，令我油然产生景仰之情，久久不能平静。医林精英们的卓越医术、仁爱之心和坚韧不拔的求索精神，铺陈了一部辉煌的中国传统医学史。中国传统医学蕴含着丰富多彩的中医文化，我辈当以此为自豪，因为它是中华民族灿烂的历史文化遗产的一部分，也是世界文化遗产的一部分。

中医药学为人类健康事业作出了重要贡献，它的医学成就正在被全世界所共享。中医文化是中医药学术体系不可分割的一部分，然而，直到20世纪90年代，中医文化还不曾广为人知，就像雾霭之中的星辰，虽然自身光华熠熠，却难以充分显露丰采。在90年代中期，我萌发了一个想法，那就是为宣传普及和弘扬中医文化做一些我能做的事情。医界前辈和关心中医药文化的有识之士们曾为此做了大量的工作，出版了若干介绍历代医家业绩的书籍。这些书籍都有其重要的学术价值。但我总觉得应该有这样的一本书，从纯文化的视角，多层次地介绍中医的历史文化，展示中医的风采；同时，又是通俗的、易读易懂的。这就是我写作《中医文化谈》一书的初衷。于是，我开始查找、搜集、整理有关的材料，这是一个繁重的工作，同时也使我受到教育和启迪。医林先哲们精湛的医术、高尚的医德风范和锲而不舍的钻研探索精神所展示出的独特魅力，时时感动着我，激励着我。尤其是在迎来21世纪的时候，回顾近百年来祖国医学所走过的历程，其坎坷沉浮更是激荡人心。

《中医文化谈》一书的写作，得到诸多中医界人士的热情支持。给我以鼓励、支持和帮助的，有上海中医文献馆杨杏林先生、北京中医药大学鲁兆麟教授、任廷革研究员、原《大众中医药》杂志雷葆青先生、著名医家施今

313

墨先生的女儿施如瑜大夫、人民卫生出版社成德水先生、《科技潮》杂志社有关领导及罗永元、毛中兴先生、崔月犁传统医学研究中心张晓彤主任等，致以衷心的感谢！特别感谢北京中医药大学鲁兆麟教授为《中医文化谈》写了序言。

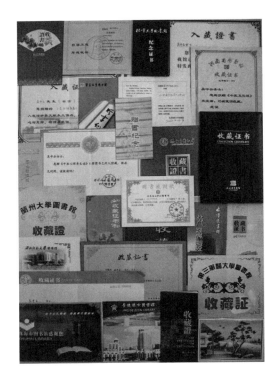

本书作者接到的收藏证书（部分）

《中医文化谈》一书由北京广播学院出版社于 2002 年出版，责编韩旺辰老师在出版过程中给予了诸多帮助，我再次表示感谢。

《中医文化谈》是国内最早出版的中医文化书籍。由于当时的图书市场对于中医文化书籍尚缺少认知，《中医文化谈》出版后，未能在图书市场上发行。现在，"中医文化"已经成了很热门的理念，而在 2002 年的时候，中医文化还没有被广为知晓。

为让更多读者读到《中医文化谈》，我开始向全国各地的图书馆赠寄此书。一年四季，无论寒暑，我利用闲暇时间，一有空就查找图书馆的地址，写信封，然后到邮局去邮寄。自 2002 年至今，我向图书馆赠寄图书持续了十八年之久，总共寄出了数百本书。赠寄的书以《中医文化谈》为主，也包括后来出版的《中医心理养生谈》《吴兆祥医案》等书籍。十八年来，我收到了全国各地图书馆发来的 120 多份收藏证书（或纪念证书）。为节约资源，许多图书馆改用网上鸣谢的方式，不再发纸质收藏证书，这 120 多份收藏证书就成了弥足珍贵的纪念。

诸多图书馆收藏《中医文化谈》供读者阅览，使此书在读者中产生了一定影响。有若干博士、硕士论文引用《中医文化谈》作为参考文献。某中医药大学将《中医文化谈》列为"中医学基础"课程的教学参考书。我曾经遇到过一位青年中医，他说，是读了《中医文化谈》，让他选择走上了学习中医的道路。这让我甚感欣慰。

《中医文化谈》出版之后，刚好赶上网络传播兴起。有网友将《中医文化谈》的扫描件上传到网上，受到许多中医爱好者关注。仅在某一网站就被下载了 5000 多次，总的下载量当数以万计（当然，这样的行为在今天已经不被允许了）。《中医文化谈》史料翔实、雅俗共赏、图文并茂的风格，是此书受到读者欢迎的重要原因。

《中医文化谈》的文稿写于 2000 年前后，距今已 20 年了。那时，互联网还处于起步阶段，信息资料主要来源于纸质文献。在 20 年的时间里，发生了巨大的变化，进入了信息时代。

2003 年，我参加了北京市中医药管理局马静处长主持的"网上中医药博物馆"项目，该项目的首席专家是医史泰斗李经纬教授和著名中医学家高益民教授。有幸与李经纬、高益民二位教授一起参加项目工作，聆听他们的真知灼见，使我受益匪浅。

2010 年，我在《健康报》发表了《20 世纪上半叶的中医教育》一文。此后，在《健康报》编辑时骏老师的鼓励下，我陆续在《健康报》和《健康报·村医导刊》上发表了 20 多篇文章。这是我在中医文化领域写作的又一个"丰收期"，我非常感谢时骏老师。

2015 年是先父吴兆祥诞辰 120 周年，我将先父亲自整理的医案加以文字修订，按病种分类，编纂了《吴兆祥医案》一书，由中国中医药出版社出版。《吴兆祥医案》的出版，得到编辑周艳杰老师的大力支持和帮助。此前，在周艳杰老师鼓励和帮助下，我还撰著了《传奇傅青主》一书。

这本《中医文化纵观》，以《中医文化谈》为基础，增加了我在《健康报》和《健康报·村医导刊》上发表的部分文章，并增补了其他一些文章，删去少数文章，对大部分文章进行了修改，还增加了数十幅图片。《中医文化纵观》延续雅俗共赏的风格，史料更为翔实全面，突出图文并茂的特色，从广阔的历史文化视角，多层次地展示博大的中医文化。

作为传统文化瑰宝的中医中药，伴随着中华文明的诞生、发展，昂然走过了数千年的历史，已成为世界文化宝库中的一颗耀眼的明珠。中医为什么

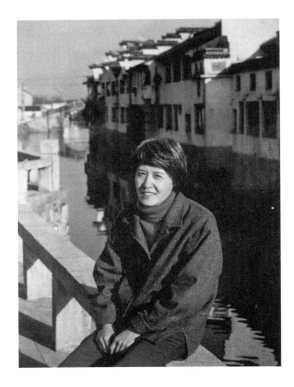

作者寻访叶天士故居，在叶天士出诊行船的小河边留影

能够经历数千年世事沧桑而生生不息、不断发展？历代医家是怎样走上学医之路的？对于当代中医教育有怎样的启发借鉴？历代医家的医德风范在当今又有怎样的现实意义？为进一步振兴中医中药，亟需做些什么？这些都是本书要探讨的问题，具有重要的现实意义。

这本《中医文化纵观》在知识产权出版社出版，是我与赵军老师的第二次合作。2012 年，在赵军老师帮助和支持下，我的《感悟人生：硬笔书法古诗文集锦》一书在知识产权出版社出版，书中收入的硬笔书法作品中，有近30 篇是古代医家著作的节选。这也是以硬笔书法的形式弘扬中医文化。

2020 年初，面对突如其来的新冠肺炎疫情，中医中药在抗击疫情中发挥了重要作用。笔者撰写了《中医抗疫史话》一文，追根溯源，回顾中医抗疫的历史。读者若通读本书，全面了解中医文化的丰厚内涵，对于中医能够在抗击新冠疫情中发挥重要作用，会有更深层次的理解和感悟。

吴中云

2020 年 3 月